JN443189

SPSS를 이용한

환경보건 통계학

김영주 · 김희갑 · 임명남 지음

자유아카데미

머리말

4차 산업혁명 시대가 도래하면서 의학, 보건, 공학, 환경, 산림, 경제, 인문 · 사회학뿐만 아니라 국가 공공분야에 이르기까지 다양한 영역에서 발생하는 데이터의 처리 및 분석 방법의 필요성이 크게 높아지고 있다.

이 책에서는 이러한 시대적 요구에 조금이나마 부응하고자, 의학이나 보건, 환경 분야에서 많이 활용되는 통계적 분석 방법을 소개하고자 하였다. 분석 데이터의 처리 방법이나 기술통계량부터 다양한 통계적 검정 방법, 회귀모형과 다변량 자료의 모델링, 그리고 생존분석법 등의 고급 통계모형까지 공부할 수 있도록 구성하였다. 또한 통계학 전공자뿐만 아니라 다양한 영역에 있는 연구자와 학생들이 쉽게 이해할 수 있도록 통계적 확률 이론과 수식을 최소화하였으며 통계 소프트웨어인 SPSS를 이용한 실습 과정을 통하여 실제 자료 분석을 수행하는 데 도움이 될 수 있도록 집필하였다.

이 책이 통계적 분석 방법을 이용하여 연구를 수행하는 연구자나 학생들에게 도움이 되는 지침서가 되기를 바라며, 본서를 출판하는 데 힘써 주신 자유아카데미 출판사에게 깊은 감사를 드린다. 추후 나올 수 있는 수정사항은 자유아카데미 홈페이지 자료실(www.freeaca.com)에 게시할 예정이니 참고하길 바란다.

저자 일동

차례

PART 1

환경보건 자료 분석을 위한 기초 통계

PART 1

환경보건 자료 분석을 위한 기초 통계

통계학은 관심 있는 자료를 수집하고 분류한 후, 이를 정리하고 분석하여 해석을 내리는 학문 분야라고 할 수 있다. 그러한 분석은, 어떠한 결론을 도출해내고 합리적인 결정을 내릴 수 있는 기본 자료를 제공해 준다.

이러한 통계학은 기술통계학과 추론통계학으로 구분할 수 있다. 기술통계학은 분석 대상이 되는 집단 전체로부터 자료를 수집하고 요약하여 정리하는 데 필요한 방법들을 말한다. 자료를 표(table)나 그래프(graph)로 나타내거나 도수, 평균, 중앙값, 표준편차, 범위 등과 같이 수치를 이용하여 자료에 포함된 정보를 정리하는 것이라고 할 수 있다. 반면에, 추론통계학은 자료를 분석하여 얻은 정보를 통해 모집단의 특성을 추론하거나 변수들 사이의 적절한 함수 관계를 규명하는 통계학을 말한다. 여기에는 Student's t-검정, 분산분석, 상관분석, 회귀분석, 카이제곱 검정 등과 같은 기법들이 포함된다.

00 SPSS 기초

SPSS는 Statistical Package for the Social Sciences의 약자로, 주로 사회과학에서 많이 사용되는 통계 소프트웨어이며, 전공자가 아니더라도 데이터 입력 및 관리, 통계분석을 쉽게 수행할 수 있도록 만들어졌다. 1968년에 시카고 대학에서 개발된 SPSS는 2009년 이후로 IBM에서 인수하여 개발되고 있으며, 컴퓨터 발전에 영향을 받아 현재까지 계속 업데이트 되고 있다. 본 교재에서는 SPSS 버전 26.0을 기준으로 서술하였다.

지금부터 SPSS를 구동하는 방법을 알아보고, 통계분석에 필요한 개념 및 옵션 등을 알아보도록 하자. SPSS에 대한 보다 자세한 사항을 알고자 한다면, SPSS의 도움말이나 다른 SPSS 매뉴얼을 참고하면 좋을 것이다.

0.1 SPSS 기초화면

SPSS를 실행할 때 가장 먼저 열리는 메인화면은 아래의 [그림 0-1]과 같다. 본 화면에서 왼쪽 아래 끝의 '열기'를 클릭하면 SPSS 데이터를 열 수 있다. 화면 왼쪽의 '최신 파일'은 이전에 열었던 최신 데이터 파일을 볼 수 있으므로, 이전에 열었던 데이터를 바로 열 수 있다.

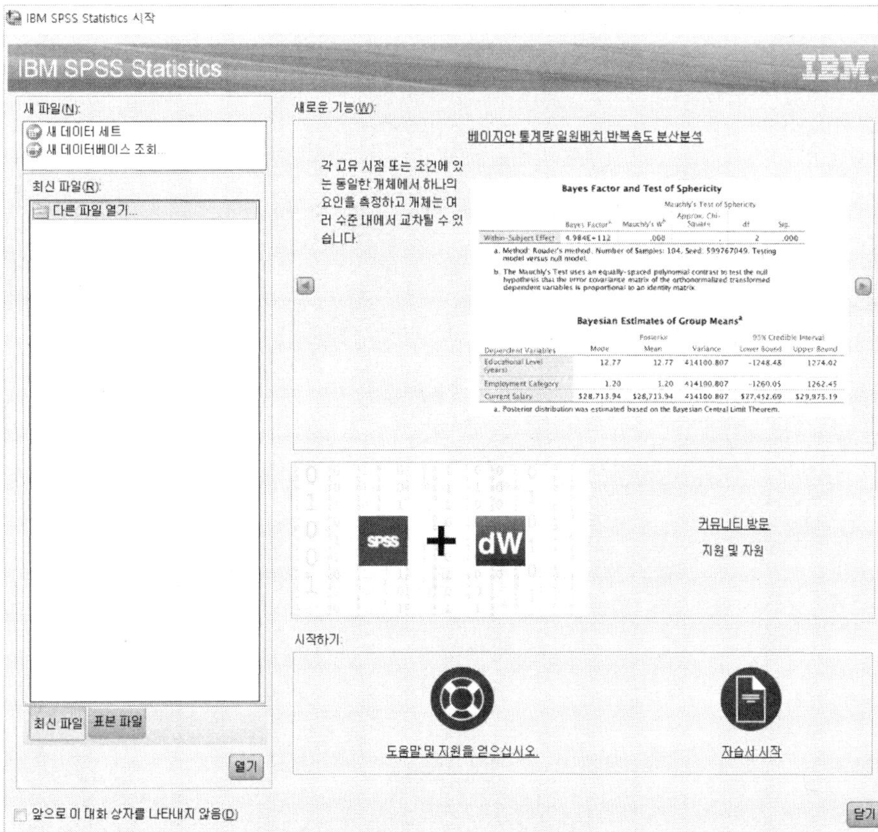

그림 0-1 SPSS 메인화면(1)

[그림 0-1]의 SPSS 메인화면을 닫으면, 데이터를 입력할 수 있는 데이터 화면과 출력 결과 화면이 열린다([그림 0-2]). 지금부터 SPSS의 기능 및 데이터 입력하는 방법에 대해서 알아보도록 하자.

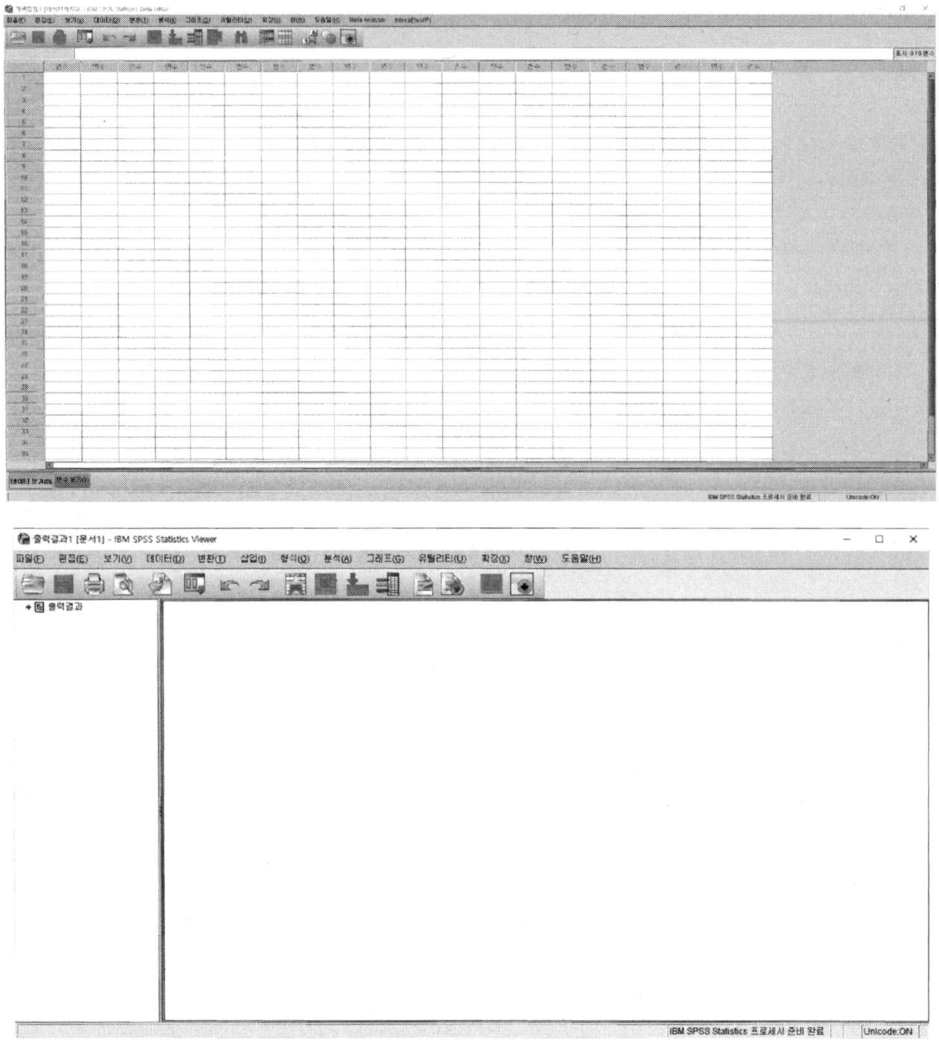

그림 0-2 데이터 화면(위)과 출력 결과 화면(아래)

데이터 화면(위)을 열면, 화면의 상단부 제목 표시줄에 SPSS의 파일 이름이 나타난다. 프로그램의 초기에는 데이터 편집기 화면이 나타나며, 파일을 저장하지 않으면 [그림 0-2]처럼 '제목없음'으로 표시된다. 파일을 저장하면 저장한 이름이 보일 것이다. 제목 표시줄 바로 아래에 위치한 메뉴 표시줄은 데이터를 편집하는 데 이용된다. 데이터 편집을 위한 메뉴 표시줄에 있는 메뉴들의 기능 및 초기화면은 각각 [표 0-1] 및 [그림 0-3]과 같다.

표 0-1 메뉴 표시줄의 메뉴 종류

메뉴	내용
파일	파일 불러오기나 저장하기, 인쇄, 종료 등 기본적인 메뉴가 있다.
편집	잘라내기, 복사하기 등 편집할 수 있는 메뉴와 찾기, 옵션 등이 있다.
보기	상태 표시줄이나 도구모음, 글꼴, 변수값 설명 등이 있다.
데이터	데이터 정의 및 관리와 관련된 메뉴가 있다.
변환	변수값을 바꾸거나 변환시키는 메뉴가 있다.
분석	데이터에 대한 통계분석 절차를 선택하여 수행하는 메뉴가 있다.
그래프	그래프 그리기, 수정 등과 관련된 메뉴가 있다.
유틸리티	변수에 대한 정보나 메뉴 편집 등의 유용한 메뉴가 있다.
창	데이터 입력 창과 결과 창, 명령문 창 등을 표시해 주고 이동할 수 있다.
도움말	SPSS 전반적인 도움말 메뉴가 있다.
Meta analysis	Meta 분석에 필요한 옵션 등이 있다.
KoreaPlus	국가포털 사이트나 고급분석 등이 있다.

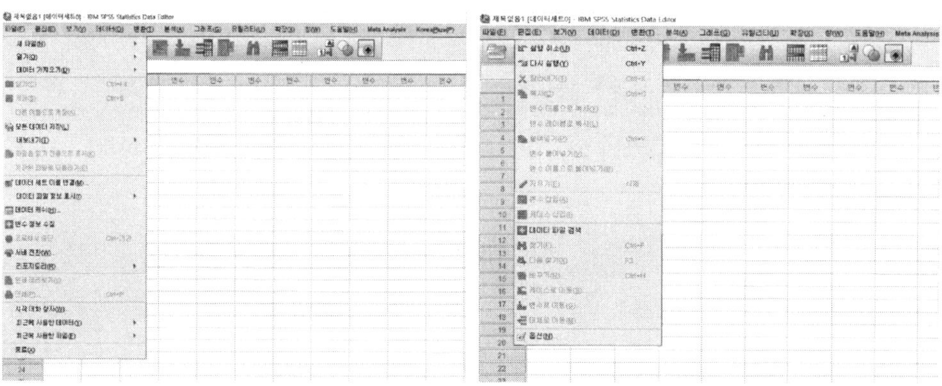

그림 0-3 메뉴 표시줄의 초기화면

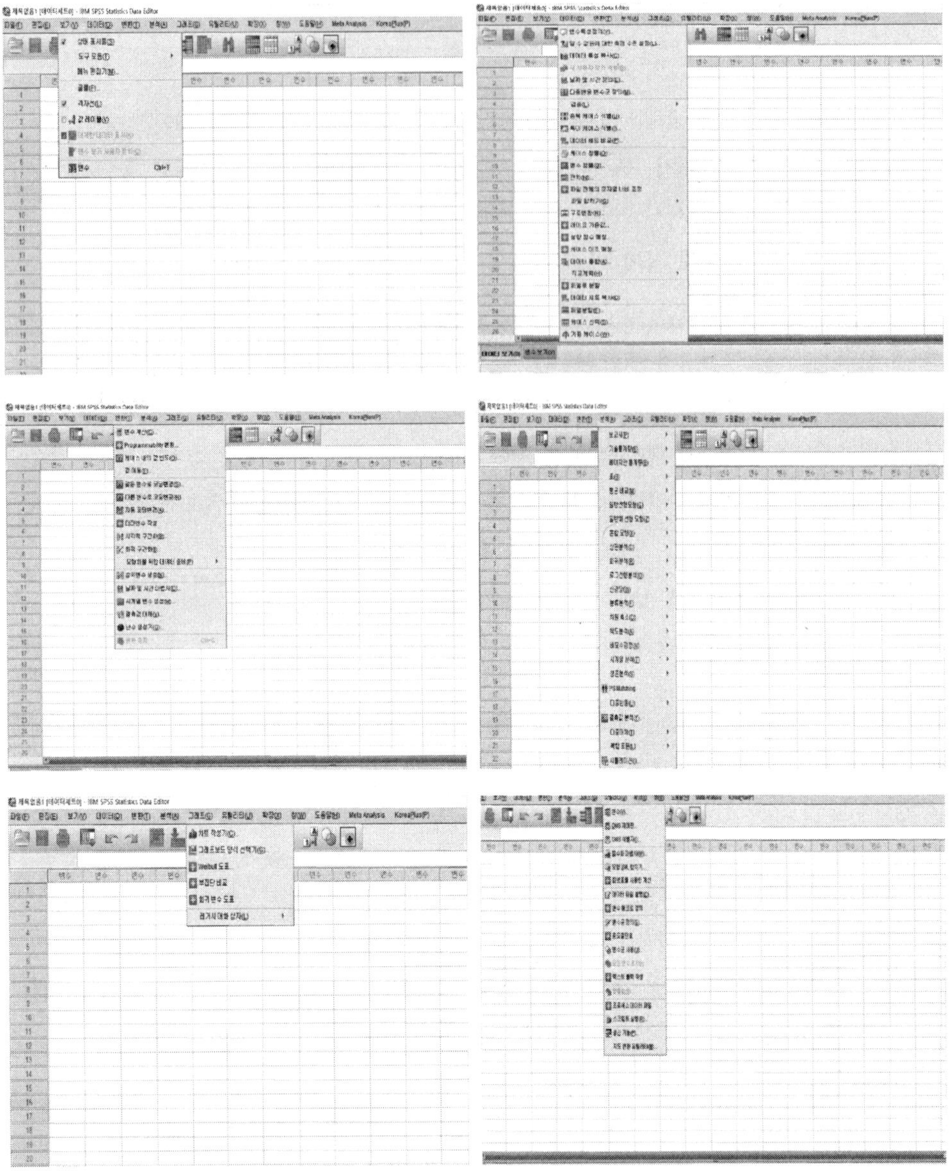

그림 0-3 메뉴 표시줄의 초기화면(계속)

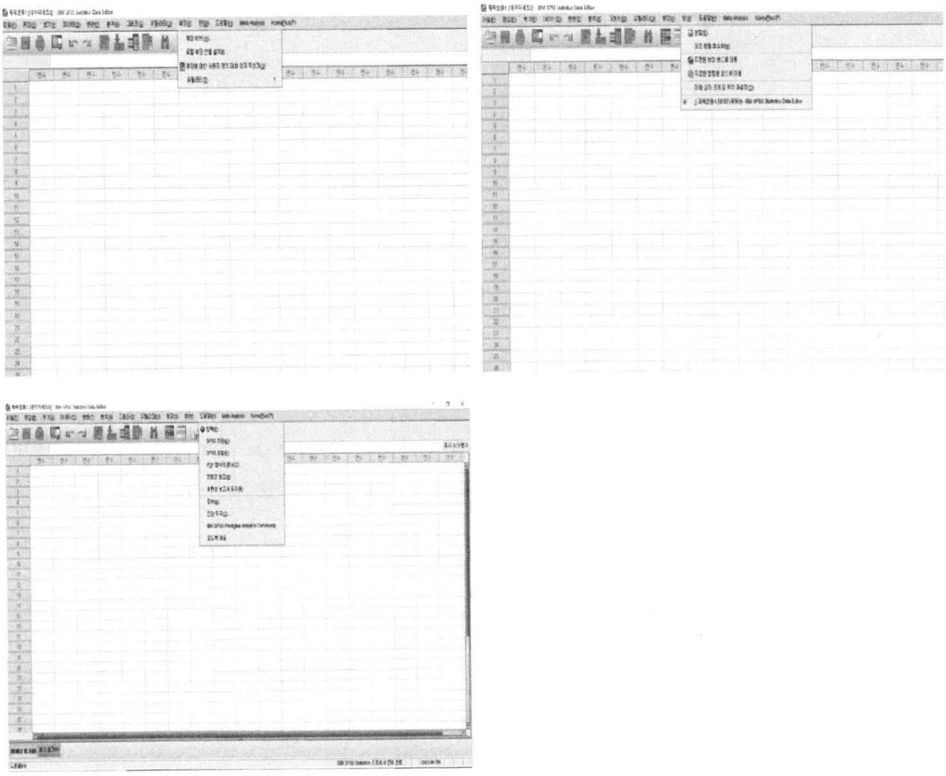

그림 0-3 메뉴 표시줄의 초기화면(계속)

새로운 SPSS 버전이 출시되면서 이전에 없던 메뉴가 새로 생겼다. [표 0-1]에 있는 Meta analysis(메타분석)와 KoreaPlus이다. 연구자들이 많은 연구논문을 발표함에 따라 동일한 연구 주제에 대한 결과들을 요약하거나 종합적으로 평가하고자 많은 노력을 기울였다. 이러한 노력을 바탕으로 만들어진 분석이 Meta analysis이다. Meta analysis는 같은 주제로 발표된 논문들의 연구 결과들을 수집하여 통계적으로 재분석하여, 연구 결과를 객관적이고 계량적으로 종합하여 고찰하는 연구 방법이다.

SPSS에 새롭게 생긴 또 다른 메뉴는 KoreaPlus이다. KoreaPlus에는 이전 SPSS에서 할 수 없었던 Conjoint나 Text analysis, Sample size 계산 등과 같은 고급 분석이 포함되어 있다. 또한 분석에 필요한 데이터를 구할 수 있는 통계청과 같은 기관 홈페이지나 국민건강영양조사와 같은 사이트에 접속할 수 있는 기능들도 포함되어 있다.

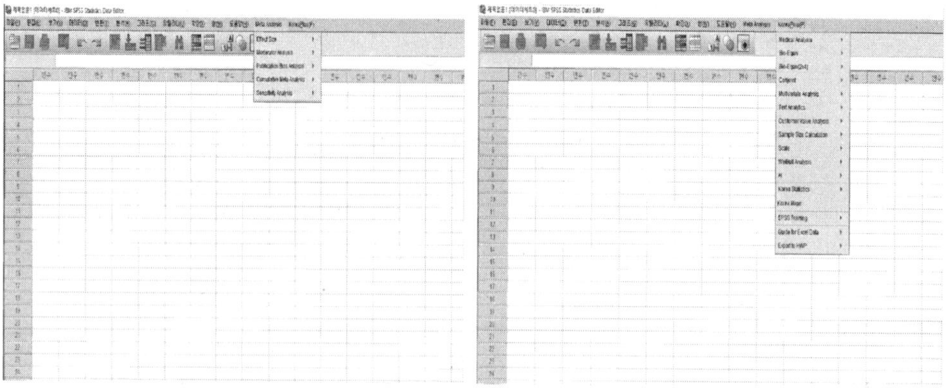

그림 0-4 탑 메뉴들의 초기화면(Meta analysis(좌), KoreaPlus(우))

0.2 사용 예제(자료명: sample.xlxs, sample.sav)

본 교재에서 주로 사용하는 데이터는 국민건강영양조사에서 일부를 발췌하여 분석에 맞게 수정 및 변환한 자료이다. 국민건강영양조사는 질병관리청에서 실시하는 조사로 『국민건강증진법』에 따라 매년 우리나라 국민 1만 명을 대상으로 건강 수준 및 의식, 행태, 식품 및 영양 섭취 실태 등을 조사하는 전국 규모의 조사이다. 국민건강영양조사는 국민의 건강 수준을 평가하여 보건정책을 보완하거나 새롭게 개발하는 데 사용하며, 질병 예방을 위한 다양한 연구에서도 활용된다. 이 자료는 [그림 0-5]처럼 총 485개의 데이터와 37개의 변수로 이루어져 있다. [표 0-2]는 예제 데이터의 EXCEL 파일이며, EXCEL 파일은 입력된 데이터와 데이터를 이해하기 쉽게 변수에 대한 설명과 입력된 내용, 보기 문항 등을 간단하게 기록한 코딩북으로 이루어져 있다. 본 교재에서 사용하는 데이터는 자유아카데미 홈페이지의 자료실에서 내려받을 수 있다.

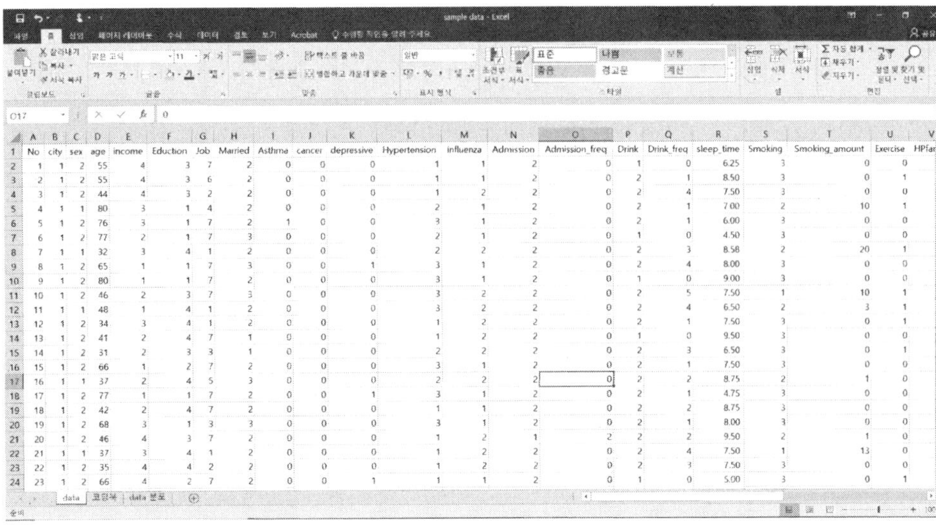

그림 0-5　예제의 EXCEL 파일(sample data.xlxs)

표 0-2　sample data의 내용

번호	변수 이름	변수 설명	입력 내용
1	No	일련번호	1~485: 1~485번
2	City	도시 종류	1. 대도시, 2. 중소도시
3	Sex	성별	1. 남자, 2. 여자
4	Age	만 나이	ㅁㅁ세 (19~80세)
5	Income	소득 사분위수	1. 하, 2. 중하, 3. 중상, 4. 상
6	Edu	교육 수준	1. 초졸 이하, 2. 중졸, 3. 고졸, 4. 대졸 이상
7	Job	직업 분류	1. 관리자, 전문가 및 관련 종사자 2. 사무종사자, 3. 서비스 및 판매종사자 4. 농림어업숙련종사자 5. 기능원, 장치, 기계조작 및 조립종사자 6. 단순노무종사자, 7. 무직(주부, 학생 등)
8	Married	결혼여부	1. 미혼, 2. 기혼, 3. 기타
9	Asthma	천식여부	0. 없음, 1. 있음
10	Cancer	암여부	0. 없음, 1. 있음

표 0-2 sample data의 내용(계속)

번호	변수 이름	변수 설명	입력 내용
11	Depressive	우울증 여부	0. 없음, 1. 있음
12	Hypertension	고혈압 여부	0. 없음, 1. 있음
13	Influenza	독감 예방주사 여부	1. 예, 2. 아니오
14	Admission	1년 동안 병원 입원 여부	1. 예, 2. 아니오
15	Admission_freq	1년 동안 병원 입원 횟수	□□(회)
16	Drink	평생 음주 경험	1. 술을 마셔 본 적 없음, 2. 있음
17	Drink_freq	1년간 폭음빈도	0. 비해당(술을 마셔 본 적 없음) 1. 최근 1년간 전혀 없다. 2. 월 1회 미만, 3. 월 1회 정도 4. 일주일 1회 정도, 5. 거의 매일
18	Sleep_time	1주일 동안의 평균 수면 시간	□□.□□(시간)
19	Smoking	평생 흡연 경험	1. 현재 피움, 2. 과거에는 피웠으나 현재에는 피우지 않음, 3. 평생 피운 적 없음
20	Smoking_amount	하루평균 흡연량	□□(개비)
21	Exercise	유산소 운동 여부	0. 안 한다, 1. 한다
22	HPfamily	고혈압 가족력 여부	0. 없음, 1. 있음
23	Dmfamily	당뇨병 가족력 여부	0. 없음, 1. 있음
24	Pulse	맥박수	□□□
25	SBP1	1차 수축기 혈압	□□□ mmHg
26	DBP1	1차 이완기 혈압	□□□ mmHg
27	SBP2	2차 수축기 혈압	□□□ mmHg
28	DBP2	2차 이완기 혈압	□□□ mmHg
29	Height	신장	□□□.□ cm
30	Weight	체중	□□□.□ kg
31	WC	허리둘레	□□□.□ cm
32	Glucose	공복혈당	□□□.□ mg/dL
33	Cholesterol	총콜레스테롤	□□□.□ mg/dL

표 0-2 sample data의 내용(계속)

번호	변수 이름	변수 설명	입력 내용
34	Triglyceride	중성지방	□□□□.□ mg/dL
35	Hemoglobin	헤모글로빈	□□.□ g/dL
36	WBC	백혈구	□□.□□ Thous/μL
37	RBC	적혈구	□.□□ Mil/μL

0.3 데이터 입력과 불러오기

SPSS에 데이터를 입력하는 방법에는 SPSS에 직접 입력하는 방법과 외부 파일을 불러오는 방법이 있다. SPSS에 직접 입력하는 방법은 [그림 0-2]의 데이터 화면(위)에서 첫 행과 첫 열의 교차점인 첫 번째 셀(cell)부터 시작해서 차례대로 데이터를 입력하는 방법이다. 또 다른 방법으로는 외부 파일인 EXCEL 파일에 데이터를 입력한 후 그 파일을 불러오는 방법이다.

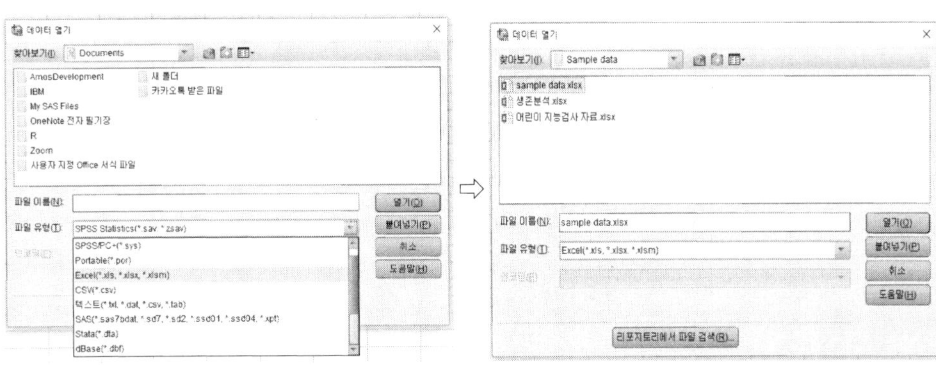

그림 0-6 파일 열기(좌)와 옵션(우) 대화상자

EXCEL 파일을 열기 위해 SPSS의 탑 메뉴에서 '파일' → '열기' → '데이터'를 차례대로 실행하면 대화상자가 열린다. 이때, 파일 형식을 EXCEL(*.xlxs 나 *.xls)로 선택하면 해당 확장자의 파일을 선택할 수 있다([그림 0-6]). '열기' 단추를 누르면 파일 열기 옵션 상자가 열린다([그림 0-7]).

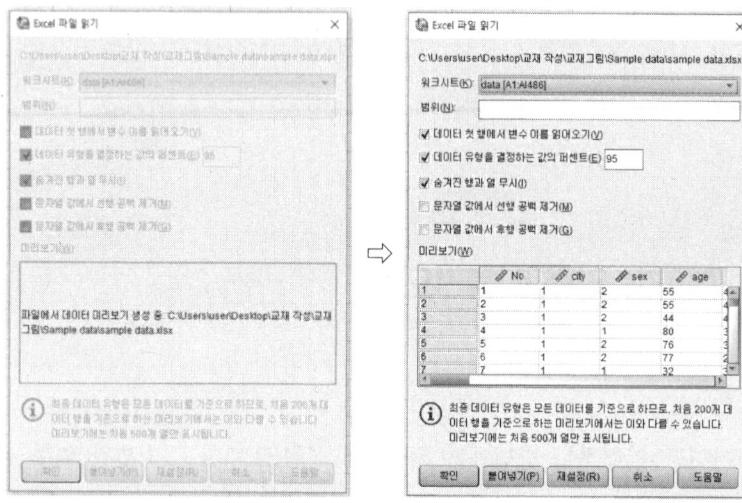

그림 0-7 옵션 대화상자

[그림 0-5]와 같이 EXCEL 파일의 첫 번째 행에 변수 이름이 입력되어 있는 경우에는 [그림 0-7]처럼 '데이터 첫 행에서 변수 이름 읽어오기'를 체크하면 된다. 옵션 대화상자에서 '확인' 버튼을 누르면, EXCEL 파일에 저장된 데이터가 [그림 0-8]과 같이

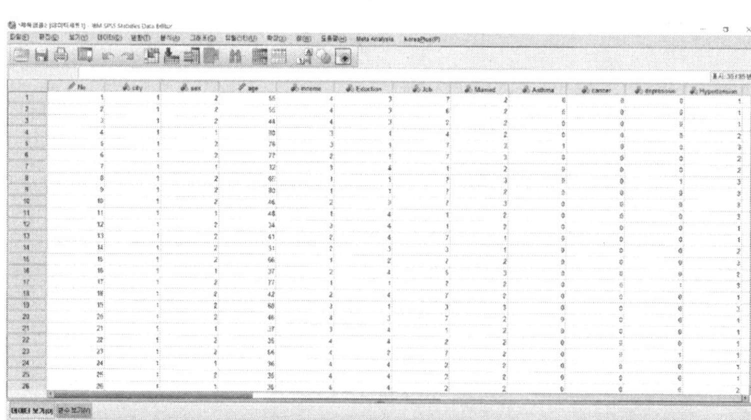

그림 0-8 EXCEL 파일을 불러온 SPSS 데이터 편집기 창

SPSS의 데이터 화면에 나타날 것이다. 참고로 SPSS는 숫자로 입력된 데이터만 출력된다. 데이터에 문자나 결측값들이 있는 경우 데이터 화면에서 직접 수정 및 입력해야 한다. EXCEL 파일이 [그림 0-8]과 같이 SPSS에서 열리면 파일을 저장한 뒤 사용하면 된다.

0.4 데이터 편집

데이터를 편집하기 위해 파일을 불러오면, 편집기 창의 왼쪽 아래 끝에 '데이터 보기'와 '변수 보기' 탭이 보인다. '데이터 보기' 탭을 통해 입력된 데이터들에 대해 편집할 수 있다. '변수 보기' 탭에서는 변수 이름 수정하거나 변수값 및 결측값을 지정하는 등 변수들을 편집할 수 있다. '변수 보기' 탭에 있는 내용은 [표 0-3]과 같다.

표 0-3 변수 보기 창에 있는 내용

변수 보기	내용
① 이름	변수 이름의 지정 알파벳 64자, 한글 32글자 이내 지정 가능 변수 이름 중 특수문자(&,*,+ 등) 입력 및 띄어쓰기 불가 (단, 밑줄(_)이나 마침표(.)는 사용 가능)
② 유형	숫자, 콤마, 점, 지수 표기법, 날짜, 문자열 등 9가지가 있음
③ 너비	변수 유형에 지정된 자릿수로 여기서도 수정 가능
④ 소수점 이하 자리	변수 유형에서 지정된 소수점 이하 자릿수로 여기서도 수정 가능
⑤ 레이블	변수 이름에 대한 구체적인 설명과 내용 입력
⑥ 값	변숫값에 대한 구체적인 설명과 내용 입력
⑦ 결측값	무응답한 데이터에 대한 결측값 지정, 무응답 지정
⑧ 열	열 자릿수를 의미
⑨ 맞춤	셀 내에서의 변수와 데이터의 위치를 지정
⑩ 측도	변수의 측정값인 척도를 지정
⑪ 역할	데이터 입력 방법

'이름'은 변수 이름을 지정 및 수정해 주는 것이다. 변수 이름은 최대 한글 32글자, 영문은 64글자까지 가능하며 변수 이름을 지정하지 않으면 var00001부터 시작하여 var00002, var00003 순으로 이름이 만들어진다. '유형'은 변수의 특성을 입력해주는 탭으로, 기본값은 숫자로 지정되며, 변수 유형에는 숫자만 있는 것이 아니라 문자, 날짜 등 여러 유형이 있다([그림 0-9]).

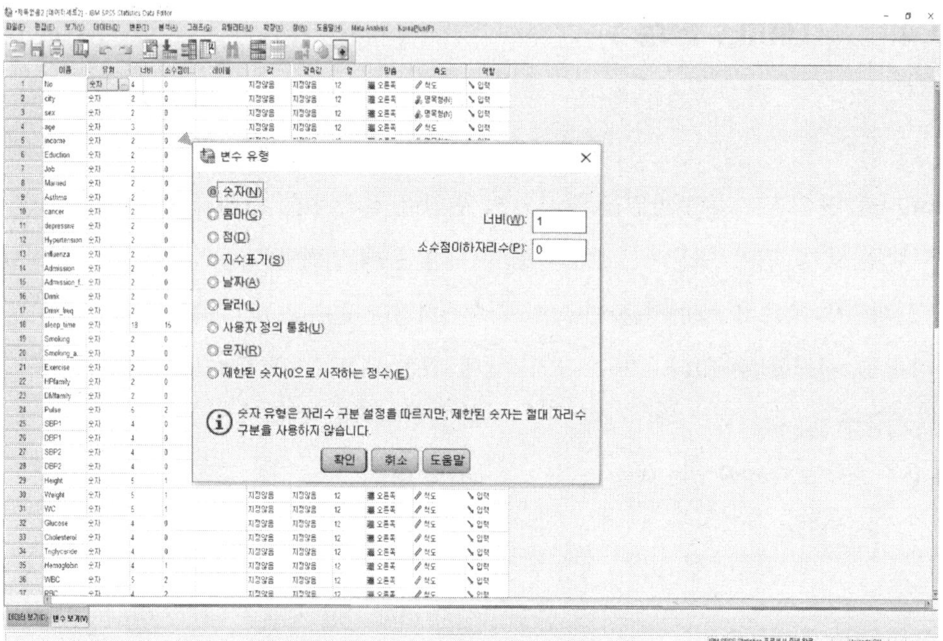

그림 0-9 변수 유형의 대화상자

변수 유형은 9가지 유형으로 분류되어 있다. '숫자', '콤마' 및 '점'은 숫자를 표현하는 방법이다. '콤마'는 세 자리마다 콤마를 사용하고, 마침표를 소수점 구분자로 사용하여 표시한다. '점'은 '콤마'와 반대로 세 자리마다 마침표를, 소수점 구분자를 콤마를 사용하여 표시한다. 숫자 변수들에 대한 '너비'(자릿수)와 '소수점 이하 자릿수'는 사용자가 직접 수정할 수 있으며, 기본값은 자릿수 8자리와 소수점 이하 2자리이다. '지수 표기'는 숫자를 지수로 표현하는 방법이다. 예를 들면, 1,234.56을 지수로 표현하면 1.2E+03이 된다. '날짜'(Date)는 날짜 및 시간을, 그리고 '달러'는 앞에 달러 기호

($)가 표시된다. '사용자 정의 통화'는 사용자가 생각하는 통화 형식으로 표시된다. '문자'는 문자변수를 표기한다. 문자열도 숫자와 마찬가지로 직접 자릿수를 수정해도 상관없으며 기본값(default, 디폴트)은 1글자이다. '제한된 숫자(0으로 시작하는 정수)'는 음이 아닌 정수로 제한된 숫자로, 값은 0부터 시작하여 최대 자릿수까지 채워진다. 예를 들어 측정값이 123일 때, 입력되는 너비가 4이면, SPSS에 입력되는 값은 0123이다([그림 0-10]).

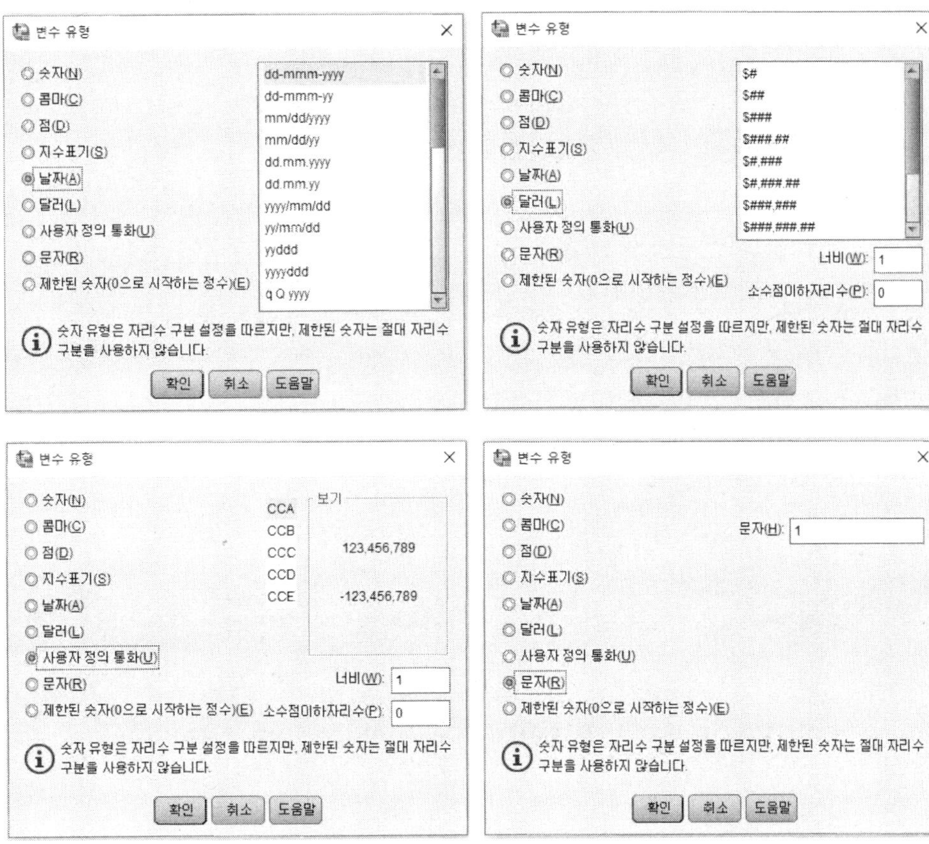

그림 0-10 그 외의 변수 유형의 대화상자

'너비'와 '소수점 이하 자릿수'는 입력한 데이터에 알맞은 자릿수와 소수점 이하의 자릿수를 조정하는 것이다. 변수 설명이 변수의 이름으로 충분하게 되지 않은 경우 '레이블'에 입력하되 기본적으로 최대 60자까지 가능하다. 설문 문항에 보기가 있는 경우 각 번호에 설명을 넣는 부분이 '값'이다. '값'의 ⋯ 버튼을 클릭하여 변숫값 레이블 대화상자를 연 후, 보기값과 설명을 입력하면 된다. 예를 들어, City(1. 대도시, 2. 중소도시) 변수에 대해 입력하고자 할 때, 기준값에 '1'을 입력하고, 레이블에는 '대도시'를 입력한 후 추가를 누르면 보기값이 입력된다. 모든 보기값을 입력한 후 확인을 누르면 보기값 입력이 완료된다. 만약 수정할 경우에는 해당 보기값을 클릭한 뒤에 기준값이나 레이블을 수정한 뒤 변경 버튼을 클릭하면 수정이 완료된다. 변숫값을 제거할 경우는 해당 보기값을 클릭한 뒤 제거 버튼을 클릭한다([그림 0-11]).

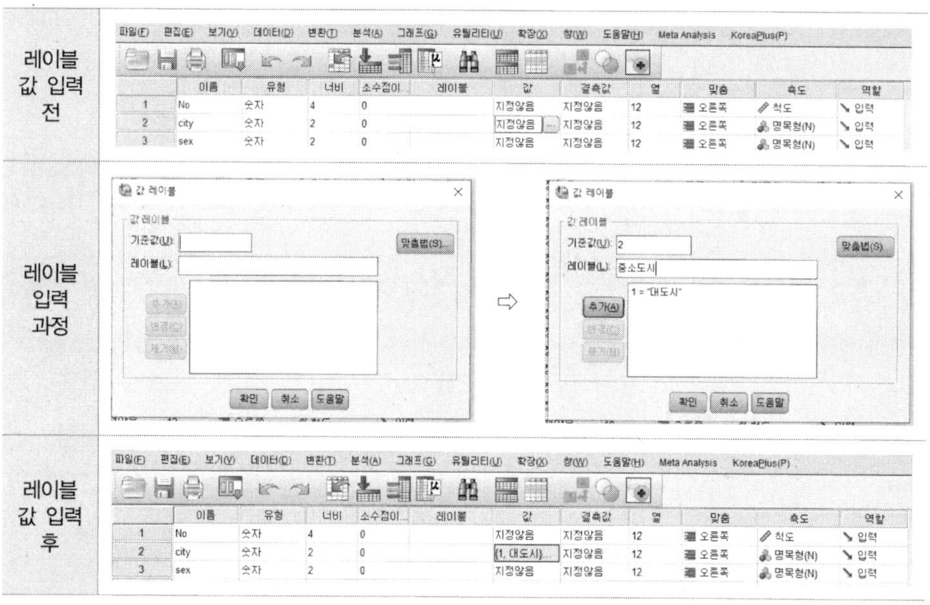

그림 0-11 '값' 대화상자 및 값 레이블 입력 전후

다만 변수 보기 탭을 누르지 않는 한 입력된 숫자가 뜻하는 바를 모를 때가 많다. 이러한 문제점을 해결하기 위해 탑 메뉴의 데이터 편집 아이콘 중 을 클릭하면, [그림 0-12]처럼 변숫값이 숫자에서 문자로 바뀌게 된다.

'결측값'의 ⋯ 버튼을 클릭하면 결측값 입력 대화상자는 [그림 0-13]처럼 열린다. 결측값으로는 사전에 정의된 결측값을 입력하거나 이산형 결측값을 입력하면 된다. 이산형 결측값으로 0, 9, 99 및 999가 많이 사용된다. '한 개의 선택적 이산형 결측값을 더한 범위'의 경우는 범위를 지정하여 결측값을 처리하는 방법으로, 하한과 상한 사이의 값을 모두 결측값으로 처리한다. 이산값을 기재하면 특정 값을 결측값으로 처리할 수 있다. 예를 들어, 하한 10과 상한 12, 이산값 15를 지정하였다면 10, 11, 12, 15가 모두 결측값으로 처리된다([그림 0-13]).

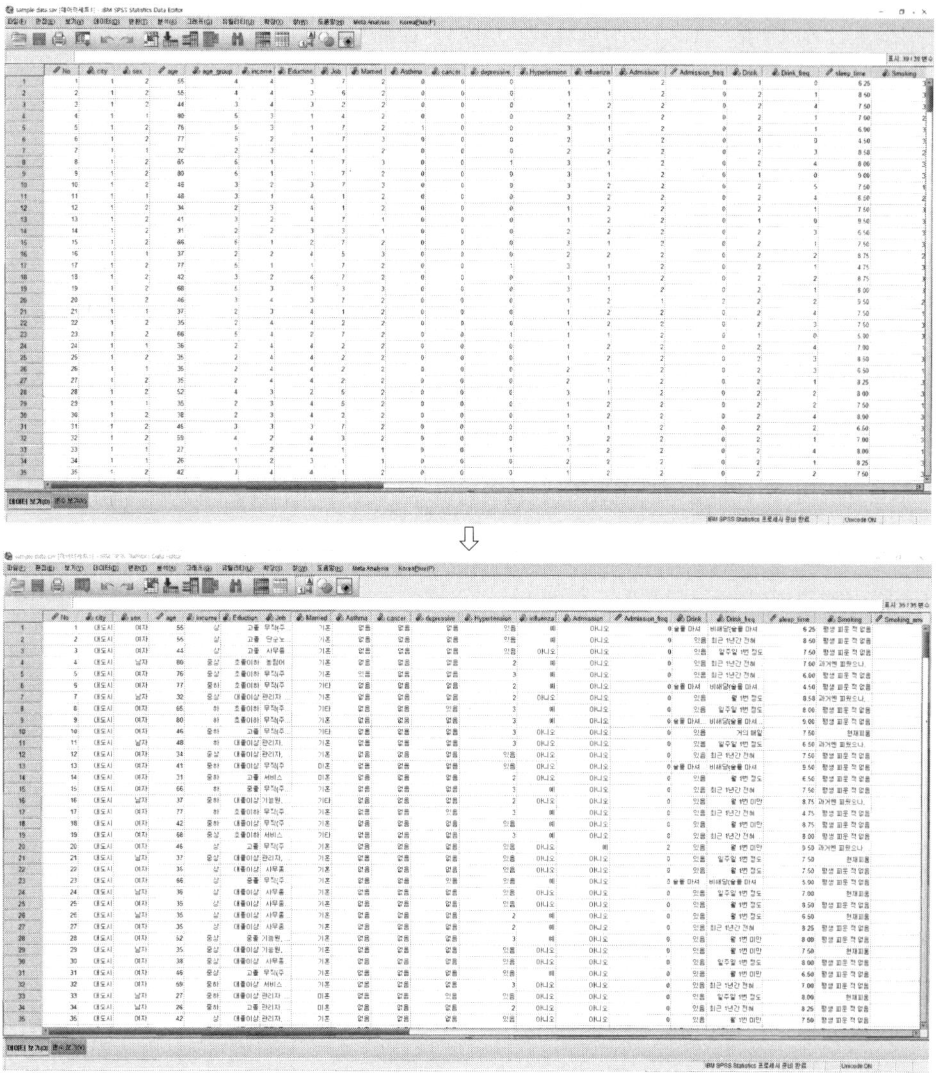

그림 0-12 변수의 '값' 입력 전후

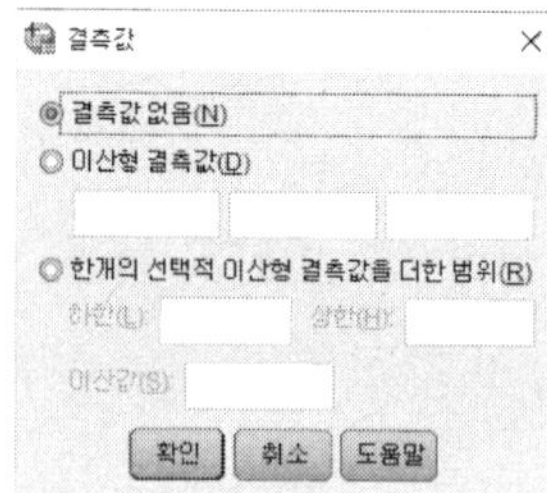

그림 0-13 '결측값' 대화상자

특정 데이터나 변수를 삽입하거나 삭제할 수도 있다. 기존의 입력된 변수들 사이에 새로운 변수를 추가하기 위해서는 먼저 추가하고자 하는 열(변수)로 이동한다. 탑 메뉴에서 '데이터' → '변수 삽입'을 선택하거나, 추가하고자 하는 열을 선택하여 마우스의 오른쪽 버튼을 클릭한 후 '변수 삽입'을 누르면, 'var00001'이라는 새로운 변수가 작성되고, 모든 셀의 값이 결측값 형태로 입력된다. 이때, 데이터를 손쉽게 삽입 또는 삭제하기 위해 맨 앞에 있는 열(column)에 일련번호를 넣는 것이 좋다. 일련번호가 없는 경우에는 데이터를 삭제할 때 정확하게 데이터를 삭제했는지 알 수 없다([그림 0-14]).

케이스(case)를 삽입하는 방법은 추가하고자 하는 행을 선택한 후 마우스의 오른쪽 버튼을 클릭하거나 탑 메뉴에서 '데이터' → '케이스 삽입'을 선택한 뒤, '케이스 삽입'을 누르면 새로운 케이스가 추가되고 변숫값들이 결측값 형태로 입력된다([그림 0-15]).

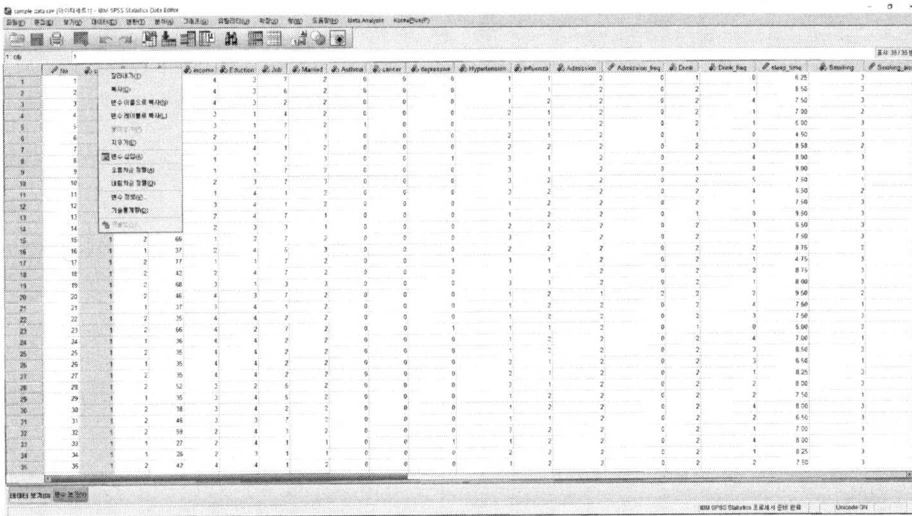

⇩

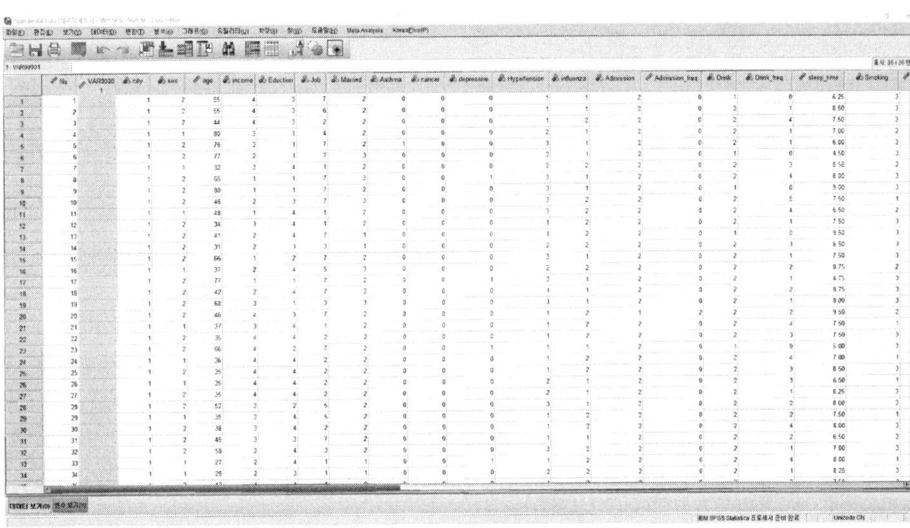

그림 0-14 변수 추가 과정

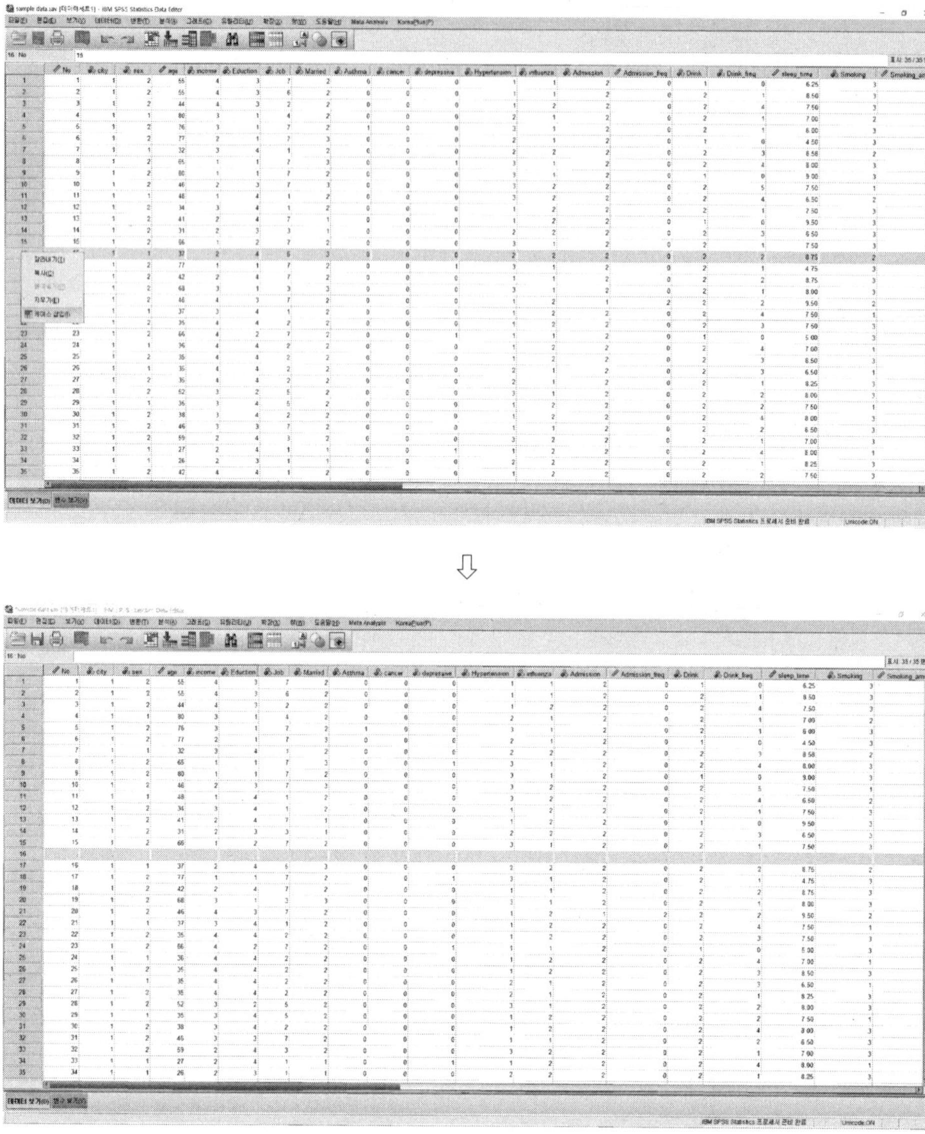

그림 0-15 케이스 추가 과정

기존의 데이터에서 필요 없는 변수를 삭제하는 방법은 삭제하고자 하는 변수를 선택한 후 마우스의 오른쪽 버튼을 클릭하여 지우기를 선택하거나, 탑 메뉴에서 '편집' → '지우기'를 선택면 된다([그림 0-16]).

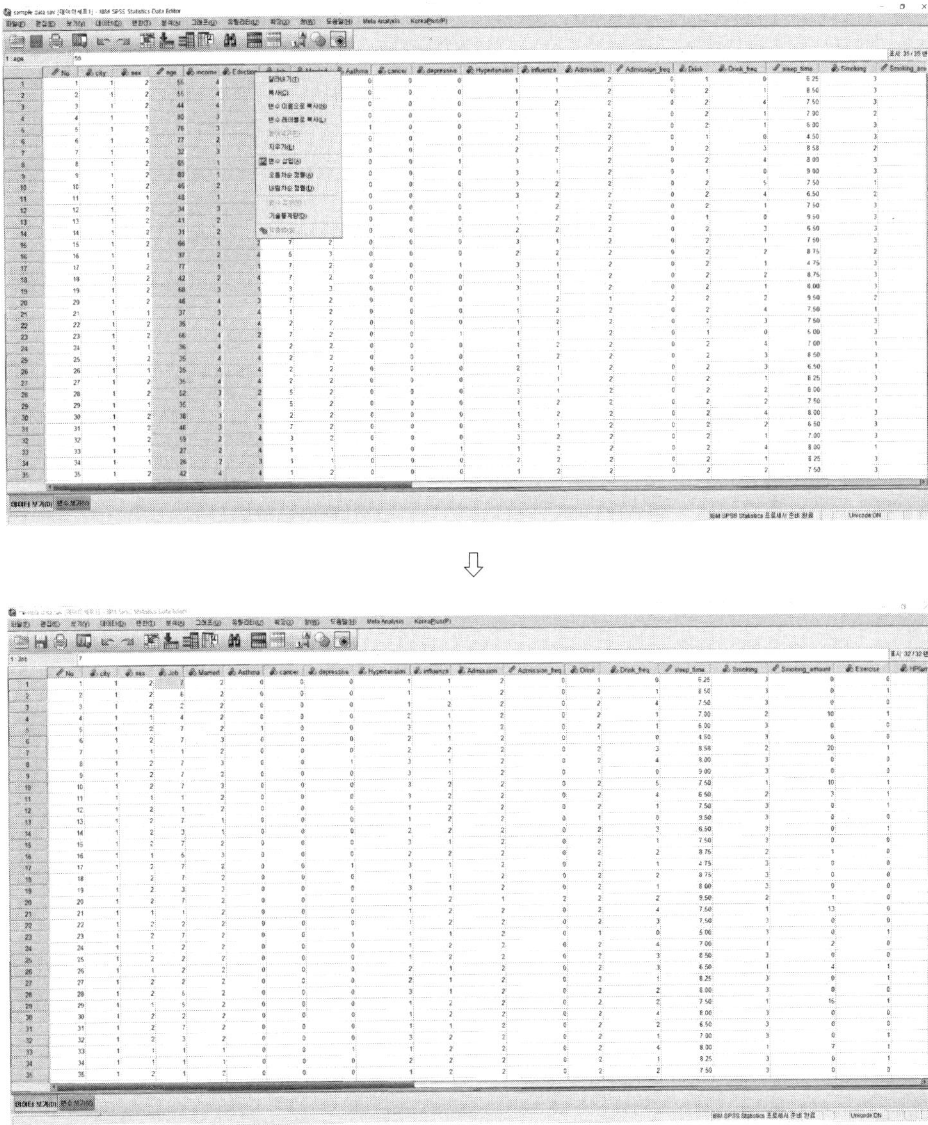

그림 0-16 변수 삭제 과정

케이스를 삭제하는 방법은 삭제할 케이스를 선택한 후 마우스의 오른쪽 버튼을 클릭하여 지우기를 누르거나 탑 메뉴에서 '편집'→'지우기'를 선택하면 된다. 케이스를 삭제하기 전에, 케이스가 통계 분석에서 필요한지를 정확하게 파악해야 하며, 항상 백업(backup) 파일을 따로 저장하는 것이 좋다. 앞서 설명한 것과 같이 잘못 삭제되었을 때 백업 파일에서의 일련번호가 있다면 데이터를 찾아서 다시 복구할 수 있으나, 일련번호가 없을 경우 어떤 데이터가 지워졌는지를 정확하게 알 수 없으므로, 반드시 일련번호를 입력하는 것을 권장한다([그림 0-17]).

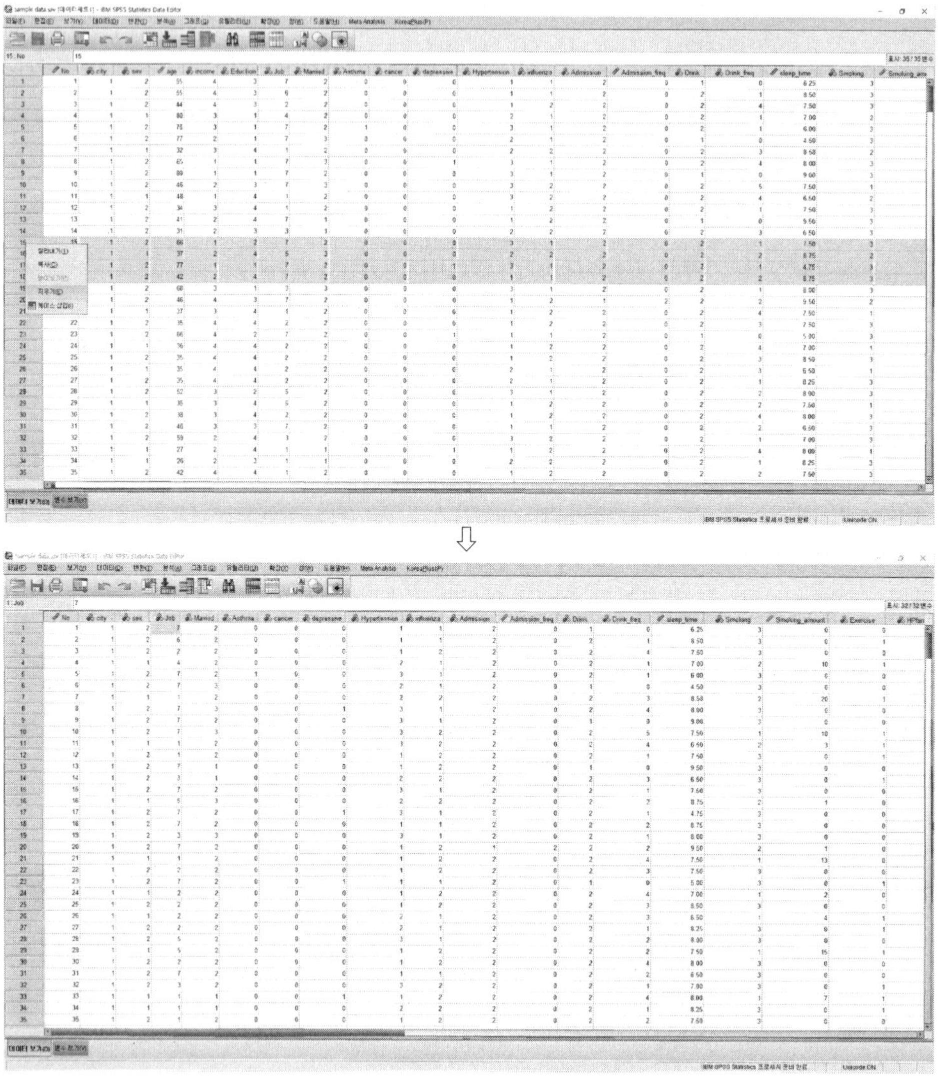

그림 0-17 케이스 삭제 과정

특정 변수를 일정한 순서로 정렬하고자 할 때에는, 탑 메뉴에서 '데이터' → '케이스 정렬'을 선택한 후 정렬하고자 하는 변수와 정렬 순서를 지정하고 확인을 누른다. 정렬 순서는 '오름차순'과 '내림차순'이 있다([그림 0-18]).

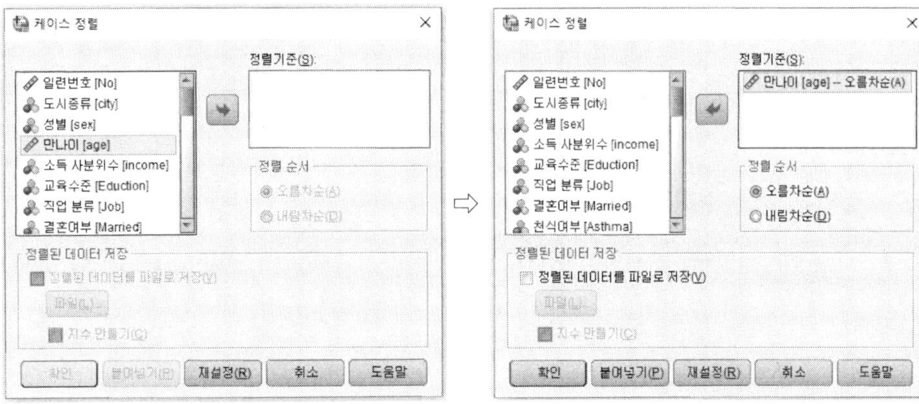

그림 0-18 케이스 정렬 대화상자

정렬할 변수로 '만 나이'를 선택한 뒤에 오름차순으로 선택하여 실행하면, [그림 0-19]와 같이 전후가 변경된다.

SPSS에서는 특정 조건에 맞는 케이스들을 골라 분석하고자 할 때에는 '케이스 선택'을 수행한다. 예를 들면, 조사 대상자 중 남자 집단의 신장이나 체중 분포를 알고 싶을 때 '케이스 선택'을 활용한다. 먼저 데이터 화면에서 '데이터' → '케이스 선택'을 선택한다. 케이스 선택 대화상자에서 '조건'을 선택한 후 '케이스 선택: 조건'이라는 대화상자에서 조건을 원하는 조건식(예제: sex=1)을 입력하고, '계속'과 '확인'을 누르면 원하는 케이스만 선택되는 것을 볼 수 있다. 이때, '케이스 선택'의 대화상자의 '출력결과' 옵션에서 선택되지 않는 케이스를 필터로 표시하는 방법, 새로운 데이터 세트를 만드는 방법, 선택하지 않는 케이스를 삭제하는 방법 등이 있다. 케이스 삭제를 선택하게 되면 선택하지 않는 케이스는 모두 삭제된다. 그러므로 데이터를 삭제하기보다는 필터를 선택하는 방법을 권장한다([그림 0-20]).

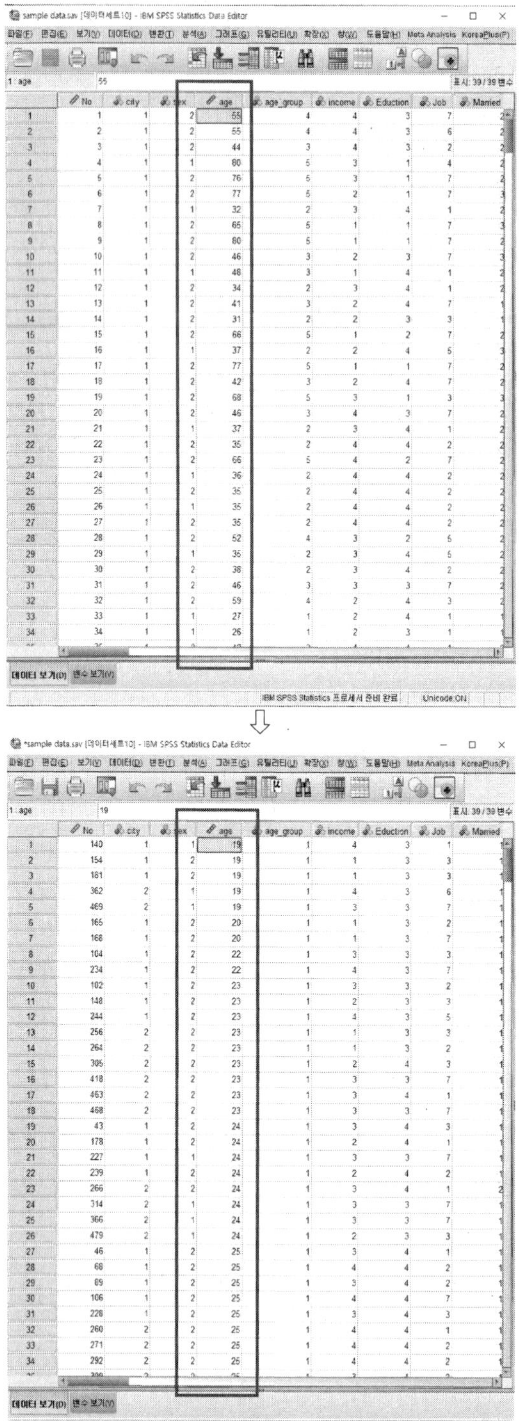

그림 0-19 케이스 정렬 전후

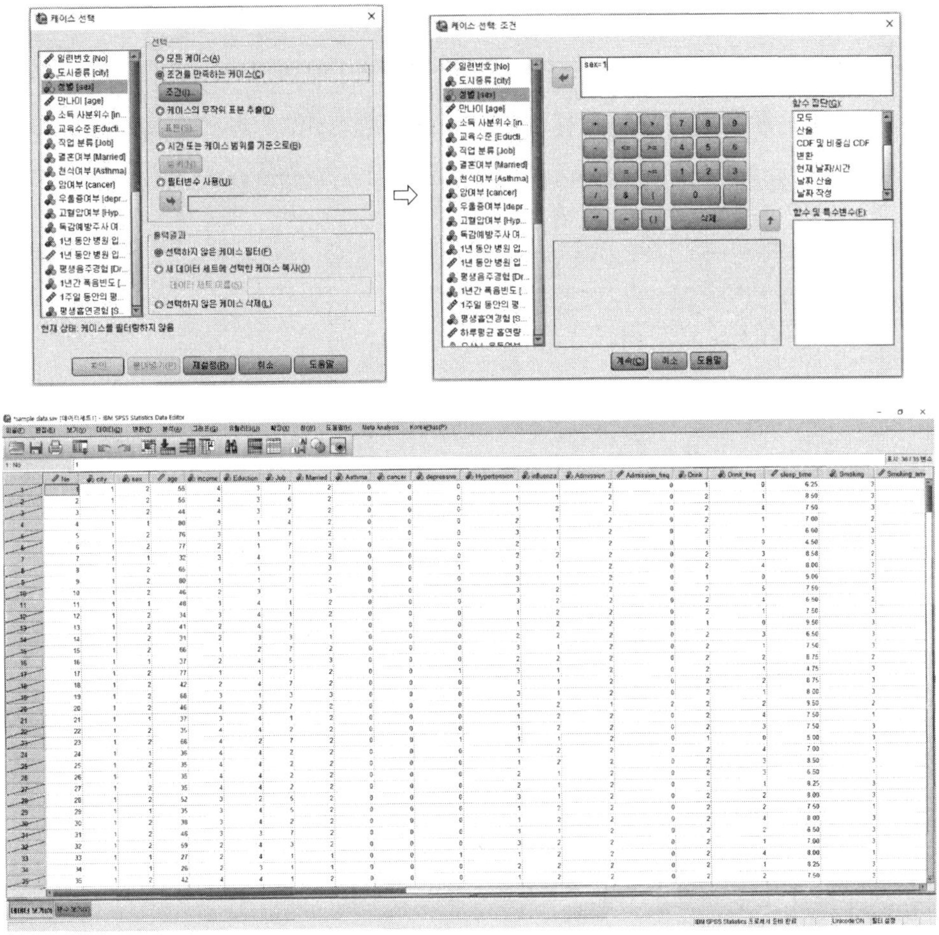

그림 0-20 케이스 선택 대화상자 및 결과 전후

데이터를 수집할 때 분석에 맞게 수집하거나, 얻은 데이터를 가지고 변수들끼리의 관계성을 좀 더 정확하게 알아보고자 데이터를 적절하게 변환해야 할 때가 있다. 이 과정을 '변수변환'이라고 한다. SPSS에서는 적절한 데이터 변환 기능을 사용할 수 있다. '변수변환'에는 '변수계산'과 '변숫값의 코딩 변경'이 있다.

'변수계산'에서는 변숫값을 계산하여 새로운 변수를 생성하고자 할 때, 사칙연산이나 변수 조작 등을 실행할 수 있다. 탑 메뉴에서 '변환' → '변수계산'을 선택하면 [그림 0-21]과 같은 대화상자가 나타난다. '목표변수'는 새롭게 만들어진 변수 이름을 의미하며, 변수계산을 한 뒤에 변수에 관한 유형과 설명은 앞서 설명한 [변수보기]를 통해 변수를 정의하는 것을 권장한다. 예를 들어, 목표변수를 체질량지수인 $BMI = \frac{체중}{(신장/100)^2}$로 만들고자 하면([그림 0-21]), 목표변수에는 BMI를 넣고, 숫자 표현식에는 Weight/((Height/100)*(Height/100))을 입력한다. '확인'을 누르면 데이터 화면에서 입력된 변수 중 맨 마지막에 BMI라는 변수가 생성된다.

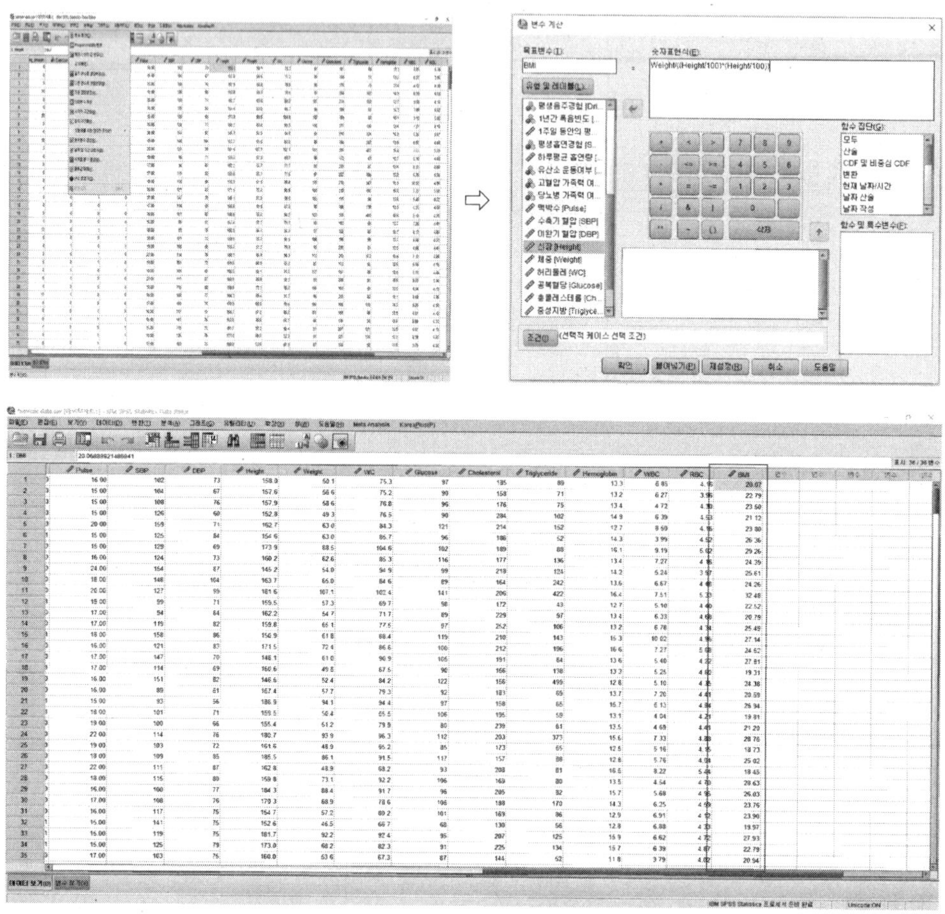

그림 0-21 변수계산 대화상자 및 결과 전후

'변수계산'에서 평균을 계산하는 방법에는 '함수집단'을 이용하는 방법과 숫자 표현식에 식을 직접 입력하는 방법이 있다. 이때 변수에 결측값이 있을 경우 결과값이 달라진다는 것에 유의해야 한다. 우선 변수 var00001, var00002, var00003의 평균을 구하기 위해 '함수집단'을 사용한다면, '함수집단'에서 mean을 찾은 후 mean에서 계산할 변수들을 선택해주면 된다. 이때, 평균은 mean(var00001, var00002, var00003)으로 계산된다. 만약 var00003이 결측값인 경우에는 계산되지 않고 결측값으로 나온다. 숫자 표현식으로 평균을 구하는 방법은 목표변수에 mean을 입력하고, 숫자 표현식에 '(var00001 + var00002 + var00003)/3'을 입력한 뒤 '확인'을 누르면 평균을 구할 수 있다. 그러나 이 경우는 '함수집단'을 이용한 방법과 달리 var00003이 결측값이라도 평균은 (var00001 + var00002)/2로 계산된다.

'코딩변경'은 입력된 데이터들의 값을 변경하는 방법으로, 사용자가 원하는 대로 코딩을 나누거나 합치거나 결측값을 변경할 수 있다. 크게 ① 변숫값이 광범위하게 많은 경우 축소하거나 ② 오름차순으로 입력한 것을 내림차순으로 입력하는 역코딩할 때 사용한다. '코딩변경'에는 '같은 변수로 코딩변경'하는 방법과 '새로운 변수로 코딩변경'하는 방법이 있다. '같은 변수로 코딩변경'을 하는 경우는 기존에 있는 변수에 변경하는 경우로 '변환' → '코딩변경' → '같은 변수로 코딩변경'을 단계적으로 선택하여 변경하면 된다. 그러나 간혹 원래의 데이터 그대로 입력값을 사용할 수도 있기 때문에, 가능하면 이 방법은 피하는 것이 좋다.

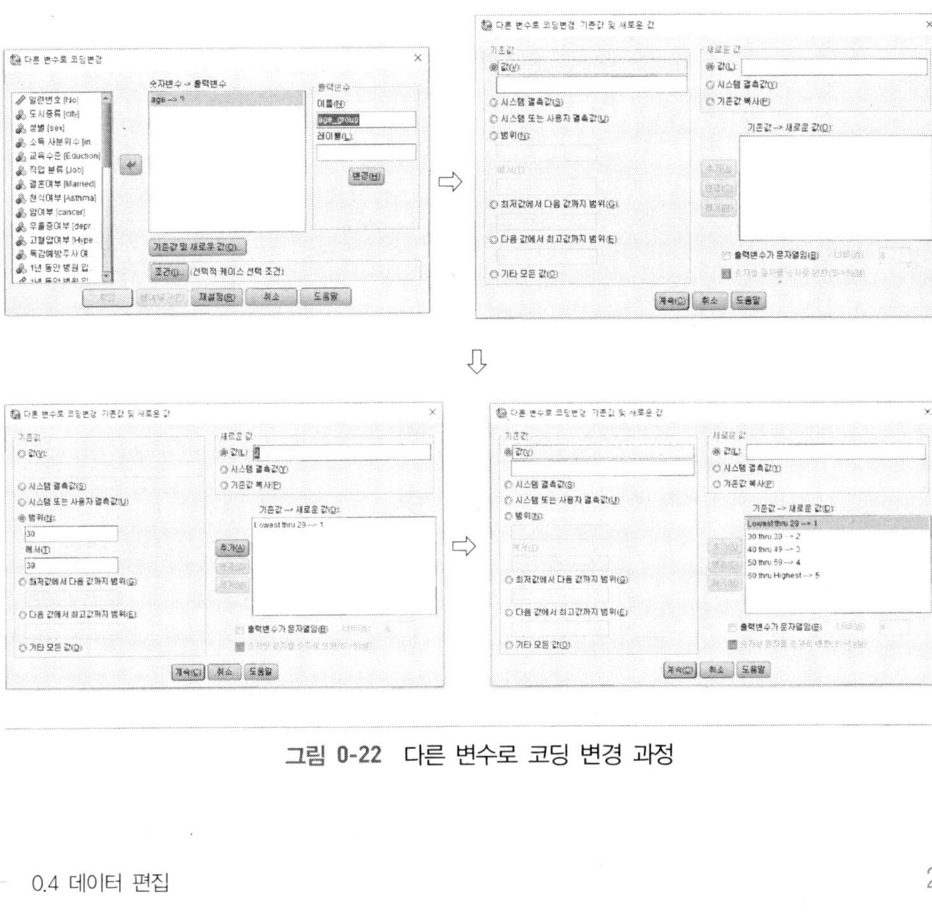

그림 0-22 다른 변수로 코딩 변경 과정

새로운 변수로 코딩을 변경하기 위해서, 탑메뉴에서 '변환' → '코딩변경' → '다른 변수로 코딩변경'을 단계적으로 선택하면 [그림 0-22]와 같은 대화상자가 뜬다. 예를 들어, 연속형 변수인 age(만 나이)를 범주형 변수인 연령 그룹으로 나타내기 위해 코딩을 변경해보자. 우선 변경할 변수인 age(만 나이)를 선택하여 새로운 변수 이름을 지정한다. 본 예제에서는 age를 범주형 변수인 age_group으로 입력하여 바꾼 후 변경할 값이나 범위를 지정해주면 된다. 기존값 및 새로운 값을 선택하면 대화상자가 열리고 코딩변경 규칙을 입력할 수 있다. 예를 들면 20대, 30대, 40대, 50대, 60대 이상으로 변경하고자 할 때, 20대의 경우는 20세~29세를 범위로 넣은 후 새로운 값에서 변숫값을 1로 입력하여 추가를 누르면 변수가 각각의 값이 아닌 1로 코딩된 변숫값으로 변하게 될 것이다. 그 결과 [그림 0-23]과 같이 변경된다.

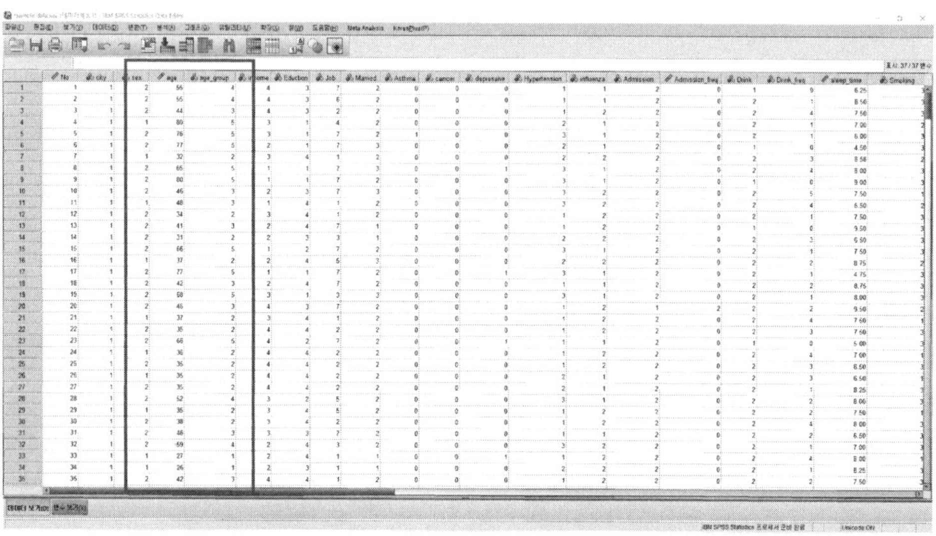

그림 0-23 다른 변수로 코딩 변경 결과

0.5 출력 결과

SPSS에서는 분석을 실행하면, 그 결과는 출력 결과 화면으로 새롭게 뜨게 된다. 출력 결과 화면에서는 결과 이동, 자르기 및 붙이기가 가능하다. 출력 결과를 SPSS의 탑 메뉴에서 '파일' → '저장'을 선택하여 나타나는 대화상자에 파일 이름을 넣은 후에 저장한다([그림 0-24]).

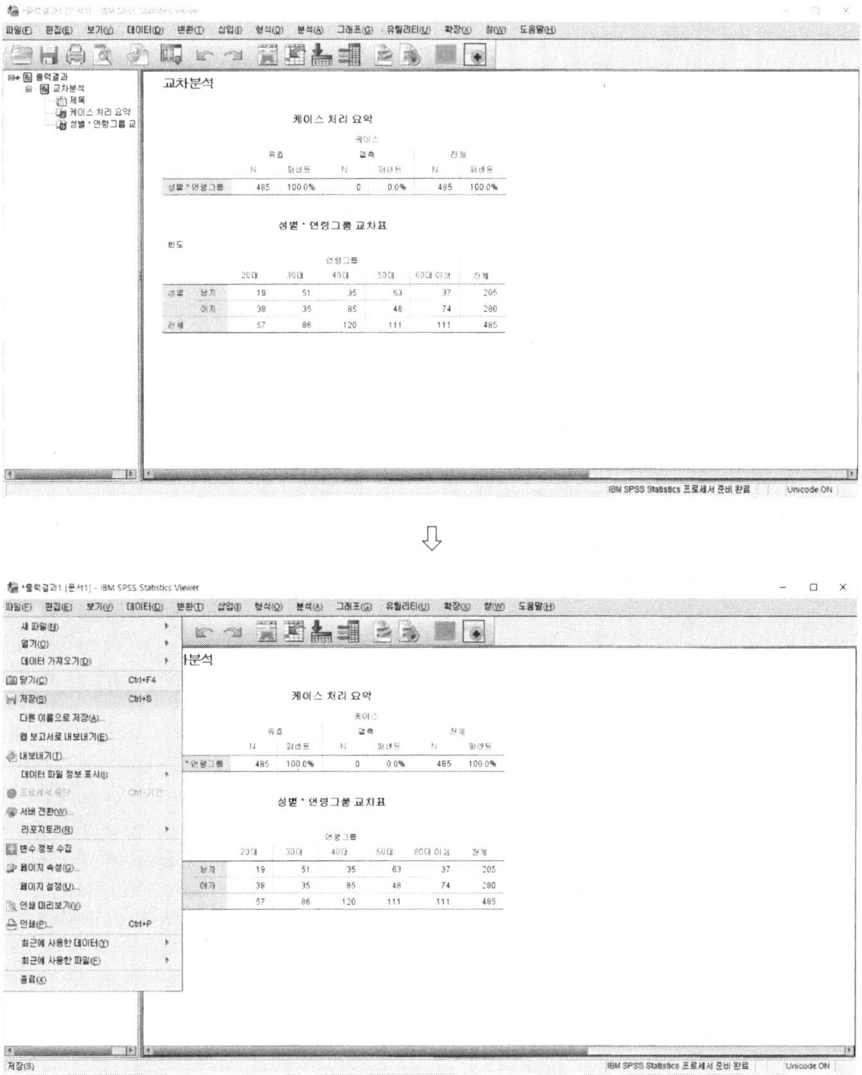

그림 0-24 출력 결과 창과 출력 결과 저장

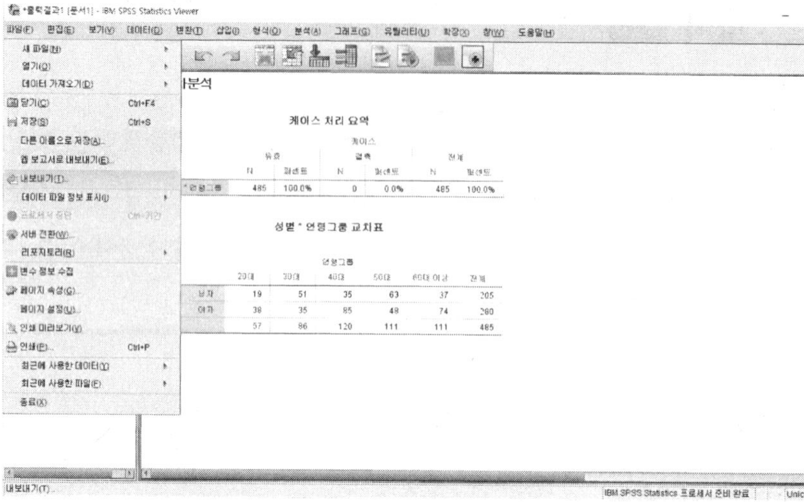

⇩

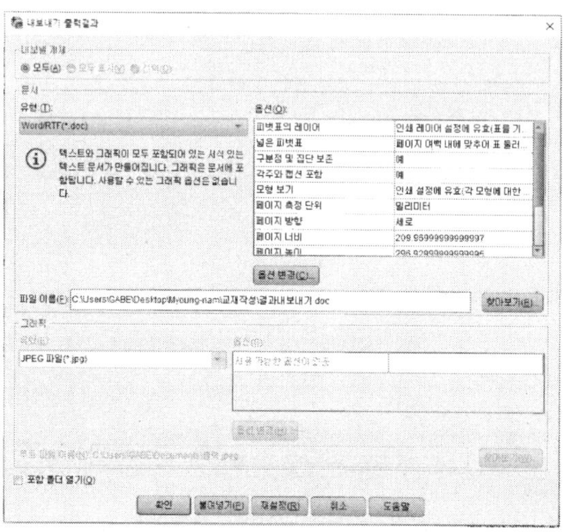

그림 0-25 출력 결과 내보내기

또한 출력 결과는 Word, Excel, PPT 등 다른 프로그램과 호환된다. SPSS의 탑 메뉴에서 '파일'→'내보내기'를 실행하여 저장할 유형을 설정하고 이름을 넣은 후에 저장하면 호환된 파일이 저장된다([그림 0-25]).

출력 결과에 나타난 표(피벗)는 그대로 최종보고서에 사용해도 되며, 모양을 바꿀 수도 있다. 변경할 표를 두 번 클릭하여 선택한 후 SPSS의 탑 메뉴에 있는 '형식' → '표 모양'을 선택한다. 대화상자가 나올 때 왼쪽에 있는 표 모양의 파일을 원하는 형태

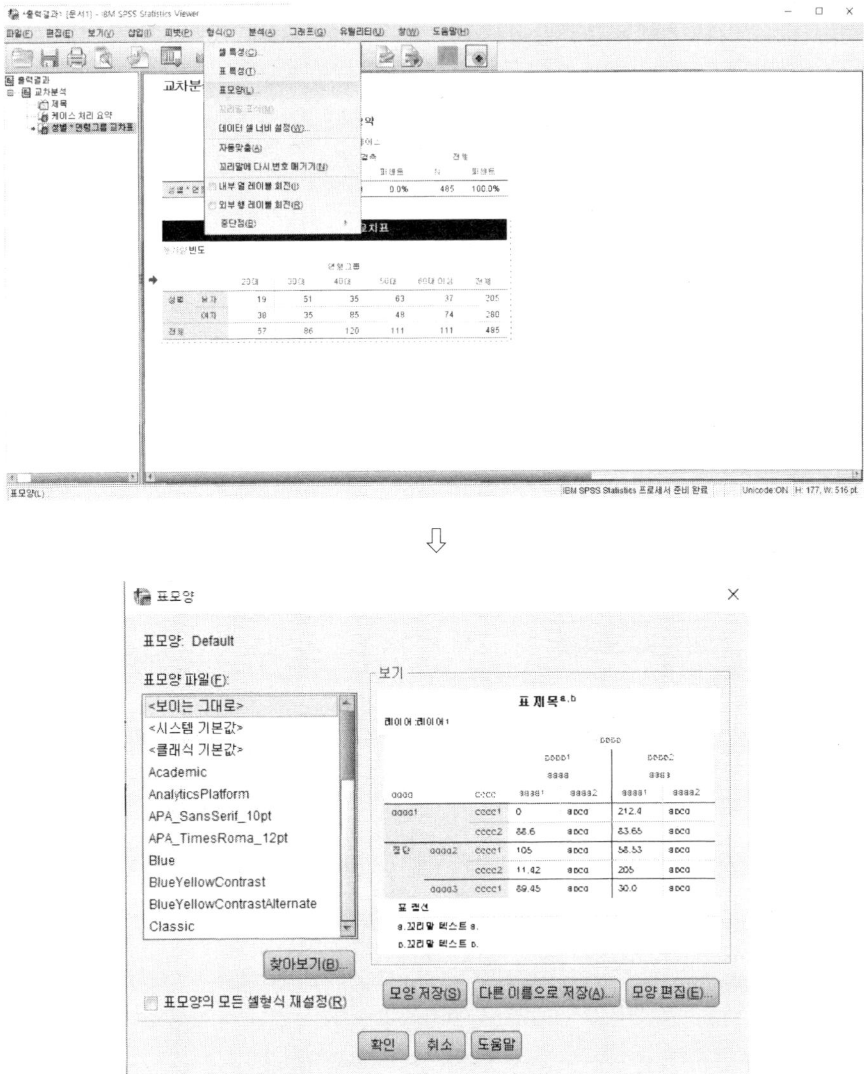

그림 0-26 표 모양의 변경

의 표 모양을 선택하면 된다. 선택한 모양이 오른쪽 부분에 예시로 나오며, 자주 사용하는 모양을 미리 알아두는 것도 좋다. 만약에 모든 표를 같은 모양으로 바꾸고 싶다면, '표모양의 모든 셀형식 재설정'을 클릭하면 된다([그림 0-26]).

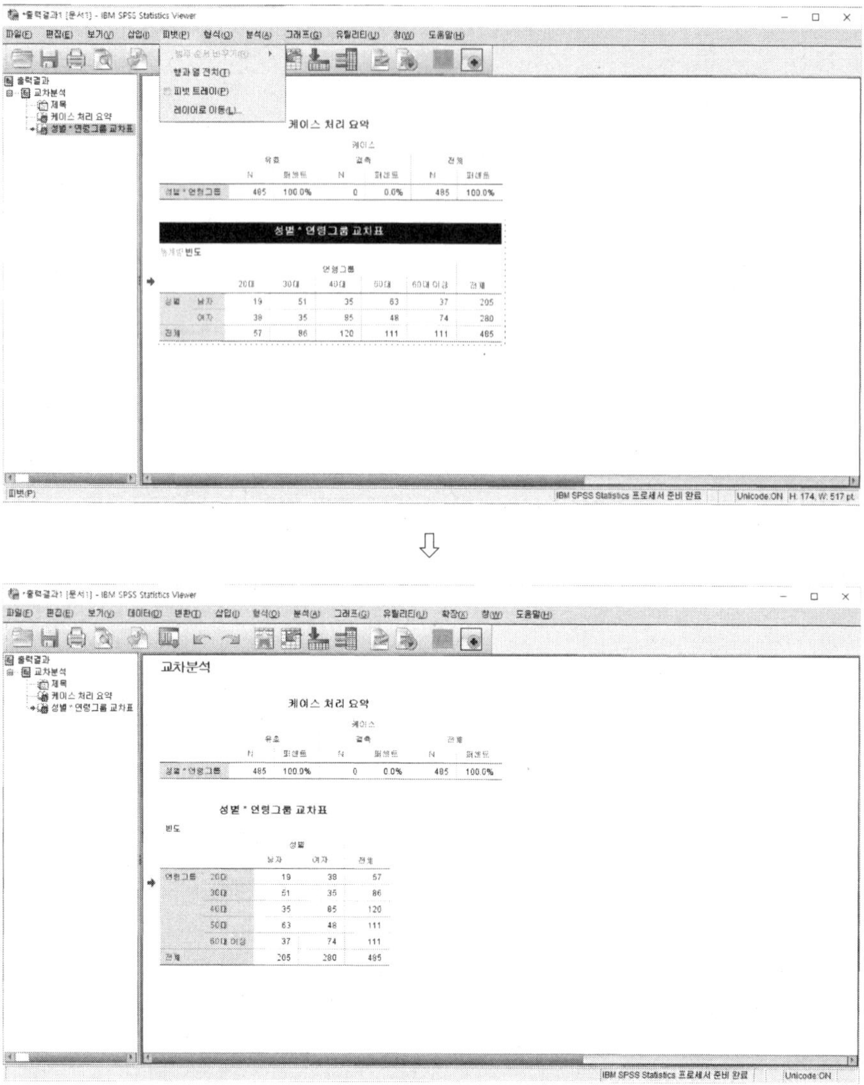

그림 0-27 피벗 모양의 변경

표 모양뿐만 아니라 열과 행을 바꿀 수도 있다. 출력 결과에서 표를 두 번 클릭한 후 SPSS의 탑 메뉴에서 '피벗' → '행과 열 전치'를 선택하면 행과 열이 바뀌어 결과가 나타난다([그림 0-27]).

01 자료의 분류 및 요약

1.1 자료의 수집

모집단과 표본, 모수와 통계량, 측도

통계학의 본 내용에 들어가기 전에 기본적인 용어 및 개념을 이해하는 것이 필요하다.

모집단(population)이란 연구의 관심 대상이 되는 모든 개체의 집합을 말한다. 예를 들어, 지난해 우리나라에서 판매된 자동차들의 집합, 한 해 동안 어느 지역에서 발생한 COVID-19 환자들의 집합, 특정 지역구에서 유권자들의 집합 등이 모집단이다.

변수(variable)는 모집단의 각 개체가 갖는 특성을 말하며, 각 특성값을 변량(variate) 또는 측정(관측)량이라고 한다. 위의 모집단의 예에서 우리나라에서 판매된 모든 자동차의 연비를 측정한다면, 이 연비가 변수가 되는 것이다. 이처럼 모집단에 속하는 모든 개체에 대하여 측정하는 것을 전수조사 또는 총조사(census)라고 한다.

그러나 실제로 모집단 전체의 규모는 방대하므로, 모집단 데이터를 얻으려면 시간과 비용이 많이 소요된다. 따라서 모집단의 구성원 중 일부를 선택하여 조사하는 것이 일반적이다. 이처럼 모집단에 속하는 개체 중 자료로 수집되는 일부 관측값들의 집합을 **표본**(sample)이라고 한다.

모수(parameter)는 모집단의 특성을 나타내는 수치인 반면에, **통계량**(statistic)은 표본의 특성을 나타내는 것이라고 할 수 있다. 예를 들어, 강원지역 고등학생 전체(모집단)의 체중을 측정하여 얻은 평균은 모수이고, 일부인 500명을 표본으로 추출하여 구한 평균은 통계량이 된다.

자료는 유형에 따라 크게 **범주형(질적) 자료**(categorical data)와 **수치형 자료**(numerical data)로 구분된다. 범주형 자료는 실제로 수치로 관측된 값이 아니라 각 범주의 빈도가 관심 대상인 반면에, 수치형 자료는 관측된 결과를 수치로 나타낼 수 있는 자료이다. 범주형 자료는 다시 **명목형 자료**(nominal data)와 **순위형 자료**(ordinal data)로, 수치형 자료는 **구간 자료**(interval data)와 **비율 자료**(ratio data)로 나눈다. 또한 수치형 자료는 **이산형 자료**(discrete data)와 **연속형 자료**(continuous data)로 구분하기도 한다. 여섯 가지 자료 유형의 사례는 다음과 같다.

- 명목형 자료: 성별(남자와 여자), 종교 유무(있음, 없음), 혈액형(O, A, B, AB), 출생지(서울, 경기, 강원, 충청, 경상, 전라, 제주 등), 과학 과목(물리, 화학, 생명과학, 지구과학) 등.
- 순위(순서, 서열)형 자료: 테니스 실력(상급, 중급, 하급), 건강 상태(나쁨, 보통, 좋음), 상품의 선호도(아주 싫어함, 싫어함, 보통, 좋아함, 아주 좋아함), 학점(A, B, C, D, F) 등.
- 구간(등간) 자료: 온도, 불쾌지수, 주가지수, 물가지수 등과 같이 절대적인 원점을 갖지 않는 자료. 예를 들어 0ﬂC는 온도가 없다는 의미가 아니며, 가감 연산은 가능하지만 두 값 사이의 비율을 계산하는 것은 무의미함.
- 비율 자료: 중량, 시간, 거리, 길이, 각도, 나이, 가격, 가구 수, 소득 등의 대부분 자료가 이에 속하며, 절대 영점이 있어 0이라고 하는 값은 숫자로서의 의미인 '없음'을 뜻함. 따라서 비율은 의미가 있어, 10 kg은 5 kg보다 두 배 무겁다는 것을 의미함.
- 이산형 자료: 지난해 국내 자동차 사고 건수, A 지역의 가정당 가족 수와 같이 관측값이 셀 수 있는(0을 포함한) 자연수의 값.
- 연속형 자료: 신장, 체중, 온도 등과 같이 관측값이 연속적인 자료로 실제로는 기록의 편리함이나 측정 기구의 한계 때문에 반올림하거나 가장 가까운 눈금을 읽어 나타냄.

이러한 자료들로 구성된 변수는 각각 명목형 변수, 순위형 변수, 구간 변수, 비율 변수, 이산형 변수 및 연속형 변수라고 한다.

SPSS에서는 변수를 정의할 때, 연구자가 사용한 측도를 '**척도**', '**순서**' 및 '**명목**' 중에서 선택하도록 하고 있다. 여기에서 척도는 구간 변수와 비율 변수를 통틀어 의미하며, 순서는 순위형 변수를 의미한다.

1.2 자료의 요약

중심 위치, 산포, 상대적 위치의 측도(왜도, 첨도), 사분위수, 이상값

1. 자료의 분포를 파악하는 방법

자료 또는 변수의 측도에 따라 사용하는 그래프의 종류가 결정된다. 범주형 자료는 도수분포표, 원그래프, 막대그래프, 파레토 그림 등으로 나타낸다. 반면에 수치형 자료 중 연속형 자료는 점 그림, 도수분포표, 히스토그램, 줄기-잎 그림 등으로 나타낸다. 막대그래프에서는 막대가 서로 붙지 않지만, 히스토그램에서는 막대가 서로 붙는다. 수치형 자료 중 이산형 자료는 관측값의 종류가 적으면 파레토 그림을 제외한 범주형 자료를 요약하는 기법을 사용하고, 관측값의 종류가 많으면 연속형 자료를 요약하는 기법을 사용한다. 파레토 그림을 이산형 자료에 대해 사용하지 못하는 이유는 이산형 자료는 관측값의 크기가 의미가 있으므로, 범주형 자료와 같이 도수가 큰 것부터 작은 것의 순서대로 측정값의 순서를 바꿀 수 없기 때문이다.

2. 연속형 자료의 분포 모양

- **정규분포**(normal distribution 또는 Gaussian distribution): 좌우의 관측값들이 가운데 위치한 최대 도수를 나타내는 관측값으로부터 같은 거리에 떨어져 있는 분포로, 좌우 대칭이면서 종 모양을 갖는다.
- 비대칭 또는 기울어진 형태: 가운데 위치한 최대 도수를 나타내는 관측값을 기준으로, 오른쪽 꼬리가 긴 경우 오른쪽으로 기울어졌다고 하고 양(+)의 부호로 나타내며 양의 왜도(歪度)를 갖는다고 한다. 이와 반대의 경우로 왼쪽으로 꼬리가 긴 경우

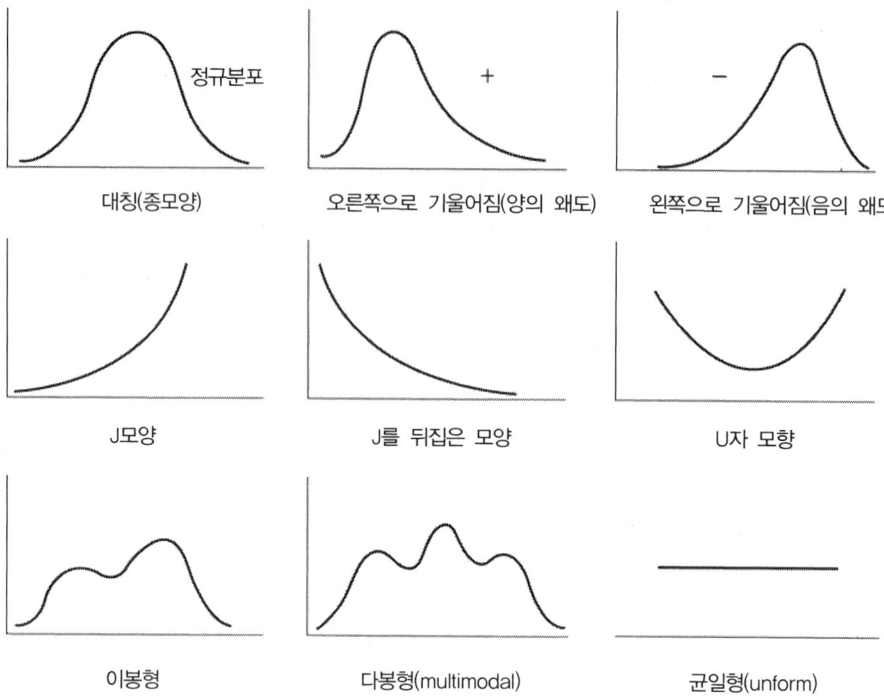

그림 1-1 연속형 자료의 분포 모양

는 왼쪽으로 기울어졌다고 하고 음(-)의 부호로 나타내며, 음의 왜도를 갖는다고 한다.

- J 또는 거꾸로 된 J 형태: 최대 도수가 한쪽 끝에 있다.
- U자 모양: 양쪽 끝에 최대 도수를 나타내는 값들이 존재한다.
- 이봉형(bimodal): 두 개의 최대 도수를 나타내는 값이 있다.
- 다봉형(multimodal): 두 개 이상의 최대 도수를 나타내는 값이 존재한다.
- 균일형(uniform, flat): 자료의 분포가 균일하다.

3. 중심 위치를 나타내는 방법: 평균, 중앙값, 최빈값

(1) 평균

평균에는 크게 **산술평균**(arithmetic mean), **기하평균**(geometric mean), **조화평균**(harmonic mean)의 세 가지가 있다.

산술평균은 average라고도 하며, 관측값들($x_1,..,x_n$)의 합을 관측값들의 개수(n)로 나눈 값이다. 일반적으로 별도의 조건이 없는 평균은 산술평균을 의미한다. 수식으로 나타내면 다음과 같다.

$$\bar{x} = \frac{x_1 + x_2 + \cdots + x_n}{n} = \frac{\sum_{i=1}^{n} x_i}{n}$$

만약에 각 관측값 x_1, x_2, $\cdots$, x_n이 각각 f_1, f_2, $\cdots$, f_n번의 도수로 일어날 때, 산술평균은 다음의 식으로 나타낼 수 있다.

$$\bar{x} = \frac{f_1x_1 + f_2x_2 + \cdots + f_nx_n}{f_1 + f_2 + \cdots + f_n} = \frac{\sum_{i=1}^{n} f_i x_i}{\sum_{i=1}^{n} f_i} = \frac{\sum_{i=1}^{n} f_i x_i}{N}$$

여기에서, $N = \sum_{i=1}^{n} f_i$은 총 도수이다.

때로는 관측값에 따라 중요도가 다르기도 하다. 이때 중요도에 따라 가중치를 달리하여 산술평균을 계산하기도 하는데, 이를 **가중 산술평균**(weighted arithmetic mean)이라고 한다. 이를 수식으로 나타내면,

$$\bar{x} = \frac{w_1x_1 + w_2x_2 + \cdots + w_nx_n}{w_1 + w_2 + \cdots + w_n} = \frac{\sum_{i=1}^{n} w_i x_i}{\sum_{i=1}^{n} w_i}$$

여기에서, w_1, w_2,..., w_n은 각각 x_1, x_2,..., x_n에 대한 가중치이다.

모집단에 대한 평균은 기호로 $\bar{x}$ 대신에 μ 또는 m을 사용한다는 점에 유의하여야 한다.

기하평균은 배율(배수) 또는 비율(%)에 대한 평균을 계산하고자 할 때 사용한다. 예를 들어, A 기업의 5년간 매출액이 첫 해에 비해 3배, 2배, 5배, 1배 및 4배 증가하였다고 하자. 이는 5년간에 걸쳐 120배(3×2×5×1×4 = 120) 증가하였다는 것을 의미한다. 그리고 평균 매출액은 기하평균을 구하여 $\sqrt[3]{(3 \times 2 \times 5 \times 1 \times 4)} = 4.9$배 증

가하였다고 할 수 있다. n개의 양수인 x_1, x_2, $\cdots$, x_n에 대한 **기하평균**(geometric mean, G)은 관측값들의 곱의 n제곱근이다. 즉, $G=\sqrt[n]{x_1 x_2 \cdots x_n}$로 계산할 수 있다.

반면에 조화평균은 역수에 대한 평균을 계산하고자 할 때 사용한다. 예를 들어, 서울에서 춘천을 왕복하는 데 갈 때는 속도가 60 km/h이었고, 올 때는 40 km/h이었다면, 평균 속도는 어떻게 구할까? 속도는 거리를 시간으로 나눈 값(즉, 속도 = 거리/시간)이다. 거리는 고정되어 있으므로 시간을 구하면 속도를 알 수 있다. 그리고, 시간 = 거리/속도이므로 속도의 역수가 계산 과정의 분모에 들어감을 알 수 있다. 평균 속도는 조화평균 $\frac{2}{(\frac{1}{60}+\frac{1}{40})}=48$ km/h이다. n개의 양수인 x_1, x_2,..., x_n에 대한 **조화평균**(harmonic mean, H)은 주어진 측정값들의 역수의 산술평균의 역수를 말한다. 이를 식으로 나타내면,

$$H=\frac{1}{\left(\frac{\sum_{i=1}^{n}\frac{1}{x_i}}{n}\right)}=\frac{n}{\sum_{i=1}^{n}\frac{1}{x_i}}$$

일반적으로 산술평균 ≥ 기하평균 ≥ 조화평균의 관계가 성립한다. 등호는 모든 숫자가 같은 경우에 성립한다.

(2) 중앙값

n개의 관측값 x_1,$\cdots$, x_n에 대한 **중앙값**(중간값, 중위수, median, 기호로 $\tilde{x}$)은 어떤 값들을 가장 작은 값부터 큰 값의 순서로 정렬할 때 가장 중앙에 위치하는 값을 말한다. 그러므로 자료의 50%는 중앙값보다 아래에 있고, 나머지 50%는 그보다 위에 있다고 할 수 있다.

만약 n이 홀수라면, $\frac{n+1}{2}$번째 위치한 값이 단 하나 존재하고, 바로 그 값이 중앙값이다. 만약 n이 짝수라면, $\frac{n}{2}$번째 값과 $\frac{n+1}{2}$번째 값의 산술평균이 중앙값이다.

(3) 최빈값

최빈값(mode)이란 가장 많이 관측되는 수, 즉 가장 큰 도수(frequency)로 관측되는 값을 나타낸다. 최빈값은 이산형 자료에 대해 널리 사용되며, 평균이나 중앙값과는 달리 범주형 자료에 대해서도 사용될 수 있다.

4. 산포의 측도

(1) 편차

관측값과 표본평균($\overline{x}$)의 차이를 **편차**(deviation)라고 한다. 즉,

$$\text{편차} = \text{관측값} - \text{표본평균} = x_i - \overline{x}$$

(2) 분산

표본에 대한 편차의 제곱을 모두 더하여 (관측값의 개수-1)로 나눈 값을 **표본 분산**(sample variance)이라고 한다. 즉, n개의 관측값에 대한 표본 분산은

$$s^2 = \frac{\text{편차의 제곱의 합}}{n-1} = \frac{\sum_{i=1}^{n}(x_i - \overline{x})^2}{n-1}$$

이를 좀 더 계산하기 편리하게 바꾸면,

$$s^2 = \frac{\sum_{i=1}^{n} x_i^2 - \frac{\left(\sum_{i=1}^{n} x_i\right)^2}{n}}{n-1} = \frac{\Sigma x_i^2 - \frac{(\Sigma x_i)^2}{n}}{n-1}$$

모집단에 대한 분산은 **모분산**(population variance)이라고 하며 다음과 같이 나타낸다.

$$\sigma^2 = \frac{\sum_{i=1}^{n}(x_i - \mu)^2}{N}$$

여기에서 μ는 모평균이고 N은 모집단 내의 구성 요소(element)의 개수이다.

(3) 표준편차

표본 분산의 양의 제곱근을 **표본 표준편차**(standard deviation)라고 하며, 이는 자료의 퍼짐(산포) 정도를 나타내는 데 가장 널리 사용된다. 즉, 표본 표준편차를 수식으로 나타내면,

$$s = \sqrt{\frac{\sum x_i^2 - \frac{(\sum x_i)^2}{n}}{n-1}}$$

과 같다.

표본을 얻으면 일반적으로 **표본평균**과 **표본 표준편차**를 이용하여 중심 위치와 산포 측도를 나타낸다. 예를 들어, 7.69 (2.72) μg/L로 나타낸다면, 이는 평균이 7.69 μg/L이고 표준편차가 2.72 μg/L라는 것을 의미한다. 이때 주의해야 할 점은 평균과 표준편차의 소수점 이하 자릿수가 같아야 한다는 것이다. 즉, 평균을 7.7 μg/L로 나타낸다면, 표준편차는 같은 소수점 이하 자릿수로 맞추어 2.7 μg/L가 되어 7.7 (2.7) μg/L와 같이 나타낸다. 종종 학술지 논문에는 7.69 ± 2.72 μg/L와 같이 표현하지만, 이러한 표현은 신뢰구간과 혼동될 수 있으므로, 가능하면 앞에서와 같이 표현하는 것이 바람직하다.

모분산과 같은 방식으로 모표준편차는 다음의 식으로 나타낸다.

$$\sigma = \sqrt{\frac{\sum_{i=1}^{n}(x_i - \mu)^2}{N}}$$

(4) 범위

범위(range, R)는 단순히 최댓값(maximum)과 최솟값(minimum)의 차이를 말하며, 다음과 같은 수식으로 표현한다.

$$R = H - L$$

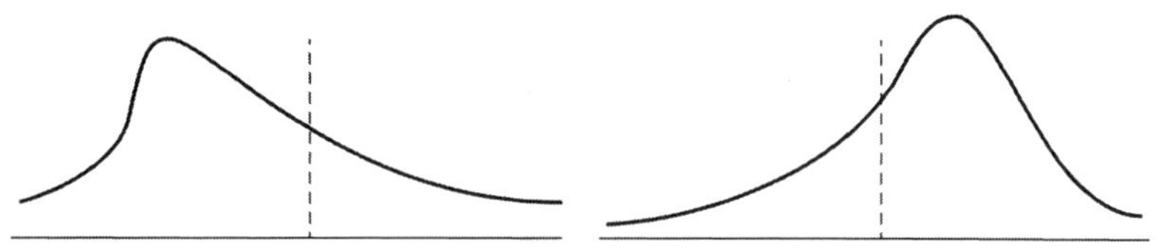

그림 1-2 왜도

여기에서 H는 최댓값이고 L은 최솟값이다. 범위는 관측값들의 산포에 대한 정보는 제공하지 못하는 한계를 갖고 있다.

(5) 왜도

왜도(비대칭도, skewness, SK)는 자료의 대칭성(symmetry)에 대한 측도이다. 왜도의 표본 추정치를 구하는 방법에는 여러 가지가 있지만, 가장 널리 사용되는 방법은 피어슨의 2 왜도 계수(Pearson 2 skewness coefficient)이다.

$$SK = \frac{3(\bar{x} - \tilde{x})}{s}$$

여기에서 SK는 skewness, $\bar{x}$는 평균, $\tilde{x}$은 중앙값, 그리고 s는 표준편차를 나타낸다.

왜도의 값이 0이면 좌우 대칭인 정규분포이고, 0보다 크면(양수, +) 분포가 오른쪽으로 기울어져 있으며, 0보다 작으면(음수, -) 분포가 왼쪽으로 기울어져 있다([그림 1-2]).

(6) 첨도

첨도(尖度, kurtosis)는 정규분포의 모양과 비교하여 자료들이 얼마나 중앙에 집중되어(뾰족하게) 분포하는지를 나타내는 측도이다. 첨도를 계산하는 방법은 여러 가지가 있는데, 가장 널리 사용되는 방법은 다음과 같다.

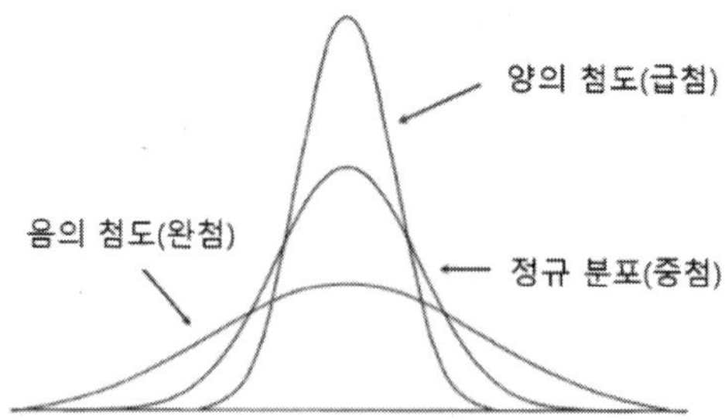

그림 1-3 첨도

$$K = \frac{\sum_{i=1}^{n}\left[\frac{(x_i - \bar{x})}{s}\right]^4}{n-1} - 3$$

$$K = \frac{\frac{n^2 \sum_{i=1}^{n}(x_i - \bar{x})^4}{(n-1)(n-2)(n-3)}}{s^4} - 3$$

정규분포의 경우 첨도는 0이다. 첨도가 0보다 크면 자료의 분포가 정규분포에 비해 상대적으로 가운데에 뾰족하게 많이 분포하며, 이를 분포의 꼬리가 정규분포보다 두껍다고 한다. 반면에 첨도가 0보다 작으면 자료의 분포가 정규분포에 비해 꼬리가 얇다고 한다. [그림 1-3]은 첨도에 따른 분포의 모양을 보여주고 있다.

(7) 변동계수

변동계수(coefficient of variation, CV)는 표준편차(s)를 산술평균($\bar{x}$)으로 나눈 값이다. 일반적으로 변동계수는 백분율(%)로 나타내며, 이 경우에 **상대표준편차**(relative standard deviation, RSD)라고도 한다. 변동계수를 수식으로 나타내면 다음과 같다.

$$CV = \frac{s}{\bar{x}}$$

$$CV(\%) = RSD(\%) = \frac{s}{\bar{x}} \times 100$$

CV 값이 크면 클수록 평균 주변으로 분포의 정도가 더 크다는 것을 의미한다. 이는 특히 분석화학에서 **반복성**(repeatability)이나 **재현성**(reproducibility)과 같은 **정밀도**(precision)를 나타낼 때 널리 사용된다. 이는 단위(차원)가 없거나 % 단위로 같게 표현되므로, 측정 단위가 서로 다른 자료들의 집단을 비교하고자 할 때 매우 유용하다. 예를 들어 신장과 체중을 비교한다고 할 때, 신장의 단위는 cm이고 체중은 kg으로 측정되지만, 단위가 다름에도 불구하고 변동계수를 계산함으로써 신장과 체중의 분포 정도를 서로 비교할 수 있다.

변동계수는 또한 자료의 왜도를 나타내는 지표로도 사용된다. 자료가 어느 한쪽으로 기울어진 경우, 표준편차는 평균보다 크므로 CV값은 1보다 크게 된다.

(8) 평균의 표준오차

평균의 표준오차(standard error of mean 또는 standard error, SE)는 같은 모집단에서 여러 표본을 추출하는 경우 얻게 될 표본평균 간의 변동성을 추정할 때 사용하며, 다음과 같은 수식으로 표현할 수 있다.

$$SE = \sqrt{\frac{s^2}{n}} = \frac{s}{\sqrt{n}}$$

(9) 사분위수

사분위수(quartiles)는 어떤 자료들을 4등분(等分)하여 나타내는 방법으로 작은 값부터 정렬하였을 때 1/4(25%), 1/2(50%) 및 3/4(75%)의 위치에 있는 값을 말한다. 이러한 값들은 Q_1, Q_2 및 Q_3로 나타내며, 이를 각각 제1 사분위수, 제2 사분위수 및 제3 사분위수(quartile)라고 한다. 그리고 Q_2는 중앙값과 같다. 자료를 100등분 하는 값들을 **백분위수**(percentiles)라고 하며, 제25 백분위수, 제50 백분위수 및 제75 백분위수는 각각 제1 사분위수(Q_1), 제2 사분위수(Q_2)와 제3 사분위수(Q_3)에 해당한다.

사분위수를 구하는 방법에는 여러 가지가 있지만, SPSS 등의 소프트웨어에서는 **보간법**(interpolation)을 이용한 결과를 제공하므로 이 방법을 간단히 소개한다.

예제 어떤 아파트에서 도로 교통으로 인한 민원이 제기되어, 24시간에 걸쳐 아파트 건물 5층에서 소음(dB)을 30번 측정하였더니 다음과 같았다. 이로부터 사분위수들을 계산하시오.

52.0	54.4	54.5	55.7	55.8	55.9	55.9	56.2	56.4	56.4
56.4	56.7	56.8	57.2	57.6	58.9	59.4	59.5	59.8	60.0
60.2	60.3	60.5	60.6	60.8	61.0	61.4	61.7	61.8	62.0

먼저, 아래와 같은 방법으로 사분위수들의 위치를 구한다.

$$\text{제1 사분위수}(Q_1)\text{의 위치: } \frac{1}{4}(n+1) = \frac{1}{4}(30+1) = 7.75$$
$$\text{제2 사분위수}(Q_2)\text{의 위치: } \frac{1}{2}(n+1) = \frac{1}{2}(30+1) = 15.5$$
$$\text{제3 사분위수}(Q_3)\text{의 위치: } \frac{3}{4}(n+1) = \frac{3}{4}(30+1) = 23.25$$

Q_1의 위치는 7.75이므로 7번째와 8번째인 55.9와 56.2 사이에 Q_1이 위치한다. Q_2는 15번째와 16번째 사이인 57.6과 58.9 사이에, Q_2는 23번째와 24번째 사이인 60.5와 60.6 사이에 위치한다. 이것을 토대로 사분위수를 구하면,

$$Q_1 = 55.9 + \frac{3}{4} \times (56.2 - 55.9) = 56.125$$
$$Q_2 = 57.6 + \frac{1}{2} \times (58.9 - 57.6) = 58.25$$
$$Q_3 = 60.5 + \frac{1}{4} \times (60.6 - 60.5) = 60.525$$

이 된다.

사분위수 범위(interquartile range, IQR)는 범위가 갖는 단점을 보완할 수 있는 장점을 갖고 있으며, 제1 사분위수와 제3 사분위수 사이의 거리로 정의한다. 즉,

$$IQR = Q_3 - Q_1$$

이는 범위가 극단적인 관측값에 의해 영향을 받는 단점을 보완할 수 있는 장점이 있다.

(10) 이상값

이상값(outlier)은 이상치 또는 이상점이라고도 하며, 어떤 관측값이나 측정값이 다른 값들과 비교할 때, 비정상적으로 적거나 큰 값을 말한다. 이상값은 여러 가지 방법으로 찾을 수 있으나, 여기에서는 가장 널리 사용되는 수학적인 방법을 살펴보기로 한다. 이 방법은 SPSS에서도 사용되며, 상자 그림(상자 도표, box plot 또는 box-whisker plot)에서 최솟값보다 작거나 최댓값보다 큰 값이 이상값이다.

상자 그림에서 상자의 중앙선은 중앙값을 나타내고 위와 아래의 선은 각각 제1 사분위수(Q_1)와 제3 사분위수(Q_3)를 나타낸다. 이 상자로부터 아래로 연결된 선의 아래쪽 끝이 이상값를 제외한 최솟값이고, 위로 연결된 선의 끝이 최댓값이다. 그리고 SPSS에서 동그라미(○)로 표시된 이상값의 케이스 번호를 나타내고, 별표(*)는 **극단적 이상값**(extreme outlier)의 케이스 번호를 나타낸다.

이상값은 상자의 양 끝에서부터 1.5배의 사분위수 길이(IQR) 바깥, 즉 $Q_1 - 1.5 \times IQR$보다 작거나 $Q_3 + 1.5 \times IQR$보다 큰 값을 말한다. 상자의 양 끝에서부터 3배의 IQR 바깥에 위치하는 값, 즉 $Q_1 - 3 \times IQR$보다 작거나 $Q_3 + 3 \times IQR$보다 큰 값을 극단적 이상값이라고 한다.

1.3 SPSS 예제 실습

1. 빈도분석 예제

기초적인 통계분석 방법은 데이터가 연속형인지 범주형인지에 따라 달라진다. 범주형 자료는 보기 문항에 응답한 빈도와 비율에 대해 관심이 있으므로 빈도분석을 많이 한다. 연속형 데이터인 경우에는 데이터가 중심이 무엇인지, 중심으로부터 얼마만큼 떨어져 있는지에 대한 관심이 많으므로 평균, 표준편차 등의 기술통계량을 주로 구한다.

범주형 변수인 경우 평균이나 표준편차의 개념이 필요 없고 오직 변숫값의 빈도와 비율을 계산해 주는 빈도분석을 실시하는 것이 좋다. 빈도분석은 일반적으로 명목척도

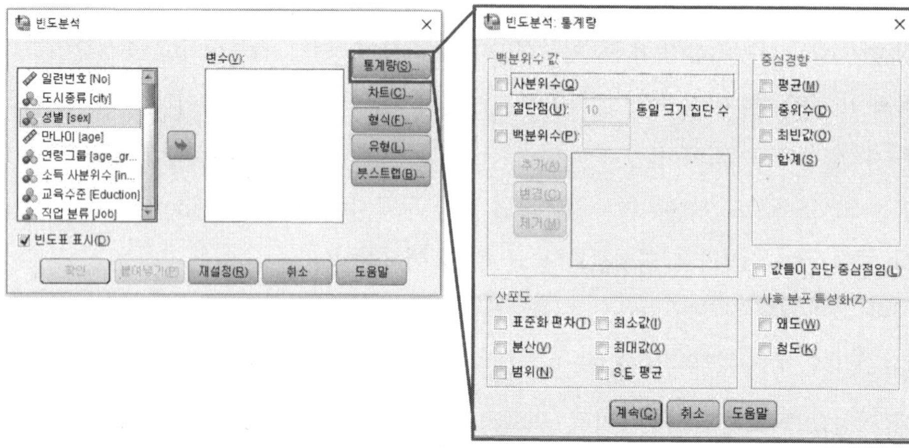

그림 1-4 빈도분석의 실행 및 통계량

와 서열척도에 사용되나, 구간척도와 비율척도의 경우에도 코딩변경 후 분석이 가능하다. 빈도분석은 데이터의 수집 과정에서 누락되거나 데이터를 입력하는 코딩 단계에서 잘못 입력한 경우를 찾아서 바로 잡는 분석 방법이다. 빈도분석을 실행하고자 하면, 탑 메뉴에서 '분석' → '기술통계량' → '빈도분석'을 순서대로 선택하면 빈도분석 대화상자가 열린다.

빈도분석 대화상자가 열리면 빈도분석을 할 변수를 선택하여 옵션을 체크한 후 실행한다([그림 1-4]). 빈도분석 옵션 중 '통계량'은 기술통계 부분에서 좀 더 자세하게 설명할 것이다.

'차트'는 변숫값들에 대한 빈도를 이용하여 그래프를 그리는 것으로 '막대형 차트', '원형 차트' 및 '히스토그램'이 있다. 그러나 SPSS의 도표 결과는 수정이 쉽지 않아 빈도분석한 결과를 내보내기 위해서는 EXCEL, R 등에서 그래프를 그리는 것이 더 나을 수 있다. '형식'은 변숫값이나 빈도수를 중심으로 오름차순 혹은 내림차순으로 정렬할 수 있는 옵션이다([그림 1-5]).

sample data를 이용하여 빈도분석한 결과는 [그림 1-6]과 같다. 성별 분포와 막대형 차트, 원형 차트를 그려보았다. sample data에서 총 485명 중에서 남자는 205명(42.3%), 여자는 280명(57.7%)으로 조사되었고, 남자에 비해 여자의 빈도가 더 많았다. 조사된 자료의 빈도를 막대형 차트로, 백분율(퍼센트)을 원형 차트로 그린 결과이다.

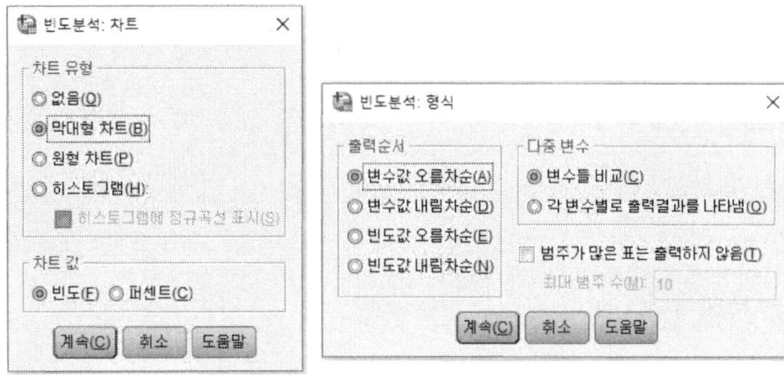

그림 1-5 빈도분석의 차트 및 형식 옵션

성별

		빈도	퍼센트	유효 퍼센트	누적 퍼센트
유효	남자	205	42.3	42.3	42.3
	여자	280	57.7	57.7	100.0
	전체	485	100.0	100.0	

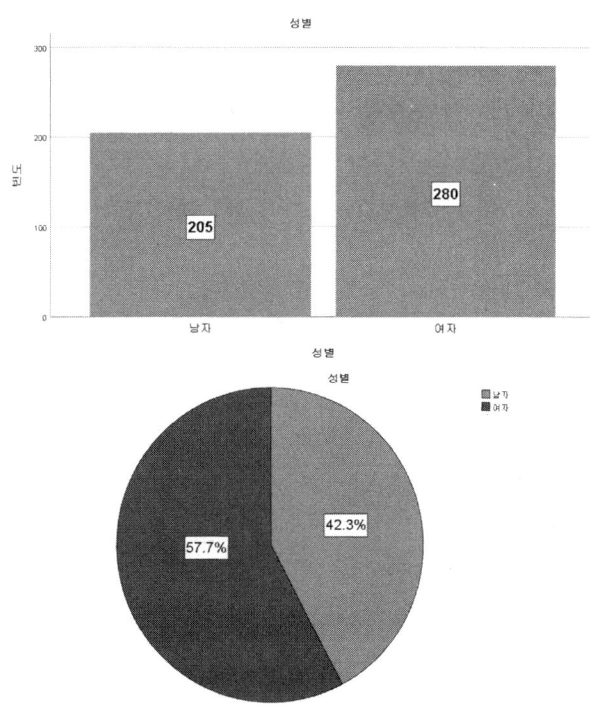

그림 1-6 sample.sav 데이터에 대한 빈도분석 결과

2. 기술통계학 예제 - 수치적 측도

기술통계는 연속형으로 측정된 변수를 가진 데이터를 요약한 정보를 보기 위해 사용된다. 데이터를 요약함으로써 정보의 손실이 발생할 수 있지만, 정보 손실을 최대로 감소시키면서 데이터를 가장 효과적으로 요약할 수 있는 요약값을 찾아내는 것이 기술통계 분석의 목적이다.

대표적인 기술통계량으로는 중심 경향을 나타내는 통계량, 분포의 퍼짐 정도를 나타내는 산포도 및 분포의 모양을 나타내는 분포도를 나타내는 통계량이 있다. 중심 경향은 데이터가 어느 점을 중심으로 모여있는지를 알아보기 위하여 나타내는 것으로 평균, 중위수 및 최빈값이 있다. 중위수는 데이터의 중간 위치에 오는 수이고, 최빈값은 데이터 중에서 같은 값의 빈도가 가장 많이 나온 값을 말한다.

산포 및 분포는 중심으로부터 얼마만큼 떨어져 있는지의 정도를 나타내는 통계량이다. 산포도를 나타내는 통계량으로 표준편차, 분산, 백분위수, 사분위수 범위 등이 있다. 분포도를 나타내는 통계량으로 왜도와 첨도가 있다. 백분위수는 데이터들을 오름차순으로 정렬한 후에 100등분한 것이고, 사분위수는 4등분한 것이다. 이때, 중위수(m)는 50백분위수(P_{50}), 즉 제2 사분위수(Q_2)와 같으며, 제1 사분위수(Q_1)는 25백분위수(P_{25}), 제3 사분위수(Q_3)는 75백분위수(P_{75})와 같다.

기술통계는 '분석' → '기술통계량' → '기술통계'를 선택하여 대화상자를 연 후, 얻고자 하는 통계량을 옵션에서 선택하여 얻을 수 있다. 기술통계를 실행한 후 나타나는 대화상자를 열어서 기술통계를 실행하는 변수를 옮긴 후 옵션 대화상자를 열어 분석하고자 하는 통계량을 체크한 후 '계속'과 '확인'을 누르면 결과가 출력된다([그림 1-7]).

본 교재에서 사용되는 sample data에서 연령, 신장, 체중, 허리둘레, 공복혈당에 대한 평균과 표준편차를 구해보자. 각 변수에 대한 평균과 표준편차, 최솟값과 최댓값 및 유효 데이터 수를 제공하고 있다.

'기술통계'의 대화상자 왼쪽 하단에 있는 '표준화 값을 변수로 저장'을 체크하면 원데이터에서 평균을 뺀 후 표준편차로 나눈 값으로 변환되어 데이터 편집기 창에서 맨 마지막 변수 옆에 새로운 변수가 생기게 된다. 즉, 표준화 값= $\frac{\text{관측값} - \text{평균}}{\text{표준편차}}$이다. 표준화란 두 집단의 사례 수와 평균이 다를 경우, 각 집단의 평균을 0, 표준편차를 1로 만들어주는 방법이다. 예를 들면, 통계학과 남학생과 여학생의 키 분포를 비교하고

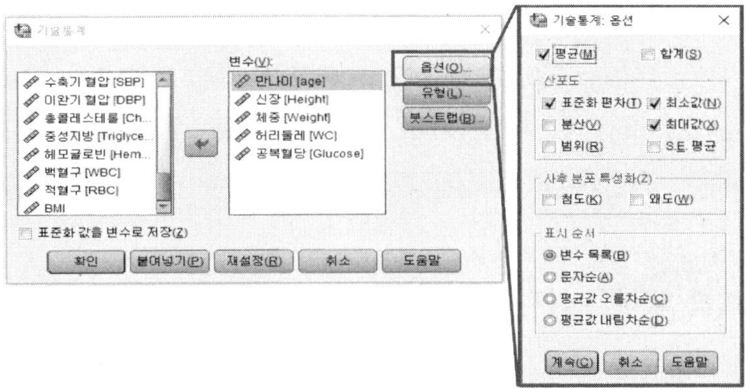

그림 1-7 기술통계의 실행 및 옵션

자 할 때 표준화를 이용하여 분석하면 된다. 표준화 값이 z-score이므로, 변수 이름 앞에 'z'를 넣어서 변수를 생성해준다.

기술통계

기술통계량

	N	최소값	최대값	평균	표준편차
만나이	485	19	80	48.67	15.074
신장	485	140.0	195.0	163.945	9.4884
체중	485	37.7	140.1	63.922	12.9025
허리둘레	485	58.5	130.3	81.213	10.2861
공복혈당	485	68	338	100.72	24.690
유효 N(목록별)	485				

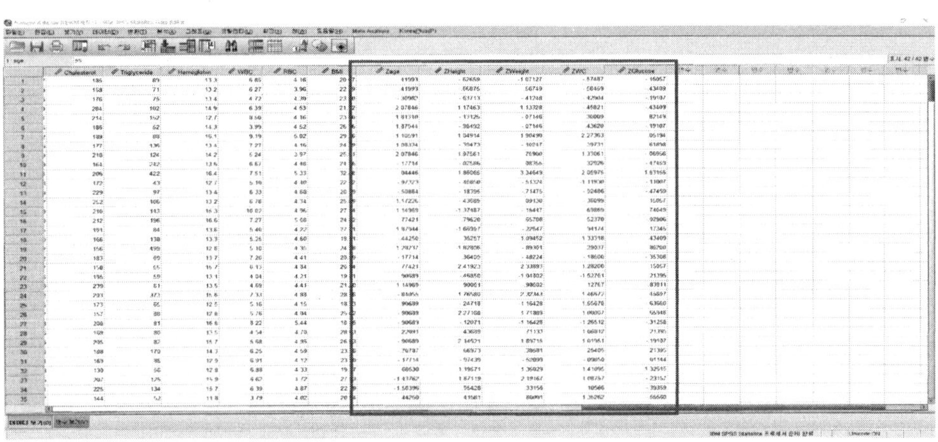

그림 1-8 기술통계 결과(위)와 표준화 변환 저장한 변수들의 결과(아래)

sample data를 이용하여 기술통계를 분석한 결과 485명의 만 나이는 48.67세이고, 신장은 163.945 cm이며, 체중은 63.92 kg이다. 허리둘레는 81.21 cm, 공복혈당은 평균 100.72 mg/dL이다. 만 나이와 신장, 체중, 허리둘레, 공복혈당의 표준화 점수로 만들어 데이터로 저장한 결과를 [그림 1-8]에 나타냈다.

3. 기술통계학 예제 - 상자 그림(분포, 이상값 등)

연속형 자료에 대해서는 '기술통계'뿐만 아니라 다른 방법으로 변수가 가진 정보를 요약하는 분석 방법이 있는데, 이를 '데이터 탐색'이라고 한다. '데이터 탐색'은 '기술통계'와 같은 결과 이외에도 통계적 도표인 상자그림과 줄기-잎 그림도 그려준다. '분석' → '기술통계' → '탐색'을 선택하여 대화상자를 연 후, 얻고자 하는 통계량 및 그래프를 옵션에서 선택할 수 있다([그림 1-9]).

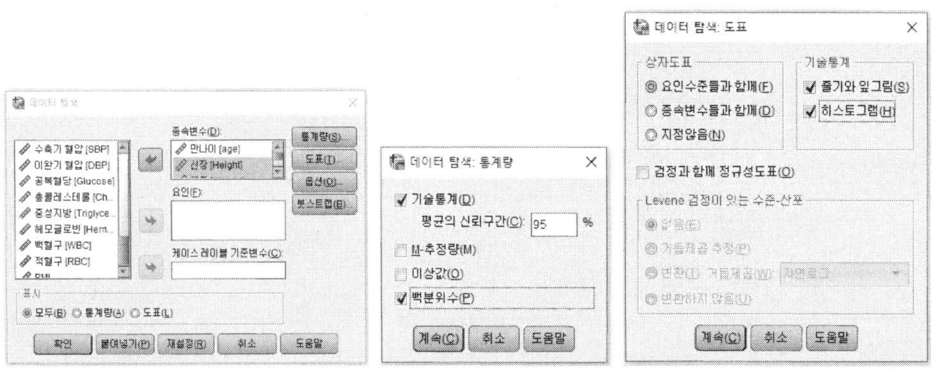

그림 1-9 데이터 탐색의 실행 및 옵션

'데이터 탐색'을 실행한 후 나타나는 대화상자를 열어 그래프를 그릴 변수를 오른쪽 칸으로 옮긴 후 옵션 대화상자를 열어 분석하고자 하는 통계량 및 도표를 체크하고 '계속'과 '확인'을 누르면 결과가 출력된다. '데이터 탐색'에 대한 옵션을 실행하면 줄기-잎 그림과 상자 그림을 출력할 수 있다.

			통계	표준화 오차
신장	평균 순위		163.945	.4308
	평균의 95% 신뢰구간	하한	163.099	
		상한	164.792	
	5% 절사평균		163.816	
	중위수(D)		163.000	
	분산(V)		90.030	
	표준화 편차		9.4884	
	최소값(U)		140.0	
	최대값(X)		195.0	
	범위(R)		55.0	
	사분위수 범위		13.3	
	왜도(W)		.214	.111
	첨도(K)		-.220	.221

			통계	표준화 오차
체중	평균 순위		63.922	.5859
	평균의 95% 신뢰구간	하한	62.771	
		상한	65.073	
	5% 절사평균		63.261	
	중위수(D)		61.600	
	분산(V)		166.474	
	표준화 편차		12.9025	
	최소값(U)		37.7	
	최대값(X)		140.1	
	범위(R)		102.4	
	사분위수 범위		16.6	
	왜도(W)		1.063	.111
	첨도(K)		2.700	.221

백분위수(P)

		백분위수(P)						
		5	10	25	50	75	90	95
가중평균(정의 1)	신장	148.700	151.600	157.250	163.000	170.500	176.500	180.370
	체중	47.090	49.620	54.700	61.600	71.350	80.860	87.250
Tukey의 Hinges	신장			157.300	163.000	170.500		
	체중			54.700	61.600	71.300		

그림 1-10 데이터 탐색 결과

sample data의 신장과 체중에 대한 데이터 탐색 결과는 [그림 1-10]과 같다. 앞서 본 기술통계보다 좀 더 자세한 통계량이 나온다. 여기에는 평균과 표준편차뿐만 아니라 중위수, 분산, 최댓값과 최솟값, 사분위수 범위, 왜도와 첨도 등이 나타난다. 일반적으로 사분위수를 구하는 방법은 '가중평균'이며, 이를 해석하면 [그림 1-7]과 같이 된다.

[그림 1-11]에서 줄기-잎 그림과 상자그림을 살펴보면 이상값을 나타내고 있다. 이상값은 모집단으로터 추출된 표본에서 다른 값들에 비해 비정상적으로 크거나 작은 값으로, 극단적으로 떨어져 있는 값을 말한다. 자료에서 한 개 이상의 이상값이 존재한다면 평균이나 분산 등은 이상값의 영향을 받아 편중된 결과를 가져올 수 있다. sample data에 대한 상자그림을 보면 신장과 체중에 이상값이 존재함을 알 수 있다. 신장에서는 50번째 관측값이 이상값이다. 체중에서는 7개 정도의 이상값이 존재하며, 11, 44, 124, 214, 297, 458번째 관측값이 이상값이다. 48번째 관측값은 이상값 중에서도 극이상값을 뜻한다. 일반적인 이상값은 사분위수 범위의 1.5배 바깥에 존재하는 관측값인 반면에 극이상값은 사분위수 범위와 3배 이상 떨어진 관측값을 말한다.

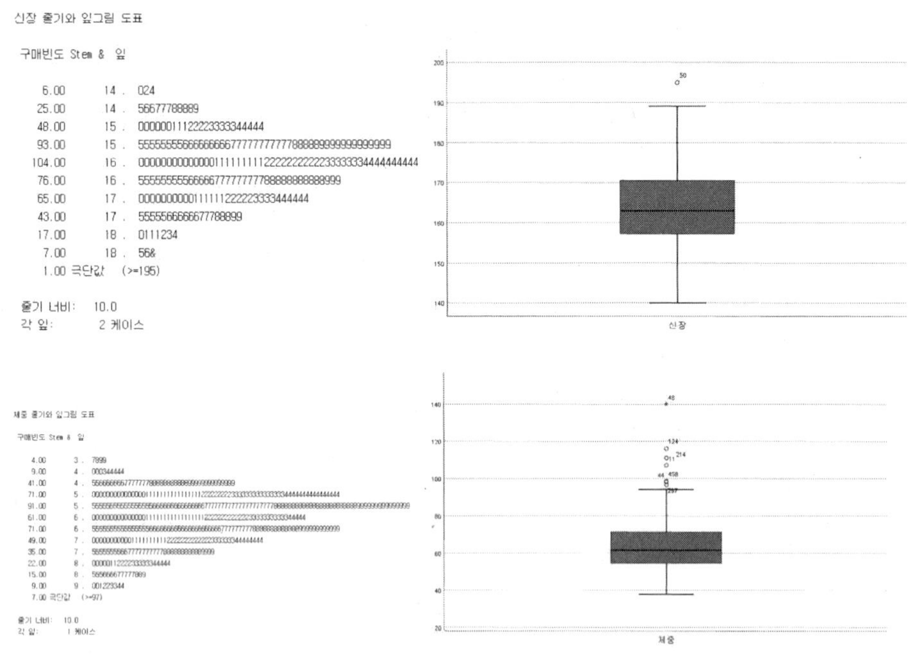

그림 1-11 데이터 그래프 결과

02 통계적 추정과 검정

2.1 정규분포

정규분포(normal distribution)는 충분한 수의 자료가 수집되었을 때, 자료의 값들이 가운데의 평균 주위에 집중되어 있고 종을 엎어 놓은 모양을 가지며 좌우 대칭인 분포로, 양쪽 꼬리가 무한히 긴 분포이다. 모평균이 μ이고 모분산이 σ^2일 때, 이러한 평균과 분산을 갖는 정규분포를 따르는 확률변수 X를 $X \sim N(\mu, \sigma^2)$으로 나타내기도 한다. 정규분포에서는 정규곡선 아래의 전체 면적은 1이고, 평균에 대하여 좌우 대칭이며, 곡선의 양쪽 꼬리가 무한히 길다. 또한 μ와 σ^2의 값에 따라 서로 다른 정규곡선이 만들어진다. 서로 다른 μ와 σ^2을 갖는 정규분포의 **확률밀도함수**(probablity density distribution)는 [그림 2-1]과 같다.

자료에서 어떤 값(X)의 상대적인 위치를 나타내기 위해서는 표준점수(표준값, Z-점수, Z-값이라고도 함)를 이용한다. 표준화는 평균을 0으로 만들고 표준편차가 1이 되도록 자료를 변환하는 것이다. 즉, 표준점수는 $Z = \frac{X-\mu}{\sigma}$와 같이 변환하여 얻으며, $Z \sim N(0, 1)$로 나타낸다. 이러한 정규분포를 **표준정규분포**(standard normal distribution) 또는 Z-**분포**라고 한다.

실제로 자료가 정확히 정규분포를 따르는 경우는 거의 없다. 그렇지만, 일반적으로

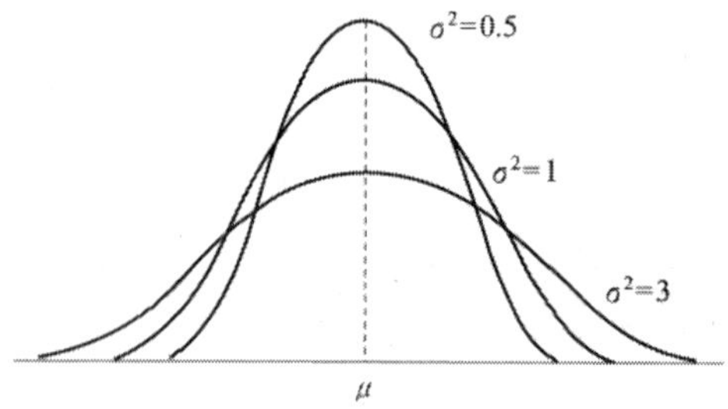

그림 2-1 같은 μ를 갖고 σ^2 = 0.5, 1, 3을 갖는 정규분포의 확률밀도함수(정규곡선)

자료의 수가 30 이상이면($n \geq 30$) 근사적으로 정규분포를 따른다고 가정한다.

우리가 다루는 자료의 모집단이 정규분포를 따르는지 아닌지를 확인하는 것은 매우 중요하다. 그 이유는 뒤에 나오는 대부분의 통계적 분석 방법이 자료의 정규성 가정을 요구하기 때문이다. 정규분포를 확인하는 방법은 다음과 같다.

(1) 가장 간단한 방법은 변동계수(CV)를 $CV = \frac{s}{\bar{x}}$에 의해 구한 후, 그 값이 0.5보다 작으면 정규분포를 따르는 것으로 본다.
(2) 통계 소프트웨어를 이용하여 얻은 정규확률 그림(normal probability plots)이 직선으로 나타나면 정규분포라고 할 수 있다.
(3) 가장 확실한 방법은 통계적 기법을 이용하여 검정하는 것으로, 가장 대표적인 방법은 카이제곱(Chi-square, χ^2) 검정, 콜모고로프-스미르노프(Kolmogorov-Smirnov) 검정(K-S 검정), 샤피로-윌크(Shapiro-Wilk) 검정(S-W 검정) 등이 있다. 이러한 검정은 뒤에 가서 배우기로 한다.

만약 자료의 정규성 가정이 충족되지 않는다면, 적절한 방법으로 자료를 변환한 후 변환된 자료가 정규분포를 따르도록 한다. 가장 흔히 사용하는 방법은 자료의 값에 로그(log)를 취하는 것으로 이를 로그 변환(log transformation)이라고 하며, 이때 사용되는 분포는 로그 정규분포(lognormal distribution)이다. 로그 정규분포는 확률변수의 로그가 정규분포를 따르는 확률변수의 분포이다. 이는 확률변수 X에 대하여 $\ln X$의 평균이 μ이고 표준편차가 σ인 정규분포를 따르며, $\ln X \sim N(\mu, \sigma)$으로 표기한다.

2.2 통계적 추론과 가설검정

통계적 추론에서 가장 많이 사용되는 방법은 관심 모수에 대한 신뢰구간과 가설검정이다. 관심 모수에 대한 통계량의 표본분포에 근거하여 각 방법을 이해할 수 있다. 이 때 사용되는 중요한 통계적 이론이 중심극한정리(central limit theorem)이다. 중심극한정리는 표본의 수가 충분히 크면 모집단의 분포와 상관없이 표본평균의 분포가 정규분포로 근사한다는 내용이다.

신뢰구간(confidence interval)은 관심이 있는 모집단의 모수에 대한 통계량의 표본분포를 이용하여, 어떤 확률로 관심 모수를 포함할 것으로 기대되는 결과치들의 범위를 말한다. 다시 말하면, 무작위로 표본을 여러 번 추출할 때, 특정 비율로 신뢰구간 중에 모집단의 모수(예, 모평균)를 포함하게 된다. 이 비율이 **신뢰수준(신뢰도, confidence level)**으로, 실제 모수를 추정하는 데 몇 퍼센트의 확률로 신뢰구간이 실제 모수를 포함하게 되는가를 나타내는 것이라고 할 수 있다. 따라서 만약 100개의 표본 중 95개가 모평균을 포함한다면 신뢰수준은 95%이다.

통계적 가설검정은 두 가지의 통계적 가설을 세우고, 자료가 어떤 가설을 지지하는지를 밝히는 일련의 과정이다. 통계적 가설검정의 절차를 요약하면 다음과 같다.

1. 통계적 가설 세우기
2. 유의수준 결정
3. 검정통계량 구하기
4. 기각역 또는 p-값 구하기
5. 검정 결과를 바탕으로 원래의 주장에 맞게 결론을 해석하기

통계적 가설검정의 첫 번째 단계는 **귀무가설**(null hypothesis)과 **대립가설**(alternative hypothesis)을 세우는 것이다. 그리고 검정 방법은 대립가설을 어떻게 세우냐에 따라 달라진다. 예를 들어, 대립가설이 “미세먼지에 오래 노출될수록 호흡기 질환의 발생이 증가할 것이다.”, “색깔이 있는 채소를 많이 먹을수록 혈관 질환의 발생이 감소할 것이다.”, “남성은 여성보다 평균 수명이 짧을 것이다.”처럼 가설에 관계의 한 쪽 방향이 포함되면, 모수에 대한 **단측 검정**(one-tailed test)을 한다. 대립가설로 “모평균이 특정 평

균(μ_0)보다 크다." 또는 "모평균이 특정 평균(μ_0)보다 작다."를 생각해 볼 수 있다. 즉,

귀무가설: H_0: $\mu = \mu_0$

대립가설: H_1: $\mu > \mu_0$ 또는 $\mu < \mu_0$

반면에, "도시 사람들과 농촌 사람들의 생활 방식은 다를 것이다."라든가 "소양호와 춘천호의 탁도에는 차이가 있을 것이다."와 같이 모수에 대한 가설에 "같지 않다."라는 부등호가 포함되는 경우처럼, 추정이 특정한 방향을 갖지 않을 때는 **양측 검정**(two- tailed test)을 한다. 즉, 대립가설은 "모평균이 특정 평균(μ_0)과 다르다(같지 않다)."라고 할 수 있다.

귀무가설: H_0: $\mu = \mu_0$

대립가설: H_1: $\mu \neq \mu_0$

$\mu \neq \mu_0$라는 것은 $\mu > \mu_0$이거나 $\mu < \mu_0$을 의미하므로, 크거나 작은 경우를 모두 고려해야 한다.

유의수준(significance level)은 통계적 가설검정에서 귀무가설과 대립가설 중 어떤 것을 선택할지를 결정할 때 기준으로 사용하는 용어이다. 유의수준은 기호 α(알파)로 표기하며, 귀무가설이 참일 때 귀무가설을 기각하는 잘못된 결정을 내리는 제1종 오류를 범할 허용한계이다. 가설검정에서는 유의수준 5%(0.05)가 많이 사용되며, 더 엄격한 검정에서는 유의수준 1%(0.01)를 사용한다. 참고로, 신뢰수준과 유의수준은 각각 귀무가설과 대립가설에 해당하는 함수의 넓이를 확률로 표현하는 것으로, 신뢰수준$=1-$유의수준의 관계가 있다. 따라서 유의수준 5%(0.05)에서 양측 검정을 한다면, 이는 신뢰수준 95%에서 신뢰구간을 구하는 것으로 이해할 수 있다.

통계적 가설과 유의수준이 정해지면, 모집단으로부터 표본자료를 얻은 후 표본통계량을 계산한다. 귀무가설 하에서 가정한 모수의 값과 비교하는 통계량을 **검정통계량**(test statistics)이라고 한다. 귀무가설의 기각 여부는 검정통계량의 분포를 바탕으로 **기각역**(rejection region) 방법과 **유의확률**(significance probablity, p-값)을 구하는 방법에 따라 결정한다. 기각역 방법은 검정통계량을 구한 후 **임계치**(critical value)와 비교하는 방법이다. 유의확률을 이용하는 방법은 통계 프로그램에서 결과물로 얻어지

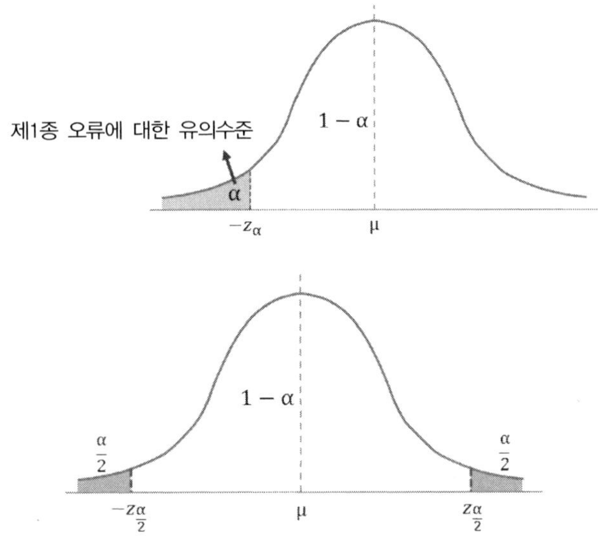

그림 2-2 신뢰수준과 유의수준과의 관계

는 유의확률을 이용하며, 간편하므로 더 널리 사용된다. 검정통계량으로부터 얻는 확률인 p**-값**(p-value)은 주어진 관측 자료에서 귀무가설을 기각하는 최소의 유의수준을 뜻하며, 이 값이 유의수준보다 작으면($p \leq \alpha$) 귀무가설을 기각하고, 유의수준보다 크면($p > \alpha$) 귀무가설을 기각하지 못한다. 여기에서 유의할 점은 귀무가설을 기각하면 대립가설이 참이라는 확실한 증거가 있다는 뜻이고, 귀무가설을 기각하지 않으면 대립가설이 참이라는 증거가 없다는 뜻이지, 귀무가설이 참이라고 하는 의미는 아님에 유의하여야 한다. 반면에, **검정력**(power)은 대립가설이 참인 상황에서 귀무가설을 기각할 확률로, 이는 (1 − 제2종 오류가 발생할 확률)과 같다. 여기에서 제2종 오류는 귀무가설이 참이 아닌데도 귀무가설을 기각하지 않는 결정을 말하며, 이러한 유형의 오류가 발생할 확률을 베타(β)로 나타낸다.

단측 검정에서는 기각역이 표본분포 곡선의 한쪽에서 얻어지지만, 양측 검정에서는 기각역이 곡선의 양쪽 꼬리에서 얻어진다. 따라서 양측 검정에서는 단측 검정에서보다 기각역의 면적이 두 배가 되고, 양측 검정의 p-값 역시 단측 검정에서 구한 p-값보다 두 배가 크다. 따라서 단측 검정보다 양측 검정의 p-값이 크므로, 양측 검정이 귀무가설을 기각하기 더 어렵다고 볼 수 있다.

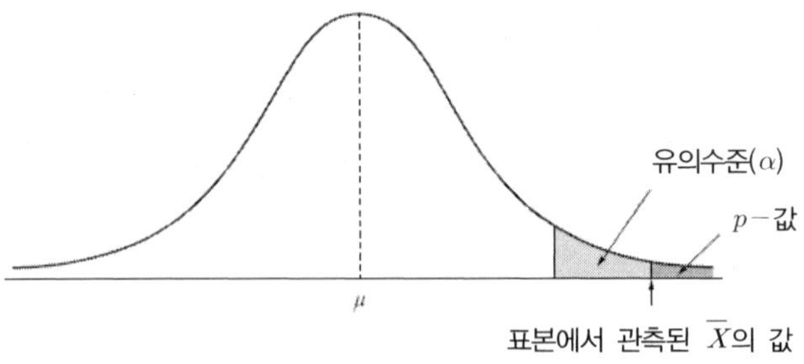

그림 2-3 p-값과 유의수준

2.3 모수적 가설검정

1. 평균 비교

(1) 단일 모집단의 평균 비교(t-검정)

단일 모집단의 평균을 검정하는 방법에서는, 모평균이 미리 알고 있는 상숫값 μ_0와 같은지를 검정한다. 검정하고자 하는 모평균을 μ라고 할 때, 귀무가설과 대립가설은 다음과 같다.

귀무가설 H_0: $\mu = \mu_0$

대립가설 H_1: $\mu \neq \mu_0$ 또는 $\mu > \mu_0$이거나 $\mu < \mu_0$

대립가설이 $\mu \neq \mu_0$인 경우 양측 검정이고, $\mu > \mu_0$ 또는 $\mu < \mu_0$인 경우 단측 검정이다. 모집단의 표준편차를 알지 못하고 표본의 수가 작은 경우(일반적으로 30 미만), 귀무가설이 참이라는 가정하에 통계적 가설을 세운 후, 자료의 표본평균($\overline{X}$)과 표본 표준편차(s)를 구하여 검정통계량(T)을 구한다.

$$T = \frac{\overline{X} - \mu}{s/\sqrt{n}} \sim t(n-1)$$

이 T 값을 Student's t**-검정통계량**이라 하고, **자유도**(degree of freedo, *df*)가 $n-1$

인 t-분포를 따른다. p-값이 유의수준(α)보다 작으면 귀무가설을 기각한다. 또는 유의수준과 검정통계량의 분포를 이용하여 임계치(critical value) t_c를 얻으면, 귀무가설의 기각 여부를 결정할 수 있다. 대립가설이 단측 검정이면 유의수준 α에 대한 임계치를 구하고, 양측 검정이면 유의수준 $\alpha/2$에 대한 임계치를 구한다. 만약 검정통계량이 임계치보다 크면 귀무가설을 기각한다.

(2) 두 모집단의 평균 비교(독립 t-검정)

서로 독립인 두 모집단의 모평균 μ_1과 μ_2가 같은지를 알아보고자 할 때, 두 모평균의 차이 $\mu_1 - \mu_2$에 대한 가설검정을 한다. 두 모집단에서 추출한 표본을 이용하여 독립 t-검정을 수행하며, 검정하고자 하는 귀무가설과 대립가설은 각각 다음과 같다.

귀무가설 H_0: $\mu_1 = \mu_2$

대립가설 H_1: $\mu_1 \neq \mu_2$ 또는 $\mu_1 < \mu_2$이거나 $\mu_1 > \mu_2$

두 모집단의 평균을 비교하는 t-검정은 다음의 가정을 요구한다.

1. 두 모집단에서 추출한 표본들이 서로 독립적이다.
2. 두 모집단은 각각 정규분포를 따른다.
3. 두 모집단의 분산은 같다(등분산).

대부분은 두 모집단의 분포와 분산을 알지 못하므로, 추출한 표본에 대하여 정규성과 등분산성을 검정한다. 이때, 일반적으로 표본의 수가 30 이상이면($n \geq 30$), 중심극한정리를 사용하여 정규분포를 가정하고, 10 미만($n < 10$)이면 비모수 검정을 수행한다. 반면에 10 이상 30 미만($10 \leq n < 30$)인 경우에는 정규성 검정을 실행한다. 그러나 반드시 이를 따라야 하는 것은 아니고, 필요에 따라 표본의 개수가 적어도 정규성 검정을 한다.

정규성 검정의 대표적인 것은 앞에서 언급했던 K-S **검정**이나 S-W **검정**이며, SPSS에서는 이 방법을 제공하고 있다. 정규성 검정에서 귀무가설은 "자료의 분포가 정규분포이다."이다. 등분산성에 대하여는 **Levene의 검정**이나 **Bartlette 검정**을 통해 판단하며, 귀무가설은 "두 모집단의 분산은 같다."이다.

귀무가설하에 검정통계량은

$$T = \frac{\overline{X} - \overline{Y}}{s_p\sqrt{\frac{1}{n_1} + \frac{1}{n_2}}}$$

$$s_p^2 = \frac{(n_1 - 1)s_1^2 + (n_2 - 1)s_2^2}{n_1 + n_2 - 2}$$

이고, 이 검정통계량은 자유도가 $n_1 + n_2 - 2$인 t-분포를 따른다. $\overline{X}$와 $\overline{Y}$는 각 표본평균, s_1^2과 s_2^2는 각 표본분산을 나타내며, s_p^2는 두 모집단의 분산이 같다는 가정 아래 계산되는 공통분산의 합동추정량이다. t-검정의 세 가지 가정이 충족되는 경우, 검정통계량 T는 자유도 $n_1 + n_2 - 2$인 t-분포를 따르며, 이러한 검정통계량의 분포를 이용하여 귀무가설이 참이라는 가정하에 기각역을 구하거나 p-값을 구하여 결론을 내리게 된다.

(3) 두 집단 간의 대응 평균 비교(대응표본 t-검정)

추출한 표본 값들이 서로 짝(pair)을 이루고 있을 때 평균을 비교하는 방법을 **대응표본 t-검정**(paired t-test, **쌍체 검정**)이라고 한다. 이때 짝을 이루고 있는 값들은 조건이나 상황이 비슷하므로 두 표본은 서로 독립적이 아니며, 상관관계가 존재한다. 따라서 모집단은 두 개가 아니라 하나라고 할 수 있다. 케이스 수가 큰 경우($n \geq 30$)에는 모집단의 분포를 고려할 필요 없이 사용할 수 있지만, 케이스 수가 작은 경우($n < 30$)에는 두 변숫값의 차이들의 모집단이 정규분포를 따른다는 가정을 만족하여야 한다. 일반적으로 대응되는 두 변수는 모두 구간 척도이어야 한다.

예를 들어, 새로 개발된 치료제의 효과를 알아보기 위하여 환자들을 두 그룹으로 나누어, 한 그룹에는 기존의 치료제를, 다른 그룹에는 새로운 치료제를 투여했다고 하자. 이 경우 두 그룹의 환자들의 상태나 조건이 매우 다를 경우, 치료제의 차이가 있다고 하더라도 그 차이를 발견하지 못할 수 있다. 이런 경우, 한 환자에게 두 치료제를 교대로 투여하거나 상태나 조건이 비슷한 환자끼리 짝으로 묶은 후, 각 짝에 두 치료제를 임의로 선택하여 투여한다. 이때 각 짝에서 측정되는 값들은 더 이상 독립적이 아니므로 Student의 t-검정을 할 수 없고, 대응표본 t-검정을 시행한다.

대응표본 t-검정에서 자료의 구조는 다음과 같다.

짝	처리 1	처리 2	차이
1	X_1	Y_1	d_1
2	X_1	Y_2	d_2
⋮	⋮	⋮	⋮
n	X_n	Y_n	d_n

이렇게 짝으로 주어진 자료 $(x,\ y)$를 비교하는 대응 비교에서는 두 관측값의 차이

$$d_i = X_i - Y_i,\ i = 1,\ \cdots,\ n$$

을 구한 후, 단일표본처럼 간주하여 검정을 시행한다.

$$\bar{d} = \frac{1}{n}\sum_{i=1}^{n} d_i,\ s_d = \sqrt{\frac{1}{n-1}\sum_{i=1}^{n}(d_i - \bar{d})^2} = \sqrt{\frac{1}{n-1}\left[\sum_{i=1}^{n} d_i^2 - \frac{\left(\sum_{i=1}^{n} d_i\right)^2}{n}\right]}$$

일 때 검정통계량은 귀무가설이 옳다는 가정하에

$$T = \frac{\bar{d}}{s_d/\sqrt{n}}$$

이때 귀무가설은 H_0: $\mu_d = \mu_1 - \mu_2 = 0$이고 대립가설은 H_1: $\mu_d = \mu_1 - \mu_2 \neq 0$이다.

2. 분산분석

분산분석(analysis of variance, ANOVA)은 t-검정에서 두 모집단을 세 개 이상의 모집단으로 확장하여 평균을 비교하는 것이라고 할 수 있다. 이러한 분산분석에서는 표본들의 표본평균 값들이 얼마나 차이가 있는지를 분산 개념을 이용하여 비교한다. 분산분석에는 두 가지의 질문에 대하여 답을 제공한다.

1. "세 개 이상의 모집단의 모평균들은 모두 같은가?"

2. “만약 모평균들이 모두 같지 않다면, 어떤 모평균들 사이에 서로 차이가 있는가?”

라고 할 수 있다. 이를 **다중비교**(multiple comparison 또는 post hoc test)라고 한다. 이러한 분산분석에서 귀무가설과 대립가설은 다음과 같다.

귀무가설 $H_0 : \mu_1 = \mu_2 = \cdots = \mu_m$ (세 개 이상의 모평균이 모두 같다.)

대립가설 $H_1 : \mu_1,\ \mu_2,\ \cdots,\ \mu_m$ 중 서로 다른 모평균이 적어도 한 쌍 있다.
또는 세 개 이상의 모평균들이 모두 같지는 않다.

분산분석은 독립 t-검정이 확장된 개념이지만, 분산분석은 여러 개의 범주를 가진 하나 또는 두 개 이상의 요인들의 영향력을 동시에 비교하는 것이 가능하다. 또한 두 개 이상의 요인들에 대한 평균을 비교할 때, 하나의 요인에 따라 다른 요인의 효과가 달라지는 **교호작용**(상호작용, interaction) 효과를 분석하는 것이 가능하다.

분산분석은 독립표본 t-검정과 같이 다음과 같은 기본 가정들을 요구한다.

1. 관측값의 독립성
2. 오차의 정규성
3. 오차의 등분산성

관측값의 독립성은 그래프를 이용하거나 관측값과 예측치의 차이인 잔차(residual)를 이용하여 분석한다. 또한 Durbin-Watson 검정으로도 분석할 수 있다. 정규성은 Kolmologorov-Smirnov 검정(K-S 검정)이나 Shapiro-Wilk 검정(S-W 검정) 등을 이용하여 분석할 수 있으며, 등분산성은 Levene의 검정이나 상자 그림을 통해 분석할 수 있다.

(1) 일원배치 분산분석

일원배치 분산분석(one-way ANOVA)은 하나의 요인(인자, 변이)에 의한 영향을 알아보기 위해, 3개 이상의 처리 방법(수준) 간에 모평균들이 모두 같은지를 검정한다. 3개 이상(m개)의 평균을 비교하기 위한 일원배치 분산분석의 자료 구조는 다음과 같다.

처리	1	2	…	m
자료	y_{11}	y_{21}	…	y_{m1}
	y_{12}	y_{22}	…	y_{m2}
	⋮	⋮	⋮	⋮
	y_{1n_1}	y_{2n_2}	…	y_{mn_m}
평 균	$\overline{y}_{1.}$	$\overline{y}_{2.}$	…	$\overline{y}_{m.}$
자료 수	n_1	n_2	…	n_m

일원배치 분산분석에서 귀무가설과 대립가설은 다음과 같다.

귀무가설 $H_0 : \mu_1 = \mu_2 = \cdots = \mu_m$(세 개 이상의 모평균이 모두 같다.)

대립가설 $H_1 : \mu_1,\ \mu_2,\ \cdots,\ \mu_m$ 중 서로 다른 모평균이 적어도 한 쌍 있다.

또는 세 개 이상의 모평균들이 모두 같지는 않다.

만약 귀무가설이 옳다고 가정하면, 각 집단(처리) 내의 변동(분산)은 집단 간의 변동과 거의 같아져, 모든 모평균 $\mu_1,\ \mu_2,\ \cdots,\ \mu_m$은 전체 평균 μ와 같아질 것이다. 모집단의 평균들이 서로 같지 않게 하려면, 집단 내의 변동이 집단 간의 변동보다 훨씬 작아야 한다. 즉, 집단의 모분산이 같다는 가정하에 얻어진 집단 내 분산의 추정치에 비해, 표본평균들의 분산인 집단 간의 분산이 크면 클수록 모집단의 평균들이 같지 않다는 것을 의미한다. 집단 간의 변동은 처리 평균제곱합($MSTr$)으로 추정하며, 집단 내의 변동은 랜덤 측정 오차에 기인한 것으로 오차 평균제곱합(MSE)으로 추정된다. 이들은 다음과 같은 식으로 계산한다.

$$\text{처리제곱합}(SSTr) = \sum_{i=1}^{m} n_i(\overline{y_{i.}} - \overline{y})^2$$

$$\text{오차제곱합}(SSE) = \sum_{i=1}^{m}\sum_{j=1}^{n_i}(y_{ij} - \overline{y}_{i.})^2$$

$$\text{총제곱합}(SST) = \sum_{i=1}^{m}\sum_{j=1}^{n_i}(y_{ij} - \overline{y})^2$$

$SST = SSTr + SSE$의 관계가 있다.

각 제곱합을 계산하는 데 사용되는 독립적인 정보 또는 측정치의 개수를 자유도라고 한다. 만약 전체 관측값의 수가 n이라고 할 때, 처리제곱합의 자유도는 $m-1$이고, 오차제곱합의 자유도는 $n-m$, 총 제곱합의 자유도는 $n-1$이다.

각 제곱합을 대응되는 자유도로 나누면 평균제곱합을 얻는다. 만약 대립가설이 채택된다면, $MSTr$은 MSE보다 더 클 것이다. 따라서 분산분석의 검정은 두 개의 분산 추정치인 $MSTr$과 MSE를 비교하게 된다. 즉, F 비

$$F = \frac{MSTr}{MSE}$$

을 계산하여 자유도가 $m-1$, $n-m$인 F 임계치와 비교한다. 만약 계산된 F 비가 F 임계치보다 크면 귀무가설은 기각된다. 여기에서 $MSTr = SSTr/(m-1)$이고 $MSE = SSE/(n-m)$이다.

만약 귀무가설이 기각되었다면, 모평균들 중 최소 한 쌍은 서로 다르다는 것을 의미한다. 어떤 모평균들이 서로 다른지를 파악하기 위하여 다중비교를 사용한다. 다중비교는 평균이 같지 않은 모집단을 찾아내 분산분석의 결과를 뒷받침할 수 있는 근거를 제시해 준다. 다중비교는 여러 모집단의 평균들 중 비교하고자 하는 두 개씩을 선택하여 차이가 있는지를 검증하는 것으로, 선택 가능한 모든 쌍을 나눠서 비교할 수 있다.

다중비교에는 여러 가지 방법이 있는데, 어느 한 가지 방법만 사용하기보다는 몇 가지의 다중비교를 실시하는 것을 권한다. 가장 많이 사용되는 몇 가지 다중비교들의 장단점만 간략하게 설명하기로 한다. Bonferroni 방법은 보수적인 편이지만, 네 집단 이상을 비교할 경우에는 추천하지 않는다. 일반적으로 등분산을 가정할 때 가정 널리 사용되는 방법은 **Scheffe**, **Tukey** 및 **Duncan** 방법이다. 반면에, 등분산을 가정할 수 없

표 2-1 분산분석(ANOVA) 표

변동 요인	제곱합(SS)	자유도	평균제곱합(MS)	F 비
처리간	$SSTr$	$m-1$	$MSTr$	
처리내(오차)	SSE	$n-m$	MSE	$F = \frac{MSTr}{MSE}$
총	SST	$n-1$		

는 경우라면 Dunnett T3 방법을 가장 널리 사용한다.

(2) 이원배치 분산분석

이원배치 분산분석(two-way ANOVA)은 일원배치 분산분석과 수학적인 공식은 비슷하다. 일원배치 분산분석에서는 하나의 요인이 하나의 반응변수에 미치는 효과를 알아보는 반면에, 이원배치 분산분석은 두 개의 요인이 하나의 반응변수에 미치는 효과를 보고자 한다. 여기에서는 반복이 없는 이원배치 분산분석, 반복이 있는 이원배치 분산분석, 그리고 반복측정 분산분석으로 구분하여 설명한다.

① 반복이 없는 이원배치 분산분석

분석하고자 하는 자료가 서로 다른 처리들에 대해 단 한 개씩의 관찰값을 얻는 경우를 살펴보자. 한 요인은 **블록**(block)이 되고 다른 요인은 **처리**(treatment)가 된다. 두 요인 간의 교호작용(interaction)이 존재하지 않는 경우, 반복이 없는 이원배치 분산분석을 실시할 수 있다. 이 모형을 **확률화 완전 블록 모형**(randomized complete block design)이라고 한다. 이 경우 블록의 한 수준과 처리의 한 수준의 조합이 단 한 개씩만 존재한다. 여기에서는 b개의 수준을 갖는 블록의 효과가 있는지(블록 간의 차이가 있는지), 그리고 m개의 수준을 갖는 처리에 의한 효과가 있는지(처리 간에 차이가 있는지)를 알아본다. 이 모형의 자료 구조와 분산분석표는 [표 2-2]와 같다.

표 2-2 반복이 없는 이원배치 분산분석의 자료 구조

블록 \ 처리	1	2	…	m	평균
1	y_{11}	y_{12}	…	y_{1m}	$\bar{y}_{1.}$
2	y_{21}	y_{22}	…	y_{2m}	$\bar{y}_{2.}$
⋮	⋮	⋮		⋮	⋮
b	y_{b1}	y_{b2}	…	y_{bm}	$\bar{y}_{b.}$
평균	$\bar{y}_{.1}$	$\bar{y}_{.2}$	…	$\bar{y}_{.m}$	$\bar{y}_{..}$

여기에서,

$$\text{처리제곱합}(SSTr) = b\sum_{i=1}^{m}(\overline{y}_{.i} - \overline{y})^2$$

$$\text{블록제곱합}(SSB) = m\sum_{j=1}^{b}(\overline{y}_{j.} - \overline{y})^2$$

$$\text{오차제곱합}(SSE) = \sum_{i=1}^{m}\sum_{j=1}^{b}(y_{ij} - \overline{y}_{.i} - \overline{y}_{j.} + \overline{y})^2$$

이며 $SST = SSTr + SSB + SSE$를 만족한다.

각 효과에 대한 통계적 가설은 다음과 같다.

- 블록에 대한 효과

  귀무가설 1: 블록 간에는 유의한 차이가 없다.

  대립가설 1: 적어도 한 쌍은 다르다.
- 처리에 대한 효과

  귀무가설 2: 처리 간에는 유의한 차이가 없다.

  대립가설 2: 적어도 한 쌍은 다르다.

② 반복이 있는 이원배치 분산분석

반복이 없는 이원배치 분산분석과는 달리 서로 다른 요인(처리)들에 대해 하나씩의 관찰값을 얻는 경우가 아니라 2개 이상의 관찰값을 얻을 수 있는 경우를 반복이 있는 이원배치 분산분석이라고 한다. 즉, 두 개의 요인들의 조합에 대한 관찰값이 두 개 이상으로 구성된 경우이다. 이런 때에는 두 요인에 대해 모두 **주효과**(main effect)를 살펴볼 수 있으며, 두 개의 요인들의 수준들의 조합으로부터 발생할 수 있는 효과인 교호작용도 살펴볼 수 있다. 교호작용은 두 개 이상의 요인들이 서로 연관성을 가지면서 동시에 평균의 차이에 영향을 미치는 효과를 말한다.

따라서 이원배치 분산분석에서는 주효과 및 교호작용의 유의성까지 고려한다. 두 요인의 수준 간에 대한 조합에는 2개 이상의 반복 측정치가 요구되며, 모든 조합의 반복 수(n)는 같아야 한다. 이 모형의 자료 구조와 분산분석표는 각각 [표 2-3], [표 2-4]

와 같다.

표 2-3 반복이 있는 이원배치 분산분석의 자료 구조

요인 A \ 요인 B	1	2	…	b	평 균
1	y_{111}	y_{121}	…	y_{1b1}	$\bar{y}_{1..}$
	y_{112}	y_{122}	…	y_{1b2}	
			⋮		
	y_{11n}	y_{12n}	…	y_{1bn}	
⋮			⋮		⋮
a	y_{a11}	y_{a21}	…	y_{ab1}	$\bar{y}_{a..}$
	y_{a12}	y_{a22}	…	y_{ab2}	
			⋮		
	y_{a1n}	y_{a2n}	…	y_{abn}	
평균	$\bar{y}_{.1.}$	$\bar{y}_{.2.}$	…	$\bar{y}_{.a.}$	$\bar{y}_{...}$

표 2-4 반복이 있는 이원배치 분산분석의 분산분석

변동 요인	제곱합(SS)	자유도	평균제곱합(MS)	F-비
처리 A	SSA	$a-1$	$MSA=SSA/(a-1)$	$F=\dfrac{MSA}{MSE}$
처리 B	SSB	$b-1$	$MSB=SSB/(b-1)$	$F=\dfrac{MSB}{MSE}$
교호작용	$SSAB$	$(a-1)(b-1)$	$MSAB=SSAB/(a-1)(b-1)$	$F=\dfrac{MSAB}{MSE}$
오차	SSE	$ab(n-1)$	$MSE=SSE/[ab(n-1)]$	
총	SST	$nab-1$		

여기에서

$$SSA = nb\sum_{i=1}^{a}(\bar{y}_{i..}-\bar{y}_{...})^2,\quad SSB = na\sum_{j=1}^{b}(\bar{y}_{.j.}-\bar{y}_{...})^2$$

$$SSAB = n\sum_{i=1}^{a}\sum_{j=1}^{b}(\overline{y}_{ij.} - \overline{y}_{i..} - \overline{y}_{.j.} + \overline{y})^2, \quad SSE = \sum_{i=1}^{a}\sum_{j=1}^{b}\sum_{k=1}^{n}(y_{ijk} - \overline{y}_{ij.})^2$$

$$SST = \sum_{i=1}^{a}\sum_{j=1}^{b}\sum_{k=1}^{n}(y_{ijk} - \overline{y}_{...})^2 = SSA + SSB + SSAB + SSE$$

만약 결측치가 생겨 반복 수가 같지 않은 경우에는 다원배치 분산분석보다는 대부분의 통계 패키지에서 제공하는 **일반선형모형**(General Linear Models, GLM)을 이용한다. 만약 반복수 $n=1$일 때에는 처리 내의 변동이 없어지므로 오차제곱합 SSE가 0이 되고, 대신 교호작용의 제곱합 $SSAB$을 이용하여 F 비를 계산한다.

반복이 있는 분산분석에서 귀무가설과 대립가설은 다음과 같다.

- 요인 A에 대한 효과
  귀무가설: A의 모든 처리의 평균은 같다.
  대립가설: 적어도 한 쌍은 다르다.
- 요인 B에 대한 효과
  귀무가설: 모든 처리의 평균이 같다.
  대립가설: 적어도 한 쌍은 다르다.
- 교호작용에 대한 효과
  귀무가설: 교호작용이 존재하지 않는다.
  대립가설: 교호작용이 존재한다.

③ 반복측정 분산분석

지금까지 공부한 분산분석은 관찰값들이 서로 독립적이라는 가정하에 모집단의 평균을 비교하였다. 만약 당뇨약의 효과를 알아보기 위해, 환자들을 치료하기 전과 치료 후 2개월, 4개월 및 6개월이 되었을 때마다 환자의 상태를 측정하였다면 어떤 분석을 수행해야 할까? 때로는 처음에 특정한 처치를 한 후, 여러 시점에서 결과변수를 측정하여 변화를 보려고 할 것이다.

이처럼 같은 개체를 대상으로 여러 시점에서 측정하는 것을 반복측정이라고 하고, 여기에서 얻어진 자료를 **반복측정 자료**라고 한다. 반복측정 분산분석은 개체 자신이 대조군이 될 수 있으므로, 추가로 대조군을 설정할 필요가 없다. 또한 서로 독립적인 대조군과 실험군을 비교하는 연구에서는 두 군이 이질적이라는 문제가 있는 반면에, 반복측정 분산분석에서는 같은 개체에 대해 특정 처리의 효과를 보려고 하므로 개체 간의 변동이 클지라도 개체 내의 작은 변동을 분석할 수 있다. 그리고 대응표본 t-검정과 같이 처리 전후만 비교하는 것이 아니라, 각 개체 내에서 처리 후의 시간이 지남에 따른 변화도 측정할 수 있다는 장점을 갖고 있다. 결측치가 있는 개체는 분석에서 제외한다. 자세한 내용은 뒷장에서 설명하기로 한다.

3. 비율에 대한 가설검정(카이제곱 검정)

환경보건 연구에서는 범주형 자료를 접하는 경우가 많다. 예를 들어, 질환의 유무(O/X), 치료에 대한 반응(완치/부분 반응/무반응), 질환의 중증도(경증/중등도/중증) 등을 들 수 있다. 때로는 연속형 자료도 범주형 자료로 변환하여 분석하기도 한다. 예를 들어, 혈압약의 효과를 평가하기 위하여 몇 %의 환자에게서 혈압이 정상화되었는지를 관찰하는 것이 임상적으로 더 의미를 갖기도 한다. 이러한 범주형 자료에 대해서는 평균을 계산할 수 없고, 분산분석이나 회귀분석을 적용할 수 없으며, **카이제곱**(Chi-square, χ^2) **검정**을 통해 분석한다.

카이제곱 검정은 두 명목형 변수의 관측값을 **분할표**(contingency table)로 나타내는 경우 두 변수가 독립인지를 검정하기 위하여 쓰인다. 만약 독립이 아니라면, 두 변수의 연관성의 측도로 사용할 수 있다. 특히, 두 범주형 변수 X_1과 X_2의 관계를 알아보기 위하여 두 변수에 대한 자료를 행렬 형식으로 표현한다. 각각의 변수는 행과 열로 나타내며, 행렬의 각 셀에는 각 변수의 범주에 속하는 관측 도수가 기록된다([표 2-5]).

표 2-5 카이제곱 검정의 자료 구조의 예

X_2(2개의 범주)	X_1(3개의 범주)			
	1	2	3	합
1	n_{11}	n_{12}	n_{13}	$n_{1.}$
2	n_{21}	n_{22}	n_{23}	$n_{2.}$
합	$n_{.1}$	$n_{.2}$	$n_{.3}$	$N=n_{..}$

카이제곱 검정 방법 중에서도 **독립성 검정**(test of independence)과 **적합도 검정**(goodness of fit test)이 가장 널리 사용되며, 모든 카이제곱 검정은 가정으로 '랜덤 표본'과 '각 자료의 독립성'을 요구한다. 카이제곱 검정은 다른 검정 방법보다 상대적으로 검정력이 약한 방법이기 때문에, 다소 큰 표본 크기를 요구한다. 일반적으로 카이제곱 검정을 사용하기 위해서는 다음의 조건을 충족하여야 좀 더 정확한 결과를 얻는 것으로 알려져 있다.

1) 각 셀의 모든 기대도수는 1보다 커야 한다.
2) 5보다 작은 기대도수를 갖는 셀이 전체의 20%를 넘지 않아야 한다.

이 조건들은 확인하기 매우 쉽다. 만약 각 셀의 기대도수가 너무 작은 경우, 카이제곱 검정의 근사가 적절치 않으므로 **피셔의 정확검정**(Fisher's exact test)을 사용한다. 따라서 SPSS를 실행하여 교차분석을 시행할 경우, 기대빈도를 아직 모른다면 카이제곱 검정과 피셔의 정확검정을 함께 시행하는 것이 좋다.

(1) 독립성 검정

독립성 검정은 분류기준, 즉 요인이 둘, 즉 범주형 변수가 2개인 경우, 두 변수 사이에 연관성이 있는지를 검정하는 방법으로 분할표를 이용한 카이제곱 검정을 사용한다. 두 변수를 A와 B라고 할 때, 분할표는 [표 2-6]과 같은 구조를 갖는다.

표 2-6 독립성 검정의 분할표

요인 B / 요인 A	B_1	B_2	$\cdots$	B_c	계
A_1	n_{11}	n_{12}	$\cdots$	n_{1c}	$n_{1.}$
A_2	n_{21}	n_{22}	$\cdots$	n_{2c}	$n_{2.}$
$\vdots$	$\vdots$	$\vdots$	$\vdots$	$\vdots$	$\vdots$
A_r	n_{r1}	n_{r2}	$\cdots$	n_{rc}	$n_{r.}$
계	$n_{.1}$	$n_{.2}$	$\cdots$	$n_{.c}$	n

귀무가설과 대립가설은 각각 다음과 같다.

귀무가설 H_0: 두 변수는 독립적이다(연관성이 없다).

대립가설 H_1: 두 변수는 독립적이 아니다(연관성이 있다).

귀무가설을 검정하기 위한 검정통계량 χ^2은 각 셀에서의 관측값 n_{ij}와 귀무가설 하에 계산된 기대도수 E_{ij}를 비교하여 얻을 수 있다. 즉,

$$\chi^2 = \sum \frac{(\text{관측빈도} - \text{기대빈도})^2}{\text{기대빈도}} = \sum_{i=1}^{l}\sum_{j=1}^{k} \frac{(n_{ij} - E_{ij})^2}{E_{ij}} \sim \chi^2_{(l-1)(k-1)}$$

자료가 분할표로 되어 있는 경우와 케이스별로 되어 있는 경우를 구분하여 SPSS를 설명할 필요가 있다. 전자의 경우에는 가중값을 '도수' 변수에 부여하여야 한다. 카이제곱검정의 기준이 충족되지 않는 경우 피셔의 정확검정을 수행한다.

(2) 적합도 검정

적합도는 실험 또는 관찰을 통해 얻은 결과가 이론적인 결과(기댓값)와 얼마나 잘 일치하는지를 나타내는 정도이고, 적합도 검정은 관측값들이 어떤 이론적인 분포를 따르는지를 검정하는 것이라고 할 수 있다. 다시 말하면, 어떤 조건에서 기대 빈도에 관측 빈도가 얼마나 잘 적합한가를 알아보는 것이라고 할 수 있다. 일반적으로 분류기준이 하나인 경우, 분류 항목이 3개 이상인 범주형 자료가 어떠한 분포를 따르는지를 검정하는 것이라고 할 수 있다. 자료의 구조는 [표 2-7]과 같다.

표 2-7 적합도 검정의 구조

범주	범주 1	범주 2	…	범주 k	합
관측 도수	n_1	n_2	…	n_k	n
확률	p_1	p_2	…	p_k	1

귀무가설과 대립가설은 각각 다음과 같다.

귀무가설 H_0: $n_i = n_i p_i (p_i, p_2, \cdots, p_k$의 확률 모형을 따른다.).

대립가설 H_1: $n_i \neq n_i p_i (p_i, p_2, \cdots, p_k$의 확률 모형을 따르지 않는다.).

귀무가설을 검정하는 검정통계량은

$$\chi^2 = \sum_{i=1}^{k} \frac{(n_i - np_i)^2}{np_i} = \sum_{i=1}^{k} \frac{(O_i - E_i)^2}{E_i} \sim \chi^2_{(k-1)}$$

이다.

(3) 동질성 검정

동질성 검정(test of homogeneity)은 모집단을 여러 부분 모집단(subpopulation)으로 분할하였을 때, 부분 모집단들의 분포 형태가 같은지를 검정하는 것으로, 동일성 검정이라고도 한다. 예를 들어, 남녀 통틀어 구성된 모집단을 남자와 여자로 나누었을 때, 남자만으로 구성된 모집단과 여자만으로 구성된 모집단을 부분 모집단이라고 할 수 있다. 동질성 검정의 자료 구조는 독립성 검정의 자료 구조와 사실상 같으며, 총도수 n뿐만 아니라 각 부분 모집단에서의 표본의 크기 $S_i (i = 1, 2, \cdots, r)$ 들이 고정되어 있다. 동질성 검정을 위한 자료의 구조는 [표 2-8]과 같다.

동질성 검정은 어떤 하나의 실험 대상이 범주 B_i에 속할 확률이 어떤 부분 모집단에 대해서도 같은지를 검정하며, 가설은 다음과 같다.

표 2-8 동질성 검정을 위한 자료의 구조

요인 / 부분 모집단	B_1	B_2	$\cdots$	B_c	계
A_1	n_{11}	n_{12}	$\cdots$	n_{1c}	S_1
A_2	n_{21}	n_{22}	$\cdots$	n_{2c}	S_2
$\vdots$	$\vdots$	$\vdots$	$\vdots$	$\vdots$	$\vdots$
A_r	n_{r1}	n_{r2}	$\cdots$	n_{rc}	S_r
계	$n_{\cdot 1}$	$n_{\cdot 2}$	$\cdots$	$n_{\cdot c}$	n

귀무가설 H_0: $p_{1j} = p_{2j} = \dots = p_{rj} \quad (j = 1\ to\ c)$

(요인에 따라 부분 모집단의 비율이 같다.)

대립가설 H_1: 비율이 같지 않다.

이때 사용하는 검정통계량은 다음과 같다.

$$\chi^2 = \sum_{i=1}^{r}\sum_{j=1}^{c}\frac{(O_i - \widehat{E}_i)^2}{\widehat{E}_i} = \sum_{i=1}^{r}\sum_{j=1}^{c}\frac{(N_{ij} - S_i\widehat{p_{1j}})^2}{S_i\widehat{p_{1j}}} \sim \chi^2((r-1)(c-1))$$

(4) 선형 대 선형 결합

2×k 분할표에서 독립변수가 세 가지 이상의 범주로 구분된 순위척도인 경우, 독립변수의 순위가 증가함에 따라 종속변수의 비율이 증가 또는 감소하는 경향을 나타내는지를 분석하는 것이 가능하다. 이런 범주형 자료에 대한 경향 분석에는 score test for trend 또는 Cochran-Armitage test가 사용되는데, SPSS에서는 지원되지 않으므로 선형 대 선형 결합(linear by linear association) 방법을 통해 근사적으로 분석할 수 있다. 이때 사용하는 가설은 다음과 같다.

귀무가설 H_0: 독립변수(순위형 변수)에 상관없이 종속변수의 비율은 일정하다.

대립가설 H_1: 독립변수(순위형 변수)에 상관없이 종속변수의 비율은 일정하지 않다.

선형 대 선형 결합은 카이제곱분포를 이용하지 않으므로 교차분석에서처럼 기대빈도가 5 미만인 셀이 20% 이하이어야 하는 제약이 없다.

2.4 SPSS 예제 실습

통계분석은 일반적으로 가설검정을 분석하기 위한 통계 방법이기 때문에 분석하기 전에 정확하게 가설을 세우고, 가설에 맞는 분석 방법과 각 분석 방법의 차이점을 알아두는 것이 좋다.

1. t-검정

(1) 단일표본 t-검정

단일표본에서 측정한 평균값이 특정값과 차이가 있는지를 검정할 때 사용하는 분석 방법이다. 이때 특정값은 이미 알려져 있거나 검정할 때 기준이 되는 값이다. 단일표본 t-검정은 '분석' → '평균 비교' → '일표본 T 검정'을 실행한다. sample data에서 다음과 같은 가설처럼 485명의 신장이 평균 150 cm인지를 검정하고자 한다.

H_0: 485명의 신장의 평균이 150 cm이다($\mu = 150$).

H_1: 485명의 신장의 평균이 150 cm가 아니다($\mu \neq 150$).

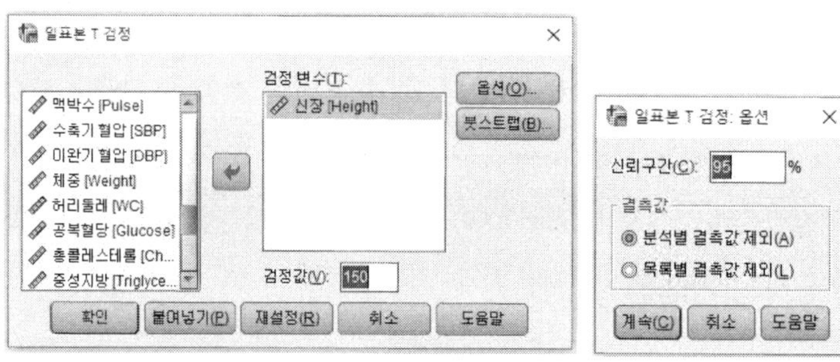

그림 2-4 일표본 t-검정 실행과 대화상자

일표본 t-검정을 실행하고 나타난 대화상자에서 검정값에 기준이 되는 값을 넣어서 t-검정을 실시한다([그림 2-4]). 검정변수에 검정하려고 하는 변수를 넣은 후에 '옵션'을 체크한 후 신뢰구간을 설정한다. 검정값에 150을 입력하여 분석한 결과는 [그림 2-5]와 같다.

대화상자에서 체크한 것들을 토대로 분석한 결과는 [그림 2-5]와 같다. 유의수준에 따라서 옵션의 백분율을 수정하면 된다. 이때 신장의 평균이 150 cm와 차이가 있는지를 검정한 결과, 유의확률이 0.000으로 유의수준 0.05보다 작으므로 평균과 차이가 있으며, 485명의 평균 신장이 평균치 이상임을 나타내고 있다.

t-검정에서 비교하고자 하는 두 집단의 관측값이 서로 다른 개체에서 독립적으로 얻어진 경우, 한 집단의 관측값이 다른 집단의 관측값에 영향을 주지 않아야 하는데,

일표본 통계량

	N	평균	표준화 편차	표준오차 평균
신장	485	163.945	9.4884	.4308

일표본 검정

	검정값 = 150					
					차이의 95% 신뢰구간	
	t	자유도	유의확률 (양측)	평균차이	하한	상한
신장	32.367	484	.000	13.9454	13.099	14.792

그림 2-5 일표본 t-검정 결과

이를 자료의 독립성이 보장되어야 한다고 한다. 또한 t-검정을 실행하기 전에 항상 두 가지에 대하여 체크해야 할 가정이 있는데, 이는 정규성과 등분산성이다. 정규성은 추출된 표본이 정규분포를 따르는 것을 증명해야 하는 것으로 중요한 가정이다.

정규성을 검정하는 방법으로는 '분석' → '기술통계' → '데이터 탐색'을 실행하고 옵션 중 '도표'를 클릭하여 '검정과 함께 정규성 도표'를 체크하면 정규성 유무를 검정해 준다. 그렇지만 입력된 데이터의 수가 30개 이상일 경우에는 중심극한정리로 인하여 대체로 정규분포를 따르나, 정확한 검정을 위해서는 정규성 검정을 하는 것이 좋다([그림 2-6]).

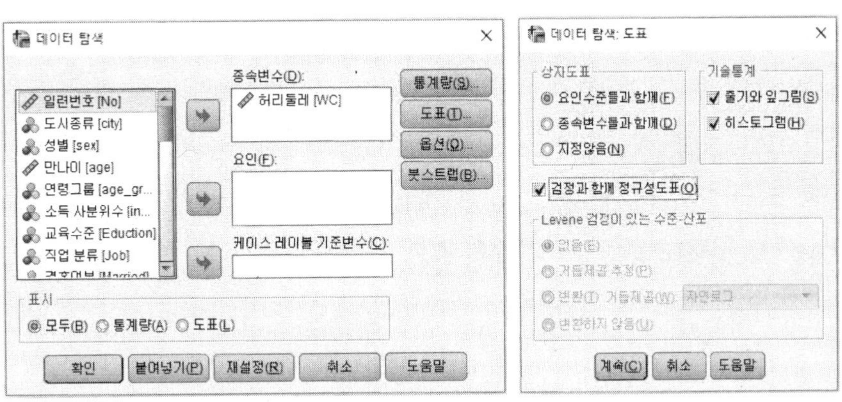

그림 2-6 데이터 탐색에서의 정규성 검정 대화상자 및 결과

t-검정을 위한 등분산성은 두 집단의 분산이 같음을 가정하는 것이다. 등분산성은 분석을 통해 출력 결과가 나오므로 굳이 옵션을 체크할 필요는 없다. 다만 표본이 30개 미만인 경우는 정규성을 검정하고, 정규성을 만족하지 않는 경우에는 비모수적 방법을 사용하여 분석하는 것이 좋다.

데이터에 대한 정규성을 보기 위해서 탐색의 도표 옵션에서 '검정과 함께 정규성 도표'를 체크하면 정규성 검정을 실행한다. 정규성 검정에 대한 가설은 귀무가설(H_0)은 "자료는 정규성이다."이다. Kolmogorov-Smirnov나 Shapiro-Wilks 방법 두 개 중 하나를 만족하면 자료의 정규성을 말한다. 본 예제 데이터에서는 허리둘레에 대한 정규성 검정을 한 결과 Kolmogorov- Smirnov 검정 결과에서 유의확률이 유의수준이 0.05보다 크므로 자료의 정규성을 만족한다([그림 2-7]).

정규성 검정

	Kolmogorov-Smirnov[a]			Shapiro-Wilk		
	통계	자유도	CTT 유의확률	통계	자유도	CTT 유의확률
허리둘레	.034	485	.200*	.986	485	.000

*. 이것은 참 유의성의 하한입니다.

a. Lilliefors 유의확률 수정

그림 2-7 데이터 탐색에서의 정규성 검정 결과

(2) 독립표본 t–검정

표본의 수가 30 이상이면서 정규성을 만족하는 데이터에 대해 두 개 이상의 집단에서 평균의 차이가 있는지 알아보기 위해 독립표본 t-검정을 알아보도록 하자. 독립표본 t-검정을 위해 '분석' → '평균비교' → '독립표본 T-검정'을 실행한다.

sample data에서 성별에 따라 신장과 체중, 허리둘레의 차이가 있는지 알아보고자 독립 t-test를 실행하기 위해서 다음과 같은 가설을 검정하려고 한다.

(1) 신장 H_0: 남녀에 따라 평균 신장에 차이가 없다($\mu_{male} = \mu_{female}$).

H_1: 남녀에 따라 평균 신장에 차이가 있다($\mu_{male} \neq \mu_{female}$).

(2) 체중 H_0: 남녀에 따라 평균 신장에 차이가 없다($\mu_{male} = \mu_{female}$).

H_1: 남녀에 따라 평균 신장에 차이가 있다($\mu_{male} \neq \mu_{female}$).

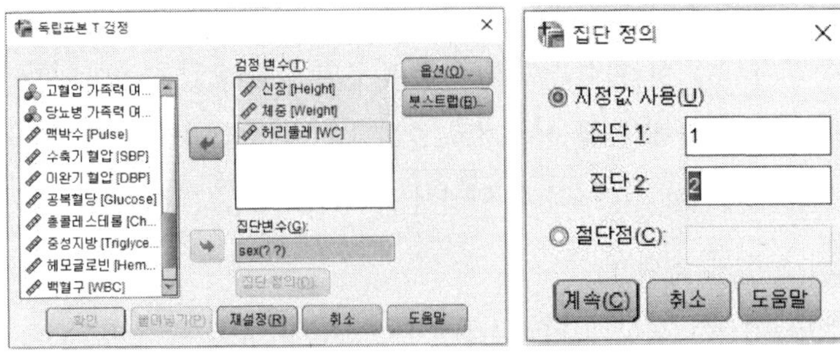

그림 2-8 독립표본 t-검정 실행과 대화상자

(3) 허리둘레 H_0: 남녀에 따라 평균 신장에 차이가 없다($\mu_{male} = \mu_{female}$).

H_1: 남녀에 따라 평균 신장에 차이가 있다($\mu_{male} \neq \mu_{female}$).

대화상자에서 분석하고자 하는 변수를 검정변수로 놓고, 집단변수인 독립변수의 범위를 지정해 준다. 집단변수의 범위를 지정할 때, 두 개의 집단에 대한 분석 방법으로 범위는 1과 2이므로 범위를 지정하고, '계속'과 '확인'을 누르면 결과가 출력된다. 변수보기에서 범위를 확인한 뒤에 집단 범위를 지정해주면 된다([그림 2-8]).

독립표본 t-검정을 실행하여 나타난 분석 결과는 [그림 2-9]와 같다. 이때에도 앞에서

집단통계량

	성별	N	평균	표준화 편차	표준오차 평균
신장	남자	205	172.083	6.7901	.4742
	여자	280	157.987	6.1789	.3693
체중	남자	205	73.039	12.1493	.8485
	여자	280	57.247	8.6648	.5178
허리둘레	남자	205	86.782	9.2217	.6441
	여자	280	77.136	9.0493	.5408

독립표본 검정

		Levene의 등분산 검정		평균의 동일성에 대한 T 검정					차이의 95% 신뢰구간	
		F	유의확률	t	자유도	유의확률 (양측)	평균차이	표준오차 차이	하한	상한
신장	등분산을 가정함	2.132	.145	23.797	483	.000	14.0963	.5924	12.9324	15.2602
	등분산을 가정하지 않음			23.453	414.848	.000	14.0963	.6010	12.9148	15.2778
체중	등분산을 가정함	15.633	.000	16.709	483	.000	15.7919	.9451	13.9349	17.6489
	등분산을 가정하지 않음			15.886	348.858	.000	15.7919	.9941	13.8368	17.7470
허리둘레	등분산을 가정함	.159	.690	11.504	483	.000	9.6467	.8386	7.9991	11.2944
	등분산을 가정하지 않음			11.470	434.967	.000	9.6467	.8410	7.9938	11.2997

그림 2-9 독립표본 t-검정 결과

와 마찬가지로 기술통계량이 출력된다. 분석 결과를 설명하기 전에 Levene의 등분산 검정에 대해 알아보자. 등분산 검정은 서로 다른 집단의 분산이 같은지에 대하여 검정하는 것을 말한다. 즉, 남녀에 대해 분산이 서로 같은지를 사전에 검정하는 것으로 귀무가설(H_0)은 "두 집간의 분산이 같다."이다. 따라서 유의확률이 유의수준 0.05보다 커야 귀무가설을 기각할 수 없게 된다.

본 예제 데이터에서는 신장과 허리둘레에 대한 유의확률이 각각 0.145와 0.690으로 유의수준 0.05보다 크므로 등분산이지만, 체중에 대한 유의확률은 0.000으로 등분산이 되지 않는다. 등분산인 경우에는 '등분산을 가정함'의 결과를 해석하고, 이분산인 경우에는 '등분산을 가정하지 않음'의 결과를 해석하면 된다.

신장과 허리둘레는 '등분산을 가정함'에 대한 유의확률이 0.000으로 유의수준 0.05보다 작으므로 성별에 따라 신장과 허리둘레의 차이가 있다고 할 수 있다. 또한 체중은 '등분산을 가정하지 않음'에 대한 유의확률이 유의수준 0.05보다 작으므로 신장과 허리둘레와 마찬가지로 성별에 따라 체중에 차이가 있다고 할 수 있다.

(3) 대응표본 t-검정

어떤 실험의 영향을 알아보기 위해 한 개체에 실험 전후의 평균 차이를 검정하는 방법이 대응표본 t-검정이다. 독립표본 t-검정과 달리 하나의 모집단으로부터 나온 데이터이므로 등분산성 검정을 할 필요가 없지만, 정규성 가정을 충족해야 한다. 대응표본 t-검정도 모수적 방법과 비모수적 방법이 있다. 정규성을 충족하거나 표본이 30 이상인 데이터에 대한 모수적 방법을 이용한 대응표본 t-검정은 '분석' → '평균 비교' → '대응표본 T-검정'을 실행한다([그림 2-10]).

sample data에서 수축기 혈압과 이완기 혈압을 1차와 2차로 나눠서 측정하였기에 대응표본 t-검정을 실시하였다. 대응표본 t-검정에서는 한 개체를 가지고 두 번 측정한 데이터이기 때문에, 독립표본 t-검정처럼 등분산 검정을 실행할 필요가 없다.

(1) 수축기 혈압　H_0: 1차와 2차의 수축기 혈압의 차이가 없다($\mu_1 = \mu_2$).
　　　　　　　　H_1: 1차와 2차의 수축기 혈압의 차이가 있다($\mu_1 \neq \mu_2$).

(2) 이완기 혈압　H_0: 1차와 2차의 이완기 혈압의 차이가 없다($\mu_1 = \mu_2$).

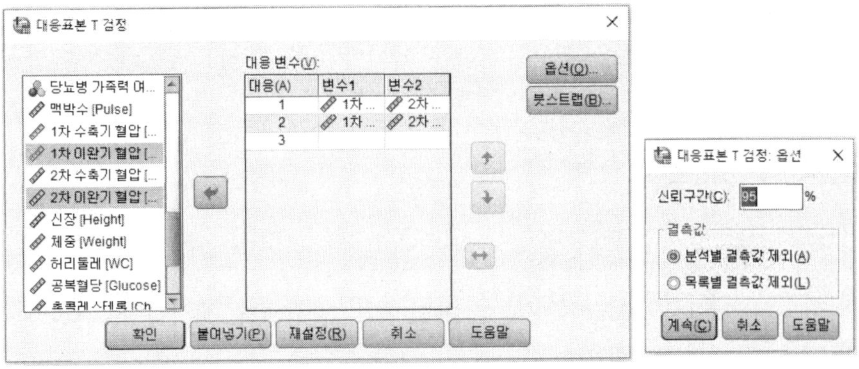

그림 2-10 대응표본 t-검정 실행과 대화상자

H_1: 1차와 2차의 이완기 혈압의 차이가 있다($\mu_1 \neq \mu_2$).

짝을 이루는 두 개의 변수를 찾아서 두 변수 간의 평균 차이를 통하여 실험 영향을 찾을 수 있다. 대응표본 t-검정 대화상자에서 '확인' 버튼을 누르면 결과가 [그림 2-11]과 같이 출력된다. 따라서 1차와 2차 혈압의 차이를 비교한 결과, 유의확률이

대응표본 통계량

		평균	N	표준화 편차	표준오차 평균
대응 1	1차 수축기 혈압	117.64	485	16.170	.734
	2차 수축기 혈압	124.37	485	16.987	.771
대응 2	1차 이완기 혈압	76.26	485	10.352	.470
	2차 이완기 혈압	80.99	485	11.022	.500

대응표본 상관계수

		N	상관관계	유의확률
대응 1	1차 수축기 혈압 & 2차 수축기 혈압	485	-.008	.858
대응 2	1차 이완기 혈압 & 2차 이완기 혈압	485	-.096	.034

대응표본 검정

		대응차					t	자유도	유의확률 (양측)
					차이의 95% 신뢰구간				
		평균	표준화 편차	표준오차 평균	하한	상한			
대응 1	1차 수축기 혈압 - 2차 수축기 혈압	-6.728	23.547	1.069	-8.829	-4.627	-6.292	484	.000
대응 2	1차 이완기 혈압 - 2차 이완기 혈압	-4.738	15.832	.719	-6.151	-3.326	-6.591	484	.000

그림 2-11 대응표본 t-검정 결과

0.000으로 유의수준 0.05보다 작으므로 통계적으로 유의하다는 것을 알 수 있다. 즉, 1차와 2차의 수축기 혈압과 이완기 혈압의 차이가 있다고 할 수 있다.

2. 일원배치 분산분석

t-검정은 두 개의 집단이 있는 변수에 대한 평균의 비교이지만, 일원배치 분산분석은 세 개 이상의 집단을 비교하는 분석 방법이다. 일원배치 분산분석(ANalysis Of VAriance, ANOVA)도 평균 비교이므로 정규성과 등분산성을 가정해야 한다. 정규성은 데이터 탐색의 옵션을 이용하여 검정해야 하며, 등분산성은 일원배치 분산분석의 옵션 안에 있으므로 나중에 검정이 가능하다. 또한 t-검정과 마찬가지로 정규성이 가정되어야 하므로 모수적 방법과 비모수적 방법 두 가지로 나눌 수 있다. 모수적 방법은 '분석' → '평균 비교' → '일원배치 분산분석'을 이용하여 실행한다.

일원배치 분산분석을 실행하여 나타나는 대화상자에서 요인에 집단의 구분이 되는 범주형 자료로 측정된 변수를 넣고, 종속변수에는 연속형 변수로 측정된 변수 중 요인의 수준에 따른 차이를 검정하고자 하는 변수를 넣는다([그림 2-12]). '옵션'에서 자료에 대한 평균과 표준편차가 나오는 기술통계와 집단의 평균을 비교하기 위해 필요한 기본 가정인 분산의 동질성을 검정하기 위해 '분산의 동질성 검정'을 체크한다.

일원배치 분산분석에서 집단별로 평균의 차이가 있다면, 다중비교(사후분석) 혹은 옵션 대화상자를 이용하여 필요한 출력내용을 정한 후 확인 단추를 누르면 일원배치

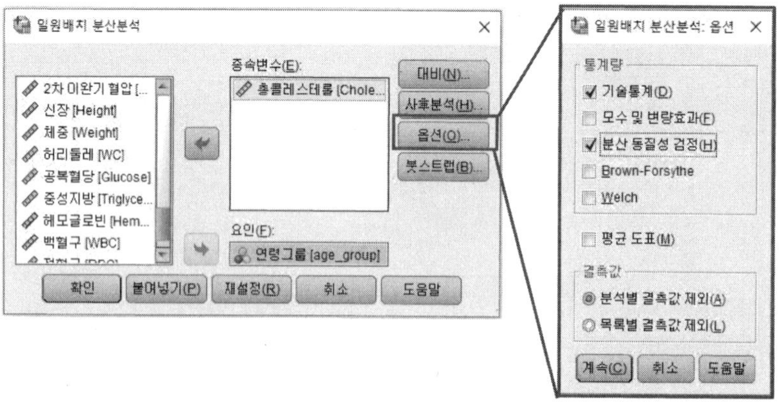

그림 2-12 일원배치 분산분석의 옵션 대화상자

분산분석이 실행된다([그림 2-12]). 세 개 이상의 집단 간 평균치에서 차이가 나는가에 관한 분산분석을 일차로 시행한 결과 유의한 차이가 있다면, 그 이후에는 여러 개의 집단 중 어떤 집단에서 특히 유의한 차이가 나는지에 대한 의문이 생긴다. 다중비교(사후분석)란 세 가지 집단 이상의 평균치를 분석한 후 각각의 집단에 대하여 다시 통계분석을 추가하는 것을 의미한다. 다중비교(사후분석)는 독립변수별 t-검정을 반복 수행하여 평균 차이가 발생하는 변수들을 분석하며, 가장 많이 사용하는 방법은 Tukey와 Duncan 검정이다. 여러 가지 방법들의 특징에 대해서는 관련 서적이나 도움말 대화상자를 열어 습득하길 바란다. 다중비교(사후분석)는 어느 것이 더 정확한지 알 수 없다. 그러기에 다중비교(사후분석) 중 여러 가지를 선택하여 그 결과들을 보고 서로 비교한 후 해석하는 것이 좋다. 일원배치 분산분석의 대화상자와 옵션을 체크한 후 '계속'과 '확인' 버튼을 클릭하면 [그림 2-13]과 같은 분산분석 결과가 출력된다.

출력 결과에서 집단별 연속변수들의 평균과 표준편차인 기술통계가 출력되며, 분산의 동질성 검정을 통해서 서로 다른 집단의 분산이 같은지를 검정하였다. 앞서 t-검정에서 분산의 동질성에 대하여 설명한 것처럼 유의수준 0.05보다 커야 동질성이 입증된다.

sample data에서는 연령대별로 총콜레스테롤의 평균에 차이가 있는지 알아보고자 하였다.

H_0: 연령대별로 총콜레스테롤의 평균에 차이가 없다.

H_1: 연령대별로 총콜레스테롤의 평균에 차이가 있다.

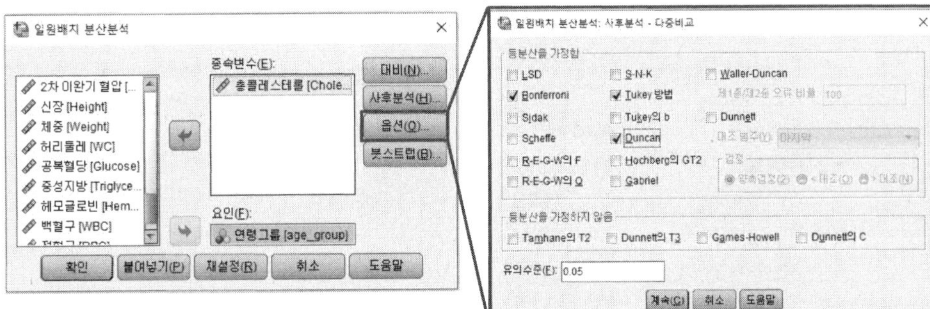

그림 2-13 일원배치 분산분석의 사후분석 대화상자

기술통계

총콜레스테롤

	N	평균	표준화 편차	표준화 오류	평균에 대한 95% 신뢰구간		최소값	최대값
					하한	상한		
20대	57	177.63	33.472	4.433	168.75	186.51	120	302
30대	86	196.78	34.607	3.732	189.36	204.20	124	322
40대	120	197.34	34.954	3.191	191.02	203.66	124	303
50대	111	197.37	36.202	3.436	190.56	204.18	108	299
60대 이상	111	187.95	42.338	4.019	179.99	195.92	98	290
전체	485	192.78	37.293	1.693	189.46	196.11	98	322

그림 2-14 일원배치 분산분석의 기술통계 결과

연령별로 총콜레스테롤의 평균을 비교한 결과가 [그림 2-14]와 같다. 연령 그룹별로 총 콜레스테롤의 평균과 표준편차를 볼 때, 20대에 총 콜레스테롤의 평균이 가장 낮으며, 50대일 때 평균이 가장 높았다.

집단별로 분산의 동질성을 검정한 결과 [그림 2-15]에서 유의확률이 0.108로, 유의수준 0.05보다 크므로 집단별로 분산이 같음을 알 수 있다. 이를 이용하여 연령별로 총 콜레스테롤의 차이를 분석한 결과, 유의확률이 0.003으로 유의수준 0.05보다 작으므로 연령별로 총 콜레스테롤 평균의 차이가 있다고 할 수 있다. 차이가 있으므로 이

분산의 동질성 검정

		Levene 통계량	자유도1	자유도2	유의확률
총콜레스테롤	평균을 기준으로 합니다.	1.909	4	480	.108
	중위수를 기준으로 합니다.	1.934	4	480	.104
	자유도를 수정한 상태에서 중위수를 기준으로 합니다.	1.934	4	467.034	.104
	절삭평균을 기준으로 합니다.	1.939	4	480	.103

ANOVA

총콜레스테롤

	제곱합	자유도	평균제곱	F	유의확률
집단-간	21874.580	4	5468.645	4.031	.003
집단-내	651269.688	480	1356.812		
전체	673144.268	484			

그림 2-15 일원배치 분산분석의 분산의 동질성 검정 및 분석 결과

를 토대로 다중비교(사후분석)를 실시하여 차이가 있는 집단을 찾아보도록 하자.

유의확률이 유의수준 0.05보다 작은 집단 간에는 평균 시험성적이 차이가 있었다. Tukey와 Duncan 모두 같은 결과가 나왔다. 다중비교(사후분석)는 두 집단씩을 뽑아서 평균을 비교하는 방법으로 20대와 60대를 제외한 나머지 연령 그룹 간의 평균 차이가 있었다([그림 2-16]).

3. 이원배치 분산분석 - 반복이 없는 경우

반복이 없는 이원배치 분산분석은 이원배치 분산분석은 모형을 설정하는 것이 중요하다. 이원배치 분산분석은 블록과 처리를 나타내는 요인이 2개이므로, 일원배치 분산분석과는 달리 모형의 형태로 분석해야 한다. 따라서 '분석' → '일반 선형 모형' → '일변량'을 이용하여 실행한다. 지금까지 계속 사용한 sample data에서는 반복이 없는 이원배치 분산분석을 실행할 수 없어, 아래의 예제를 이용하여 분석하였다.

[예제 3-1] 한 연구자가 임의로 성인 8명을 선택한 후 기억 테스트를 실시하였다. 각 성인에게 대조(control)와 세 종류의 처리(카페인, 의약 A, 의약 B)를 한 후, 기억 테스트를 한 결과 [표 2-9]와 같은 점수(10점 만점)를 얻었다. 이로부터 사람과 처리 형태에 따라 기억 능력은 다르다고 할 수 있는가?

다중비교

종속변수: 총콜레스테롤

	(I) 연령그룹	(J) 연령그룹	평균차이(I-J)	표준화 오류	유의확률	95% 신뢰구간 하한	95% 신뢰구간 상한
Tukey HSD	20대	30대	-19.147*	6.291	.021	-36.37	-1.92
		40대	-19.710*	5.925	.008	-35.93	-3.49
		50대	-19.738*	6.002	.010	-36.17	-3.30
		60대 이상	-10.323	6.002	.423	-26.76	6.11
	30대	20대	19.147*	6.291	.021	1.92	36.37
		40대	-.563	5.204	1.000	-14.81	13.69
		50대	-.590	5.292	1.000	-15.08	13.90
		60대 이상	8.824	5.292	.455	-5.67	23.31
	40대	20대	19.710*	5.925	.008	3.49	35.93
		30대	.563	5.204	1.000	-13.69	14.81
		50대	-.028	4.851	1.000	-13.31	13.25
		60대 이상	9.387	4.851	.300	-3.90	22.67
	50대	20대	19.738*	6.002	.010	3.30	36.17
		30대	.590	5.292	1.000	-13.90	15.08
		40대	.028	4.851	1.000	-13.25	13.31
		60대 이상	9.414	4.944	.317	-4.12	22.95
	60대 이상	20대	10.323	6.002	.423	-6.11	26.76
		30대	-8.824	5.292	.455	-23.31	5.67
		40대	-9.387	4.851	.300	-22.67	3.90
		50대	-9.414	4.944	.317	-22.95	4.12

*. 평균차이는 0.05 수준에서 유의합니다.

동질적 부분집합

총콜레스테롤

	연령그룹	N	유의수준 = 0.05에 대한 부분집합 1	유의수준 = 0.05에 대한 부분집합 2
Tukey HSD[a,b]	20대	57	177.63	
	60대 이상	111	187.95	187.95
	30대	86		196.78
	40대	120		197.34
	50대	111		197.37
	유의확률		.329	.426
Duncan[a,b]	20대	57	177.63	
	60대 이상	111	187.95	187.95
	30대	86		196.78
	40대	120		197.34
	50대	111		197.37
	유의확률		.061	.119

동질적 부분집합에 있는 집단에 대한 평균이 표시됩니다.

a. 조화평균 표본크기 90.053을(를) 사용합니다.

b. 집단 크기가 동일하지 않습니다. 집단 크기의 조화평균이 사용됩니다. I 유형 오차 수준은 보장되지 않습니다.

그림 2-16 일원배치 분산분석의 다중비교(사후분석) 결과

표 2-9 반복이 없는 이원배치 분산분석의 데이터

성인 \ 처리	대조	카페인	의약 A	의약 B
1	4	7	9	3
2	5	6	9	4
3	4	5	10	2
4	3	8	7	3
5	6	6	8	4
6	5	5	9	3
7	4	7	8	5
8	3	6	10	3

사람과 처리 형태에 따라 기억 능력이 다른지 알아보고자 반복 없는 이원배치 분산분석을 실행하고자 다음과 같은 가설을 세워서 검정하였다.

(1) 사람 H_0: 사람에 따라 기억 능력이 같다.

H_1: 사람에 따라 기억 능력이 다르다.

(2) 처리 형태 H_0: 처리 형태에 따라 기억 능력이 같다.

H_1: 처리 형태에 따라 기억 능력이 다르다.

이를 토대로 반복이 없는 이원배치 분산분석의 모형을 설정하는 것이 중요하다. 성인과 처리 방법을 주 효과로 넣어 모형을 설정하였다([그림 2-17]).

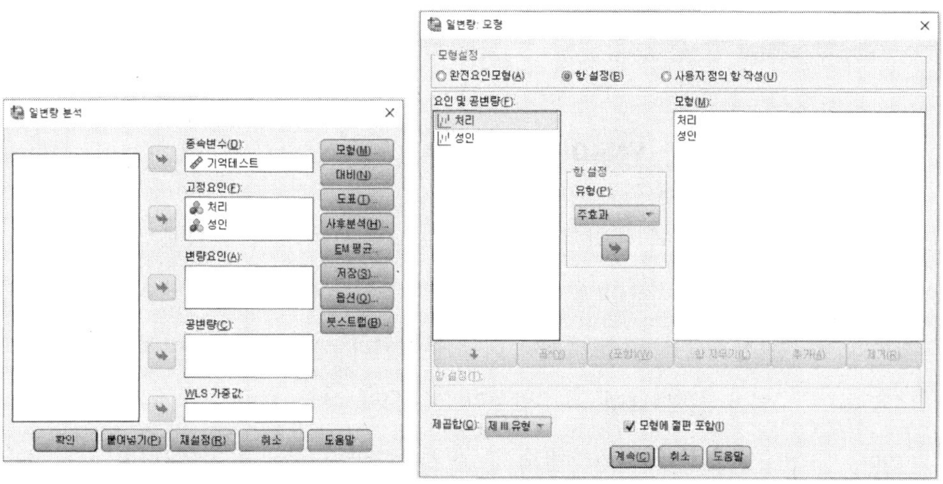

그림 2-17 반복이 없는 이원배치 분산분석의 대화상자

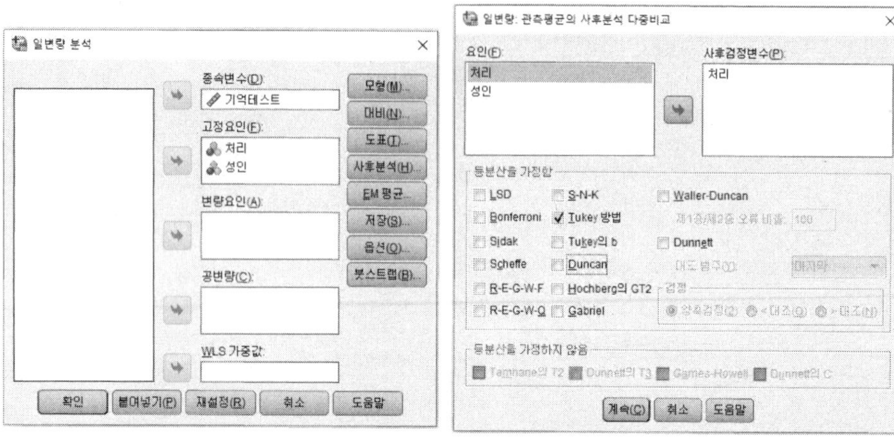

그림 2-18 반복이 없는 이원배치 분산분석의 사후분석

이원배치 분산분석은 일원배치 분산분석의 확장형이므로 요인에 대한 사후분석을 선택할 수 있다. 사후분석은 앞서 본 일원배치 분산분석에서 사용한 Tukey나 Duncan 방법 등 다양한 방법으로 분석할 수 있다([그림 2-18]).

[그림 2-19]에서 사람 간의 차이를 알아본 결과 유의확률이 0.921로 유의수준 0.05보다 크므로 사람에 따라서는 기억 테스트의 점수 평균 차이가 없으나, 처리 방법에 따라서는 유의확률이 0.000으로 유의수준 0.05보다 작다. 즉, 처리 방법에 따른 기억 테스트의 점수가 차이가 있는 것을 알 수 있다. 특히나 처리 방법 간에 차이가 있어, 다중비교(사후분석)를 한 결과 대조군에 비해 카페인 처리나 의약 A에서 기억 테스트의 점수가 더 높고, 반면에 의약 B는 기억 테스트 점수가 낮음을 알 수 있다.

4. 이원배치 분산분석 - 반복이 있는 경우

이원배치 분산분석은 블록과 처리를 나타내는 요인이 2개이므로 일원배치 분산분석과는 달리 모형의 형태로 분석해야 한다. 또한 반복이 있는 이원배치 분산분석의 경우는 두 개의 교호작용(상호작용)을 고려해야 하는 분석이다. 반복이 있는 이원배치 분산분석은 '분석' → '일반 선형 모형' → '일변량'을 이용하여 실행한다.

sample data에서 성별과 연령대별로 총 콜레스테롤의 평균에 차이가 있는지 알아보기 위해 다음의 가설에 대한 이원배치 분산분석을 시행하고자 한다.

개체-간 효과 검정

종속변수: 기억테스트

소스	제 III 유형 제곱합	자유도	평균제곱	F	유의확률
수정된 모형	139.812[a]	10	13.981	11.556	.000
절편	1023.781	1	1023.781	846.225	.000
처리	136.844	3	45.615	37.704	.000
성인	2.969	7	.424	.351	.921
오차	25.406	21	1.210		
전체	1189.000	32			
수정된 합계	165.219	31			

a. R 제곱 = .846 (수정된 R 제곱 = .773)

다중비교

종속변수: 기억테스트

	(I) 처리	(J) 처리	평균차이(I-J)	표준오차	유의확률	95% 신뢰구간 하한	95% 신뢰구간 상한
Tukey HSD	대조	카페인	-2.00*	.550	.008	-3.53	-.47
		의약A	-4.50*	.550	.000	-6.03	-2.97
		의약B	.88	.550	.405	-.66	2.41
	카페인	대조	2.00*	.550	.008	.47	3.53
		의약A	-2.50*	.550	.001	-4.03	-.97
		의약B	2.88*	.550	.000	1.34	4.41
	의약A	대조	4.50*	.550	.000	2.97	6.03
		카페인	2.50*	.550	.001	.97	4.03
		의약B	5.38*	.550	.000	3.84	6.91
	의약B	대조	-.87	.550	.405	-2.41	.66
		카페인	-2.87*	.550	.000	-4.41	-1.34
		의약A	-5.37*	.550	.000	-6.91	-3.84

관측평균을 기준으로 합니다.
오차항은 평균제곱(오차) = 1.210입니다.
*. 평균차이는 .05 수준에서 유의합니다.

그림 2-19 반복이 없는 이원배치 분산분석의 결과

(1) 성별 H_0: 성별에 따라 총 콜레스테롤의 평균이 같다.

H_1: 성별에 따라 총 콜레스테롤의 평균이 다르다.

(2) 연령대 H_0: 연령별에 따라 총 콜레스테롤의 평균이 같다.

H_1: 연령별에 따라 총 콜레스테롤의 평균이 다르다.

(3) 성별과 연령대별 상호작용 H_0: 성별과 연령의 상호작용 효과가 없다.

H_1: 성별과 연령의 상호작용 효과가 있다.

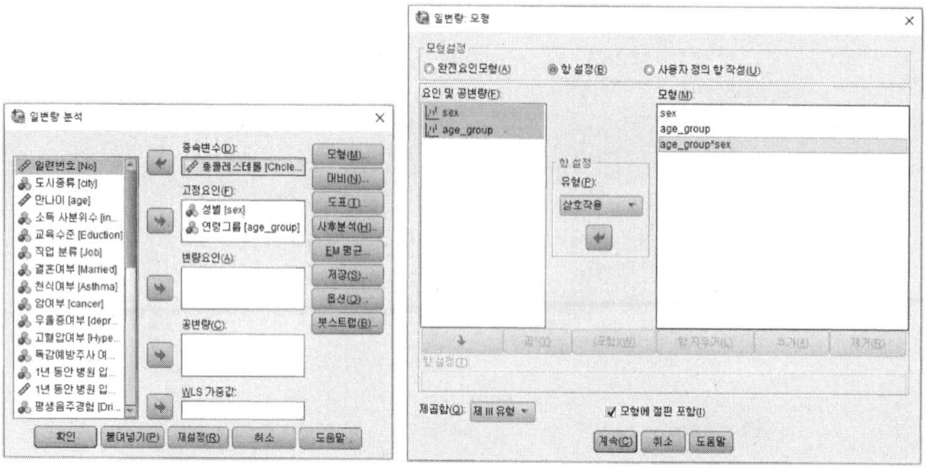

그림 2-20 반복이 있는 이원배치 분산분석의 실행과 대화상자

이원배치 분산분석은 앞서 설명한 대로 모형을 설정하는 것이 중요하다. 모형 옵션에서 각각의 요인에 따른 주효과를 선택하여 모형을 만들고, 성별과 연령에 따른 두 요인 간의 상호작용 효과를 선택하여 모형에 추가한다(그림2-20). 성별과 연령그룹에 따라 총 콜레스테롤의 평균 차이를 비교 분석하고자 한다. 반복이 있는 이원배치 분산분석의 경우는 두 개의 요인의 교호작용부터 살펴보아야 한다. 성별과 연령그룹의 교호작용의 효과가 있다면, 두 개의 요인이 개별적으로 영향을 준다기보다는 종합적으로 반응변수에 영향을 주기 때문에 주효과를 설명할 필요는 없다.

또한 이원배치 분산분석은 일원배치 분산분석의 확장형이므로 요인에 대한 사후분석을 선택할 수 있다([그림 2-21]). 다만 사후분석에서 성별은 2개 집단이므로 사후분석이 되지 않으나, 연령대는 5개 그룹이므로 사후분석이 가능하므로, 사후분석 검정변수에 연령을 지정한 뒤 사후분석 방법을 선택하였다. 또한 이원배치 분산분석도 분산분석의 종류이므로 분산의 동질성을 검정해야 한다. 분산분석에 대한 옵션으로 기술통계와 동질성 검정을 선택하여 분석을 시행하였다.

sample data에서 반복이 있는 이원배치 분산분석의 결과는 우선적으로 두 개의 요인에 따른 기술통계량과 분산의 동질성 검정표가 제시된다. [그림 2-22]처럼 평균을 비교하는 분석이기 때문에, 마찬가지로 등분산성을 검정한 결과 모든 집단에 대해 분산이 같음을 알 수 있다.

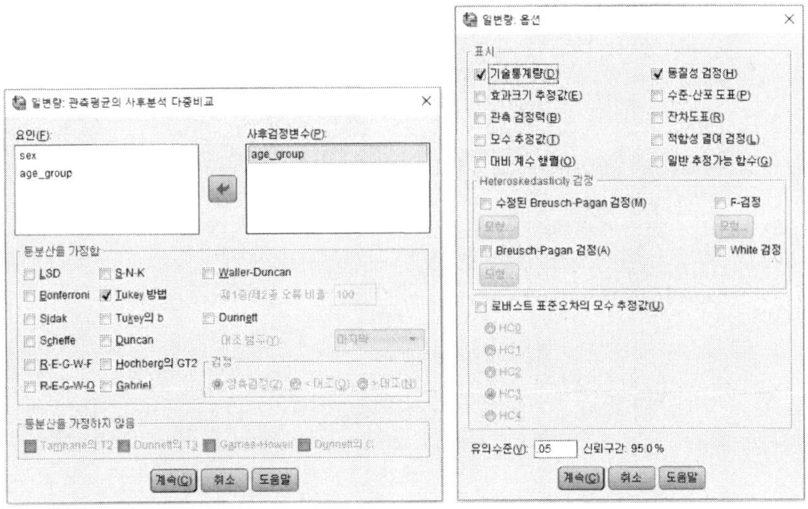

그림 2-21 반복이 있는 이원배치 분산분석의 사후분석 및 옵션

이원배치 분산분석표와 사후분석의 결과는 [그림 2-23]에 나타냈다. 두 요인의 교호작용에 관한 유의확률이 0.497로 유의수준 0.05보다 크므로 통계적으로 유의하지 않다. 이는 성별과 연령그룹 간에 교호작용이 없음을 의미한다. 교호작용이 유의하지 않다면, 각 요인의 주효과를 살펴보면 된다. 성별과 연령그룹 간에 관한 유의확률이 각

기술통계량

종속변수: 총콜레스테롤

성별	연령그룹	평균	표준편차	N
남자	20대	190.42	42.454	19
	30대	199.45	34.160	51
	40대	204.83	35.960	35
	50대	196.68	38.641	63
	60대 이상	195.43	44.403	37
	전체	197.96	38.443	205
여자	20대	171.24	26.323	38
	30대	192.89	35.379	35
	40대	194.26	34.271	85
	50대	198.27	33.108	48
	60대 이상	184.22	41.063	74
	전체	189.00	36.028	280
전체	20대	177.63	33.472	57
	30대	196.78	34.607	86
	40대	197.34	34.954	120
	50대	197.37	36.202	111
	60대 이상	187.95	42.338	111
	전체	192.78	37.293	485

오차 분산의 동일성에 대한 Levene의 검정[a,b]

		Levene 통계량	자유도1	자유도2	유의확률
총콜레스테롤	평균을 기준으로 합니다.	1.272	9	475	.250
	중위수를 기준으로 합니다.	1.167	9	475	.314
	자유도를 수정한 상태에서 중위수를 기준으로 합니다.	1.167	9	434.519	.315
	절삭평균을 기준으로 합니다.	1.249	9	475	.263

여러 집단에서 종속변수의 오차 분산이 동일한 영가설을 검정합니다.

a. 종속변수: 총콜레스테롤

b. Design: 절편 + sex + age_group + sex * age_group

그림 2-22 반복이 있는 이원배치 분산분석의 결과

개체-간 효과 검정

종속변수: 총콜레스테롤

소스	제 III 유형 제곱합	자유도	평균제곱	F	유의확률
수정된 모형	33372.569[a]	9	3708.063	2.753	.004
절편	15185201.77	1	15185201.77	11274.289	.000
sex	8627.123	1	8627.123	6.405	.012
age_group	15263.106	4	3815.777	2.833	.024
sex * age_group	4550.281	4	1137.570	.845	.497
오차	639771.699	475	1346.888		
전체	18698402.00	485			
수정된 합계	673144.268	484			

a. R 제곱 = .050 (수정된 R 제곱 = .032)

다중비교

종속변수: 총콜레스테롤

Tukey HSD

(I) 연령그룹	(J) 연령그룹	평균차이(I-J)	표준오차	유의확률	95% 신뢰구간 하한	95% 신뢰구간 상한
20대	30대	-19.15*	6.268	.020	-36.31	-1.98
	40대	-19.71*	5.904	.008	-35.88	-3.54
	50대	-19.74*	5.980	.009	-36.11	-3.36
	60대 이상	-10.32	5.980	.419	-26.70	6.05
30대	20대	19.15*	6.268	.020	1.98	36.31
	40대	-.56	5.185	1.000	-14.76	13.64
	50대	-.59	5.272	1.000	-15.03	13.85
	60대 이상	8.82	5.272	.451	-5.61	23.26
40대	20대	19.71*	5.904	.008	3.54	35.88
	30대	.56	5.185	1.000	-13.64	14.76
	50대	-.03	4.833	1.000	-13.26	13.21
	60대 이상	9.39	4.833	.296	-3.85	22.62
50대	20대	19.74*	5.980	.009	3.36	36.11
	30대	.59	5.272	1.000	-13.85	15.03
	40대	.03	4.833	1.000	-13.21	13.26
	60대 이상	9.41	4.926	.313	-4.08	22.90
60대 이상	20대	10.32	5.980	.419	-6.05	26.70
	30대	-8.82	5.272	.451	-23.26	5.61
	40대	-9.39	4.833	.296	-22.62	3.85
	50대	-9.41	4.926	.313	-22.90	4.08

관측평균을 기준으로 합니다.
오차항은 평균제곱(오차) = 1346.888입니다.

*. 평균차이는 .05 수준에서 유의합니다.

그림 2-23 반복이 있는 이원배치 분산분석의 사후분석 결과

각 0.012와 0.024으로 유의수준 0.05보다 작으므로 통계적으로 유의한 평균의 차이가 있다고 할 수 있다. 즉, 성별에 따라 총 콜레스테롤의 평균 차이가 있으며, 연령 그룹별에 따라서도 총 콜레스테롤의 평균 차이가 있다고 할 수 있다.

5. 카이제곱 독립성 검정

두 가지 이상의 변수를 교차하여 빈도 및 비율을 구하는 분석 방법은 교차분석이며,

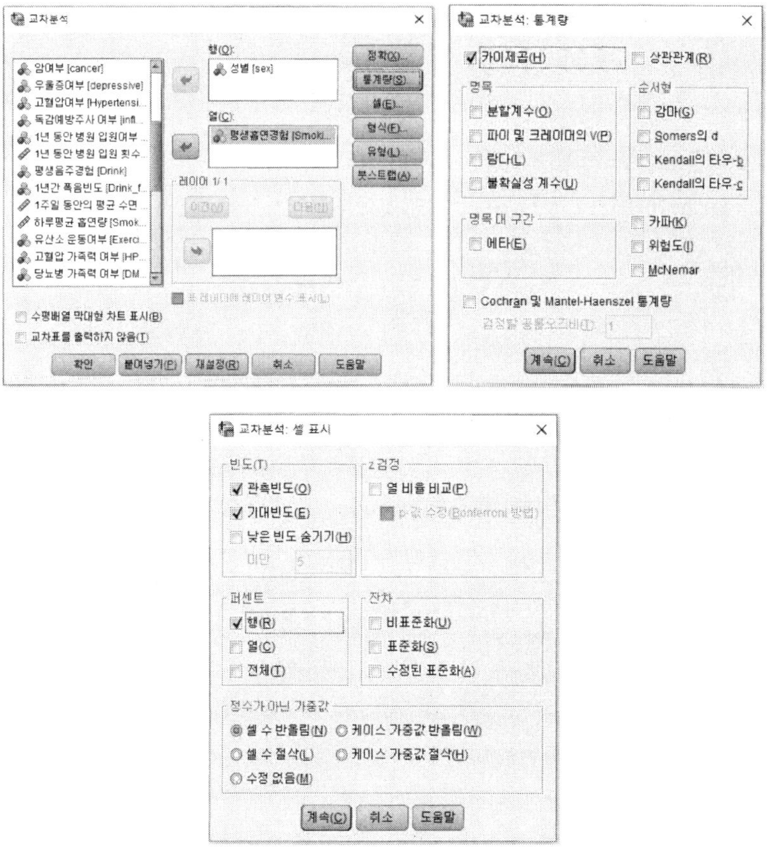

그림 2-24 카이제곱(χ^2) 검정의 실행과 대화상자

두 가지 범주형 변수의 독립성이나 동질성을 검정하는 분석 방법은 카이제곱(χ^2) 검정이다. 교차분석이나 카이제곱(χ^2) 검정은 반드시 두 변수 모두 명목척도이거나 서열척도이어야 한다. 카이제곱(χ^2) 검정은 '분석'→'기술통계'→'교차분석'을 시행하면 대화상자가 나타난다([그림 2-24]). 카이제곱 검정에 대한 가설은 다음과 같다.

H_0: 두 변수는 연관성이 없다.

H_1: 두 변수의 연관성이 있다.

sample data에서 성별에 따라 흡연 경험이 연관성 즉 독립인지를 알아보고자 할 때, 교차분석의 옵션 항목은 '통계량', '셀' 및 '형식'이 있다. '형식'은 행이나 열의 보

성별 * 평생흡연경험 교차표

			평생흡연경험			
			현재피움	과거엔 피웠으나, 현재 피우지 않음	평생 피운 적 없음	전체
성별	남자	빈도	81	82	42	205
		기대빈도	41.4	41.4	122.2	205.0
		성별 중 %	39.5%	40.0%	20.5%	100.0%
	여자	빈도	17	16	247	280
		기대빈도	56.6	56.6	166.8	280.0
		성별 중 %	6.1%	5.7%	88.2%	100.0%
전체		빈도	98	98	289	485
		기대빈도	98.0	98.0	289.0	485.0
		성별 중 %	20.2%	20.2%	59.6%	100.0%

카이제곱 검정

	값	자유도	근사 유의확률 (양측검정)
Pearson 카이제곱	225.454[a]	2	.000
우도비	243.463	2	.000
선형 대 선형결합	188.038	1	.000
유효 케이스 수	485		

a. 0 셀 (0.0%)은(는) 5보다 작은 기대 빈도를 가지는 셀입니다. 최소 기대빈도는 41.42입니다.

그림 2-25 카이제곱(χ^2) 검정의 분석 결과

기 문항을 정렬하는 옵션으로 오름차순과 내림차순으로 구별한다. '셀' 옵션에서는 '빈도', '퍼센트'가 있다. '빈도'는 관측빈도와 기대빈도로 구분된다. 관측빈도는 입력된 데이터에서 계산하는 빈도이고, 기대빈도는 귀무가설(H_0)에서 가정된 비율에 따라 계산되는 기대치이다. '퍼센트'는 '행'과 '열', '전체'로 구분되고, 셀 출력 옵션에서 관측빈도와 행 퍼센트를 체크한다. 마지막으로 카이제곱(χ^2) 검정을 실행하기 위해서는 '통계량' 옵션에서 카이제곱을 클릭하면 후 '확인'을 클릭하면 결과가 출력된다.

[그림 2-25]에서 성별과 흡연 경험 보기 문항이 각각 2, 3개이므로 셀의 개수는 2 × 3 = 6이다. 전체적으로 흡연 경험이 없는 경우가 많지만, 여자보다는 남자가 현재 흡연을 하는 경우가 많은 것을 알 수 있다. 이를 토대로 성별과 흡연 경험의 분포 차이를 보기 위해 카이제곱(χ^2) 검정을 실행하였다. 그 결과 유의확률이 0.000으로 유의수준 0.05보다 작으므로 통계적으로 유의한 분포 차이가 있는 것으로 나타났다. 즉,

성별에 따라 흡연 경험의 분포에 차이가 있다.

6. 카이제곱 적합도 검정

적합도 검정은 입력된 데이터가 어떤 이론이나 이론적 분포를 따르고 있는지를 검정하는 분석 방법이다. 적합도 검정은 앞서 본 독립성 검정과 달리 비모수 검정에서 진행된다. '분석'→'비모수 검정'→'레거시 대화상자'→'카이제곱'을 시행하면 대화상자가 나타난다([그림 2-26]). 적합도 검정에 대한 가설은 다음과 같다.

H_0: 기존 이론이 적합하다.

H_1: 기존 이론이 적합하지 않다.

sample data에서 독감 예방주사 접종 비율의 적합도 검정을 시행하였다. 2018년을 기준으로 지역사회 조사에서 독감 예방주사를 접종한 비율이 40% 정도 된다고 하여, 본 예제 데이터에서도 접종 비율이 40%가 되는지 확인하고자, 접종과 비접종의 비율이 2(40%) : 3(60%)을 검정하고자 기댓값에 2와 3을 입력하였다. 이때 검정변수의 보기나 집단 개수에 따라 기댓값을 입력하면 된다.

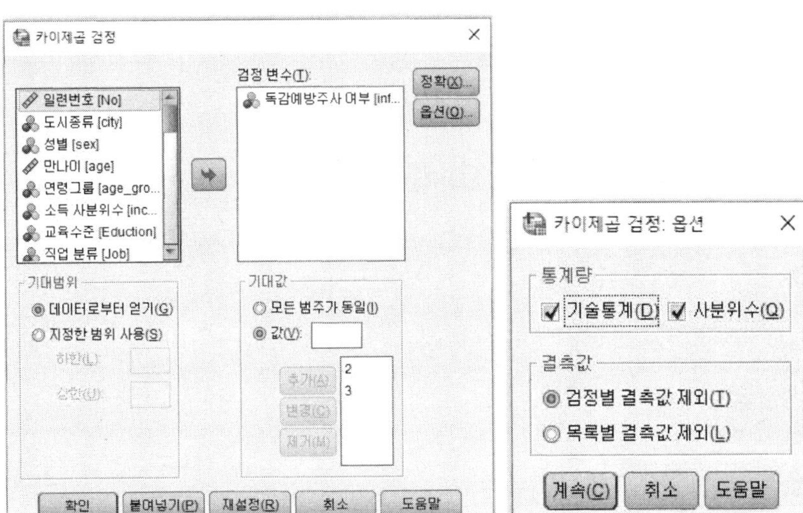

그림 2-26 적합도 검정의 실행과 대화상자

[그림 2-27]의 결과에서 귀무가설(H_0)이 독감 예방주사를 접종한 비율이 40%임을 알아보면 유의확률이 0.853으로 유의수준 0.05보다 크므로 귀무가설(H_0)을 기각할 수 없다. 즉, 2018년 기준으로 지역사회 건강 조사와 마찬가지로 독감 예방주사를 접종한 비율이 40%임을 알 수 있다.

독감예방주사 여부

	관측빈도	기대빈도	잔차
예	192	194.0	-2.0
아니오	293	291.0	2.0
전체	485		

검정 통계량

	독감예방주사 여부
카이제곱	.034[a]
자유도	1
근사 유의확률	.853

a. 0개의 셀 (0.0%)은(는) 5보다 작은 기대빈도를 가집니다. 기대 빈도 셀 값 중 최소값은 194.0입니다.

그림 2-27 적합도 검정의 분석 결과

03 상관분석과 회귀분석

매출액과 광고비 지출 사이의 관계, 신장과 체중 사이의 관계, 수능 성적과 내신 성적 사이의 관계, 나이와 혈압 사이의 관계 등 연구하고자 하는 변수들 사이의 관계, 특히 연속형 변수들 사이의 관계를 분석하는 대표적인 방법으로 **상관분석**(correlation analysis)과 **회귀분석**(regression analysis)이 있다. 동시에 일어나는 반응을 조사한 후, 둘 또는 그 이상의 변수들 사이의 상호 관련성을 파악하는 것이 상관분석이라면, 어떤 변수들 사이의 관계식을 통하여 하나의 변수(종속변수)가 하나 또는 그 이상의 다른 변수들(독립변수)에 의해 얼마만큼 영향을 받는지에 초점을 두는 분석은 회귀분석이다. 이 경우 두 변수 사이의 함수적 관계를 $y=\alpha+\beta x$와 같은 수식을 구해, 독립변수(x)의 값을 가지고 종속변수(y)의 값을 예측하기도 한다.

3.1 상관분석

두 연속형 변수 X와 Y에 대한 관측값 $(x,\ y)$가 짝을 이루고 있을 때, 두 변수 간의 관계를 알고자 하는 첫 번째 단계는 그림을 그리는 것이다. 변수 X를 수평축에 놓고 변수 Y는 수직축에 놓은 후, 각 관측값의 짝을 좌표 위에 표시하여 얻는 그림을 **산점도**(scatter diagram 또는 scatter plot)라고 한다. 산점도를 통하여 두 변수 사이의

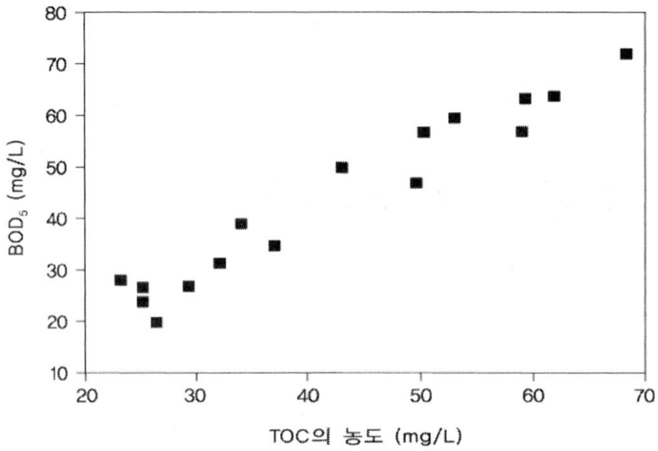

그림 3-1 폐수 중 TOC 농도와 BOD5와의 상관관계를 보여주는 산점도

관계를 대략 파악할 수 있다.

두 변수 X와 Y에 대하여 측정치 $(x_i,\ y_i)$, $i=1,\ \cdots,\ n$을 얻었을 때, 두 변수 사이의 직선 관계를 나타내는 유용한 통계적인 측도는 **피어슨의 상관계수**(Pearson's correlation coefficient) 또는 간단히 상관계수라고 하며, 기호 r(**표본상관계수**)로 나타낸다. 만약 모수에 대한 상관계수를 얻는다면, 이때는 기호 ρ(**모상관계수**)로 나타낸다. 상관계수를 구할 때, 두 변수는 연속형 자료이어야 하고, 적어도 한 개의 변수는 정규성을 갖는다는 것을 가정한다.

상관계수(r)는 변수 X와 변수 Y 사이의 직선 관계의 세기를 나타내는 측도로 아래의 특징을 갖는다.

1. r값은 항상 -1과 $+1$ 사이에 있다.
2. r값의 크기는 직선 관계의 세기를 나타내며, 부호는 방향(direction)을 나타낸다.
   - $r>0$이면 x 값들이 커질수록 y 값들도 커진다.
   - $r<0$이면 x 값들이 커질수록 y 값들은 작아진다.
   - $r=+1$이면 모든 $(x_i,\ y_i)$ 값들은 양의 기울기를 갖고 정확히 직선 위에 놓인다.
   - $r=-1$이면 모든 $(x_i,\ y_i)$ 값들은 음의 기울기를 갖고 정확히 직선 위에 놓인다.
   - r값이 $+1$ 또는 -1에 가까울수록 강한 직선 관계를 나타낸다.
   - r값이 0에 가까울수록 직선의 관계는 더 약하다.

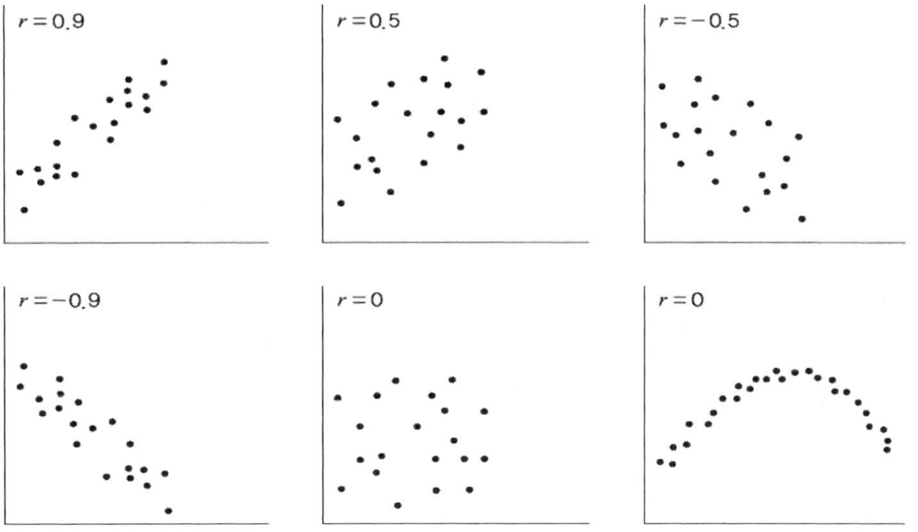

그림 3-2 산점도에 따른 상관계수의 값

[그림 3-2]는 산점도의 모양에 따른 r값을 보여주고 있다.

상관분석에서는 두 변수 사이에 얼마나 밀접한 상관관계가 있는지, 즉 동시적인 변화가 있는지를 검정하며, 둘 중 적어도 한 변수의 자료들은 정규성을 갖는다는 가정을 전제로 한다. 변수가 두 개만 있다면 **단순상관분석**(simple regression analysis)이라고 한다. 만약 표본 수가 적고 정규분포를 가정할 수 없는 연속형 자료들 사이의 관계나 순위척도를 분석에 포함하면 **비모수적 상관분석**(nonparametric correlation analysis)을 사용한다.

상관계수 r의 크기와는 상관없이 상관계수의 값은 통계적으로 유의할 수도 있고, 유의하지 않을 수도 있다. 따라서 관측된 상관계수가 통계적으로 유의한지를 결정하기 위해 검정하는 것이 필요하다. r값만을 제시하고 이 값이 크기 때문에 상관관계가 있다는 결론을 내리는 오류를 범하지 않도록 유의하여야 한다.

모상관계수에 대한 상관분석의 귀무가설과 대립가설은 다음과 같다.

귀무가설 $H_0 : \rho = 0$이다(상관관계가 없다).

대립가설 $H_1 : \rho \neq 0$(양측 검정) 또는 $\rho > 0$이거나 $\rho < 0$(단측 검정)

따라서 양측 검정이든 단측 검정이든 귀무가설이 기각되면 모집단의 상관계수는 유의한 것으로 결론을 내릴 수 있다.

상관분석을 실시하기 위한 검정통계량은 다음과 같으며, 자유도가 $n-2$인 $t-$분포를 따른다.

$$t^* = r\frac{\sqrt{n-2}}{\sqrt{1-r^2}}$$

상관분석 결과는 흔히 상관계수 r과 유의확률 p-값을 포함하여 산점도로 나타낸다. 상관분석 결과를 수식과 직선을 포함하여 그래프로 나타내지 않도록 유의하여야 한다.

3.2 편상관분석

서로 상관관계를 지닌 여러 개의 변수 중에서 특정한 두 개의 변수만을 채택한 후 제3의 교란 요인이 되는 다른 변수들에 의한 영향을 제거(통제)하여 얻어지는 두 변수 사이의 상관계수를 **편상관계수** 또는 **부분상관계수**(partial correlation coefficient)라고 한다. 부분상관계수는 단순상관계수와 마찬가지로 -1에서 1의 값을 취하며 기호도 r을 사용한다.

예를 들어, 혈압과 비만도 사이에 양의 상관관계가 있다고 하자. 이때 혈압은 나이와도 상관관계를 가질 수 있으므로, 실제로 이 세 가지의 변수들은 서로 연관되는 관계를 갖는다. 그러므로 관심 대상의 두 변수를 제외한 나머지 변수들은 모두 동일한 값으로 고정되었다고 가정할 수 있다. 이렇게 두 변수 사이의 순수한 상관성을 확인하는 것이 편상관분석이다. 편상관분석을 하면 영향을 주는 변수를 통제하기 전보다 편상관계수의 값이 작아진다.

변수 X와 Y의 관계에서 변수 Z을 통제한 편상관계수($r_{xy,z}$)를 구하는 식은 다음과 같다.

$$r_{xy,z} = \frac{r_{xy} - r_{xz}r_{yz}}{\sqrt{1-r_{xz}^2}\sqrt{1-r_{yz}^2}}$$

3.3 상관관계와 인과관계

때로는 관측된 상관관계를 인과(원인과 결과)관계(causal relationship)로 오인하여 잘못된 결론에 도달하기도 한다. 상관계수가 크다고 해서 반드시 두 변수 사이에 인과관계가 있다는 것을 의미하지 않는다. 어떤 상황에서 두 변수 내의 관측값이 동시에 변하는 경향이 있지만, 이것이 그들 사이에 직접적인 관계가 있다는 것을 의미하지는 않는다. 다시 말하면, 상관계수 r은 오로지 상관의 정도만을 의미하므로 $r=1$은 X 변수와 Y 변수가 서로 선형관계가 있음을 나타낼 뿐이다.

예를 들어, 어떤 강의 두 지류 A와 B에서의 유량(volumetric flow rate, m^3/s)은 동일한 강우 사상(rainfall event)에 의해 영향을 받는다. 따라서 지점 A에서의 유량이 폭우에 의해 증가할 때, 지점 B에서의 유량도 그 폭우로 인해 동시에 같은 경향으로 증가하게 된다. 이런 경우, 지점 A와 지점 B에서의 유량은 양의 상관관계를 나타낼 것이다. 그렇지만, 지점 A에서의 유량은 지점 B에서의 유량의 원인이 되지 않으므로, 둘 사이에는 직접적인 인과관계가 존재하지 않는다. 그 대신 지점 A와 지점 B에서의 유량 증가는 제3의 변수인 강우 사상에 의해 일어난 것이라고 할 수 있다.

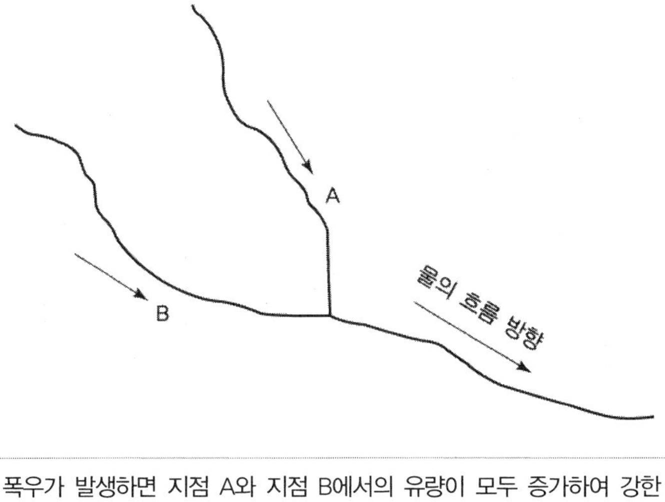

그림 3-3 폭우가 발생하면 지점 A와 지점 B에서의 유량이 모두 증가하여 강한 상관관계를 나타내지만, 그렇다고 해서 둘 사이에 인과관계가 있는 것은 아니다.

3.4 회귀분석

연속형 자료들로 구성된 변수들 사이에 어떤 함수 관계를 갖는지를 파악하고, 반응변수(종속변수)가 설명변수(독립변수)들에 의해 얼마나 설명(예측)되는지를 알아보는 통계적 기법이 **회귀분석**이다.

변수들 사이의 관계를 알아보기 위하여 먼저 해야 할 것은 산점도를 그리거나 두 변수 사이의 상관계수를 구하는 것이다. 회귀분석은 변수 사이의 관계를 파악한다는 점에서는 상관분석과 유사하지만, 설명변수와 반응변수 사이의 관계를 수학적 함수 관계로 표현할 수 있다는 점이 다르다. 구한 함수식을 이용하여, 한 변수의 값으로부터 다른 변수의 값을 예측할 수 있다. 따라서 회귀분석은 설명변수들을 이용하여 반응변수의 변화를 설명하고 예측하는 분석 방법이라고 할 수 있다. 만약 설명변수가 연속형이 아닌 범주형 변수라면, 가변수(dummy variable)로 바꾸어야 한다. 설명변수가 한 개인 회귀분석을 **단순회귀분석**(simple regression analysis)이라고 하고, 설명변수가 두 개 이상인 경우를 **다중회귀분석**(multiple regression analysis) 또는 **중회귀분석**이라고 한다.

(1) 단순회귀분석

반응변수와 설명변수가 선형관계가 있을 때, 아래와 같은 단순선형회귀모형을 추정할 수 있다.

$$y = \beta_0 + \beta_1 x + \varepsilon,\ \ \varepsilon \sim N(0,\ \sigma^2)$$

회귀분석의 기본 가정은 설명변수와 반응변수가 선형 관계를 가지는 것이며, 다음의 가정을 필요로 한다.

- 독립변수(x)와 종속변수(y)는 선형관계에 있다(산점도로 확인할 수 있다).
- 오차항 ε의 독립성: 개별 전차들(residual)은 서로 영향을 받지 않고 독립적이다(잔차 산점도에서 잔차들이 불규칙한 분포를 보이며, Durbin-Watson 통계량으로 확인할 수 있다).

- 오차항 ε의 정규성: 모든 독립변수의 값에서 종속변수의 값들은 정규분포를 갖는다(정규 P-P 도표로 확인할 수 있다).
- 오차항 ε의 등분산성: 모든 독립변수의 값에서 잔차의 분산이 같다.

실제로 β_0과 β_1을 모르므로 직선의 식 $y = \beta_0 + \beta_1 x$도 모른다. 따라서 β_0와 β_1을 자료 $(x_{i,} y_i)$로부터 추정하여 x와 y의 관계를 구하는 것이 회귀분석의 목적이다. 이때 사용하는 가장 보편적인 방법은 최소제곱법을 사용하여 단순회귀모형에서 오차의 제곱 합이 최소가 되도록 β_0과 β_1을 추정하는 것이다. 표본자료로부터 단순회귀모형을 가정하여 추정한 직선을 $\hat{y} = b_0 + b_1 x$라고 하면, b_0과 b_1을 회귀계수 β_0과 β_1의 추정치라고 하고, $\hat{y}$는 주어진 x에서의 y의 기댓값 $E(y)$의 추정치를 의미한다. 이 직선을 **추정 회귀직선**이라고 한다.

최소제곱법을 이용하여 b_0과 b_1을 구하는 식은 다음과 같다.

$$b_0 = \overline{y} - b_1 \overline{x}$$

$$b_1 = \frac{\sum_{i=1}^{n}(x_i - \overline{x})(y_i - \overline{y})}{\sum_{i=1}^{n}(x_i - \overline{x})^2} = \frac{\sum_{i=1}^{n} x_i y_i - \sum_{i=1}^{n} x_i \sum_{i=1}^{n} y_i / n}{\sum_{i=1}^{n} x_i^2 - (\sum_{i=1}^{n} x_i)^2 / n}$$

결정계수(r^2, coefficient of determination)는 총변동에 비해 회귀변동이 클수록 그 값이 증가한다. 따라서 결정계수는 추정된 회귀직선이 표본자료에 어느 정도 적합한가를 나타내는 척도라고 할 수 있다. 이는 총변동을 설명하는 데 있어서, 회귀변동이 기여하는 비율을 의미하므로 회귀직선의 기여율이라고도 한다. 결정계수는 0과 1 사이의 값을 갖고, 1에 가까울수록 회귀모형의 설명력이 높다. 다시 말하면, 관측값들이 회귀직선식에 가까이 있을수록, 더 많은 반응변수의 값을 추정할 때 사용하기에 좋다고 할 수 있다. 결정계수를 구하는 수식은 다음과 같다.

$$r^2 = \frac{SSR}{SST} = 1 - \frac{SSE}{SST}$$

여기에서 SST는 총변동(총제곱합)을, SSR은 회귀식으로 설명되는 변동을, 그리고

SSE는 그 외의 설명되지 않는 변동을 나타내며, 총변동은 아래와 같이 SSE와 SSR로 분할된다.

$$SST = SSE + SSR$$

$$\sum_{i=1}^{n}(y_i - \bar{y})^2 = \sum_{i=1}^{n}(y_i - \hat{y})^2 + \sum_{i=1}^{n}(\hat{y} - \bar{y})^2$$

설명변수가 반응변수의 변동을 충분하게 설명할 때 SSR 값은 커지고 그 설명변수는 설명력이 높은 중요한 변수가 된다, 이는 추정된 회귀직선의 설명력이 높아지는 것을 의미한다. 예를 들어 r^2이 0.80일 때 회귀직선을 사용하면 반응변수 y_i의 변동의 80%를 설명변수 x_i에 의해 설명할 수 있고, 20%는 설명변수 이외의 우연 변동이라고 해석할 수 있다.

회귀직선이 유의한지 여부는 검정을 통하여 확인할 수 있다. 결정계수가 크다고 해서 반드시 유의한 것은 아니라는 점에 유의하여야 한다. 검정에 대한 귀무가설과 대립가설은 다음과 같다.

귀무가설 $H_0 : \beta_1 = 0$(회귀직선의 기울기가 0이다. 선형 관계가 없다.)

대립가설 $H_1 : \beta_1 \neq 0$(회귀직선의 기울기가 0이 아니다. 선형 관계가 있다.)

여기에서 p-값이 유의수준(예, 0.05)보다 작으면 회귀직선은 유의하고, 결정계수는 유의미한 설명력을 나타낸다고 할 수 있다.

(2) 다중회귀분석

단순회귀분석에서처럼 하나의 설명변수로 반응변수를 예측하기란 실제로 매우 어렵다. 예를 들어, 한 사람의 수축기 혈압은 BMI(체질량지수)라는 변수 하나만이 아니라, 나이, 성별, 식습관 및 흡연 등 다양한 요인들의 영향을 받을 수 있다. 이런 설명변수들은 서로 독립적이지 않기 때문에, 각각의 설명변수와 반응변수 사이에 단순회귀직선을 구하는 것은 무의미하다. 이렇듯 설명변수의 수가 둘 이상인 경우의 회귀분석을 **다중선형회귀분석**(multiple linear regression) 또는 줄여서 다중회귀분석이나 중회귀분석이라고 한다. 하나의 반응변수 Y와 여러 개의 설명변수 X_1, X_2, $\cdots$, X_r

사이의 직선 관계식을 구할 때, 다음과 같은 다중선형회귀 모형을 사용한다.

$$Y = \beta_0 + \beta_1 X_1 + \beta_2 X_2 + \cdots + \beta_r X_r + \varepsilon, \qquad \varepsilon \sim N(0,\ \sigma^2)$$

반응변수 Y에 영향을 미치는 설명변수들이 결정되면, 이 설명변수들이 반응변수에 미치는 영향의 크기를 비교할 수 있다. 다만, 추정된 회귀계수는 설명변수의 단위에 영향을 받기 때문에 직접적으로 회귀계수를 비교해서는 안 된다. 따라서 추정된 회귀계수를 평균 0, 표준편차 1로 표준화한 표준화 회귀계수로 변환한 후, 이 변환된 표준화 계수의 절댓값을 비교하면 여러 설명변수 중 영향력이 가장 큰 변수를 찾을 수 있다.

다중회귀분석에서는 결정계수는 단순회귀분석에서 사용한 소문자 r^2 대신에 R^2을 사용하며,

$$R^2 = \frac{SSR}{SST} = 1 - \frac{SSE}{SST}$$

와 같이 계산한다. 이 계수는 설명변수를 포함한 회귀모형에 의해 설명되는 반응변수의 변동 부분을 나타낸다. 그렇지만 R^2은 회귀모형에서 설명변수의 개수가 많아질수록 더 커지기 때문에, **수정결정계수** R^2_{adj} (또는 $\overline{R}^2$, adjusted coefficient of determination)을 사용하는 것이 더 타당하다.

$$R^2_{adj} = 1 - \left(\frac{n-1}{n-p}\right)\frac{SSE}{SST} = 1 - \left(\frac{n-1}{n-p-1}\right)(1 - R^2)$$

여기에서 n은 표본의 크기이고 p는 회귀식에 포함된 설명변수의 개수이다. 수식을 통해 알 수 있는 것처럼 설명변수의 개수가 증가할수록 수정된 결정계수 R^2_{adj}은 결정계수 R^2보다 작아진다.

다중회귀식에 대한 유의성 검정에 대한 귀무가설과 대립가설은 다음과 같다.

귀무가설 H_0: 회귀식으로 설명할 수 없다($\beta_1 = \beta_2 = \cdots = \beta_k = 0$).

대립가설 H_1: 회귀식으로 설명할 수 있다(회귀계수 중 0이 아닌 것이 있다).

$p < 0.05$이면 회귀식이 유의하다고 해석할 수 있다.

다중회귀분석을 수행할 경우, **다중공선성**(multicollinearity)의 존재 여부를 검토하

여, 회귀모형의 적합성과 결과의 타당성을 검토하여야 한다.

회귀모형의 가정 중 하나는 설명변수들이 서로 독립적이어야 한다는 것이다. 그러나 설명변수들 사이에 밀접하게 연관되어 높은 선형관계가 존재하면 다중공선성이 있다고 한다. 이 경우 추정된 회귀계수 추정량의 분산이 커지게 되고 회귀계수의 유의확률도 큰 폭으로 증가하게 되므로, 중요하다고 생각되는 회귀계수의 검정 결과가 유의하게 나오지 않는 경우가 많다. 그러므로 다중공선성이 있는 변수들이 존재할 경우, 이를 반드시 해결해 주어야 한다. 예를 들어, BMI와 체중 모두 수축기 혈압에 영향을 미치지만, BMI와 체중 사이에도 강한 선형관계가 존재한다.

회귀모형에 다중공선성이 있는지를 알아내기 위해 가장 널리 사용되는 방법은 회귀식에 포함된 변수들의 **분산팽창인자**(variance inflation factor, VIF), **상태지수**(condition index) 및 **분산 비율**(variance proportion)이 각각 10, 10~30 및 80~90% 이상인지를 파악하는 것이다. 앞의 사례에서, 다른 변수들의 VIF가 모두 10 미만인데 BMI와 체중의 두 변수에서만 VIF가 10보다 훨씬 크다면, 이 두 변수 사이에는 다중공선성이 존재함을 의미한다. BMI와 체중뿐만 아니라 허리둘레, 체지방률 등은 서로 밀접하게 연관되어 다중공선성이 존재할 가능성이 크므로, 어떤 변수가 반응변수를 설명하는 데 가장 유용할 것인가는 임상적으로 판단하는 것이 더 합리적일 수 있다. 또한 연구 결과에서는 유의성이 낮더라도 반응변수와의 관계가 이미 알려진 반응변수라면 회귀모형에 포함하는 것이 타당하다.

다중회귀분석에서 설명변수의 개수가 많으면 다중공선성의 문제가 발생할 수 있고, 어떤 설명변수는 반응변수와 관계가 없을 수도 있으므로, 분석 결과를 해석하는 것이 어려울 수 있다. 따라서 회귀모형을 선택할 때 가능한 한 적은 수의 설명변수를 선택하여 축소 모형을 얻는 것이 좋다. 회귀분석을 위한 설명변수가 많을 때, 어떤 설명변수를 선택하여 회귀모형에 포함시킬지를 결정해야 한다. 모든 설명변수를 다 포함한 모형을 완전모형(full model)이라고 하고, 선택된 설명변수만을 포함한 모형을 축소모형(reduced model)이라고 한다. 축소모형에 포함된 일부 변수들을 선택하는 방법은 다음과 같다.

1) 입력(enter): '독립변수'에 선택한 모든 변수를 회귀모형에 입력하는 방법이다. 이는 독립변수들의 영향을 전체적으로 파악할 수 있다.

2) 제거(elimination): '독립변수'에 지정된 변수들을 제외한 나머지 모든 변수들을 사용하여 분석을 수행하는 방법이다.
3) 전진 선택(forward selection): 회귀계수의 유의확률(p)이 가장 작은 변수부터 먼저 모형에 넣은 후, 남은 변수 중 모형에 추가할 때 유의확률이 가장 낮은 변수부터 차례대로 하나씩 더하는 방법이다. 더 이상 추가할 설명변수가 없다고 생각될 때까지 반복하는데, 한 번 선택된 변수는 절대로 제거되지 않는다.
4) 후진 제거(backward elimination): 모든 설명변수를 회귀모형에 넣은 상태에서 시작하여 유의확률이 높은 변수부터 하나씩 차례로 제거하여 유의한 변수들만 남을 때까지 제거를 계속하는 방법이다. 대체로 많은 설명변수들이 회귀모형에 선택되는 경향이 있는 반면에, 한 번 제외된 변수는 다시 선택되지 않는다.
5) 단계 선택(stepwise selection): 전진 선택법과 후진 제거법을 반복하는 방법이다.

실제 자료를 분석할 경우 변수를 선택하는 방법마다 서로 다른 결과의 모형을 주게 되므로, 자료의 특성 및 연구자의 판단하에 적합도가 높은 모형을 선택한다. 그러한 판단이 어려울 경우에는 보통 '단계 선택'을 사용하는 것이 추천된다.

3.5 SPSS 예제 실습

1. 상관분석

(1) 이변량 상관계수

상관관계 분석 방법은 두 변수가 구간 또는 비율척도인 경우에는 피어슨 상관관계를 사용하고 서열척도인 경우에는 스피어만 순위 상관계수나 켄달의 타우-b를 사용한다. 두 개 이상의 변수가 구간 또는 비율척도로 되어 있는 경우 상관계수를 구하는 방법을 실행하려면, 탑 메뉴에서 '분석' → '상관분석' → '이변량 상관계수'를 클릭하여 실행하면 대화상자가 나타난다(그림3-4). 이때 상관관계를 알아보고자 하는 변수를 오른쪽으로 이동한 후 상관계수인 Pearson을 체크한 후에 '확인' 버튼을 누르면 결과가 출력된다.

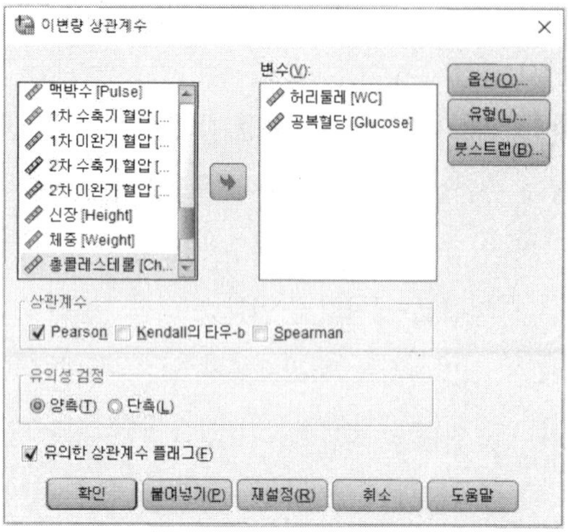

상관관계

		허리둘레	공복혈당
허리둘레	Pearson 상관	1	.298**
	유의확률 (양측)		.000
	N	485	485
공복혈당	Pearson 상관	.298**	1
	유의확률 (양측)	.000	
	N	485	485

**. 상관관계가 0.01 수준에서 유의합니다(양측).

그림 3-4 이변량 상관계수를 실행하는 방법과 대화상자 및 결과

sample data에서 허리둘레와 공복혈당의 상관관계를 알아보고자 이변량 상관계수를 구한 결과에서 유의한 상관관계를 갖는 변수 간에는 상관계수의 유의수준에 따라 별 표시(*)가 나타난다. 유의하지 않은 경우에는 별 표시가 나타나지 않는다. 참고로 별 표시가 두 개인 것은 유의수준 0.01보다 유의확률이 작다는 것이며, 별 표시가 한 개인 경우는 유의수준 0.05보다 작은 것을 말한다. 출력 결과를 살펴보면, 허리둘레와 공복혈당은 유의확률이 0.000으로 유의수준 0.05보다 작아 유의한 상관관계를 가지고 있으며, 두 변수 간의 상관계수는 0.298로 양의 상관관계를 가지고 있다.

(2) 편상관계수

상관분석에서의 편상관계수는 탑 메뉴에서 '분석' → '상관분석' → '편상관계수'를 실행하면 된다. 분석하고자 하는 변수들과 통제변수를 입력한 후 '확인' 버튼을 누르면 결과가 출력된다([그림 3-5]). sample data에서 이변량 상관분석한 결과 허리둘레와 공복혈당이 통계적으로 유의한 상관관계를 갖는다. 그런데 분석한 허리둘레와 공복혈당은 모두 나이에 영향을 받는다. 나이가 많을수록 허리둘레나 공복혈당도 증가하기 때문에 나이의 영향을 통제한 상태에서 두 변수 간의 상관관계를 살펴보았다.

편상관관계를 살펴보면, 나이를 통제한 상태에서 허리둘레와 공복혈당은 유의확률

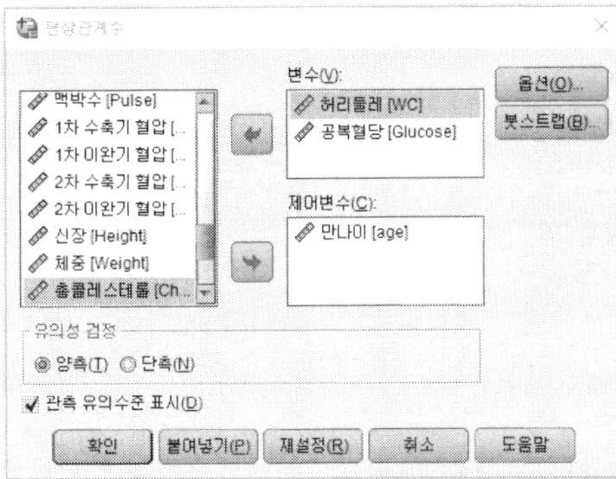

상관관계

대조변수			허리둘레	공복혈당
만나이	허리둘레	상관관계	1.000	.235
		유의확률(양측)	.	.000
		자유도	0	482
	공복혈당	상관관계	.235	1.000
		유의확률(양측)	.000	.
		자유도	482	0

그림 3-5　편상관계수를 실행하는 방법과 대화상자 및 결과

이 0.000으로 유의수준 0.05보다 작으므로 나이를 통제해도 양의 상관관계를 가지고 있다. 만약 나이를 통제하기 전 이변량 상관관계에서 유의했으나, 나이를 통제한 상태에서 편상관계수의 유의확률이 0.05보다 크게 된다면, 이는 나이가 교란변수가 된다.

2. 단순선형회귀분석

회귀분석은 독립변수와 종속변수 모두 구간 또는 비율척도이어야 한다. 회귀분석에는 여러 가지 종류가 있으나 그중에서 단순회귀분석과 다중회귀분석에 대해 알아보자. 우선 단순회귀분석은 설명변수와 반응변수가 하나씩 있는 경우를 말한다. 추정되는 회귀모형은 $y = a + bx$와 같은 일차 방정식이다. 단순회귀 모형을 추정하기 위해 회귀분석을 실행하려면 SPSS의 탑 메뉴에서 '분석' → '회귀분석' →'선형'을 클릭하여 실행한다. 단순회귀분석의 대화상자가 열리면 [그림 3-6]과 같이 종속변수와 독립변수를 각각 넣은 후에 '확인' 버튼을 누르면 단순회귀분석의 결과가 출력된다. sample data에서 상관관계가 있었던, 허리둘레가 증가할수록 공복혈당이 높아진다는 연구 결과들이 있어 단순회귀분석을 진행하였다.

[그림 3-7]의 출력 결과에서 살펴보면, R 제곱(R^2)은 결정계수로, 종속변수의 전체 변동 중에서 회귀모형에 의하여 설명된 변동의 정도를 말한다. 즉, 공복혈당의 변동은 허리둘레의 변동에 의해 8.9% 정도만 설명되고 나머지 91.1%는 이 모형으로 설명되지 않는다는 것을 의미한다. 결정계수가 1.00(100%)에 가까울수록 설명력이 좋은 독

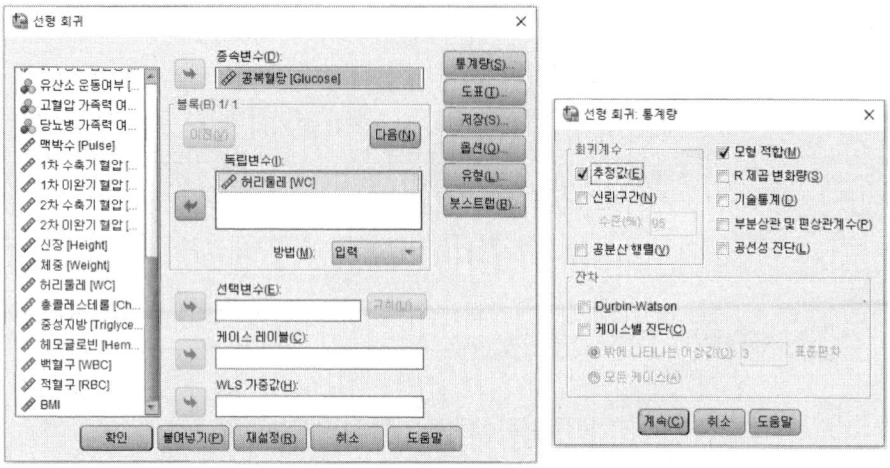

그림 3-6 단순회귀분석의 대화상자 및 옵션

모형 요약

모형	R	R 제곱	수정된 R 제곱	추정값의 표준 오차
1	.298[a]	.089	.087	23.590

a. 예측자: (상수), 허리둘레

ANOVA[a]

모형		제곱합	자유도	평균제곱	F	유의확률
1	회귀	26247.212	1	26247.212	47.165	.000[b]
	잔차	268791.089	483	556.503		
	전체	295038.301	484			

a. 종속변수: 공복혈당

b. 예측자: (상수), 허리둘레

계수[a]

모형		비표준화 계수		표준화 계수		
		B	표준화 오류	베타	t	유의확률
1	(상수)	42.575	8.534		4.989	.000
	허리둘레	.716	.104	.298	6.868	.000

a. 종속변수: 공복혈당

그림 3-7 단순회귀분석의 출력 결과

립변수가 되는데, 그렇다고 해서 반드시 좋은 회귀모형이라고는 할 수 없다. 단지, 결정계수가 크면 클수록 두 변수 간의 회귀관계는 직선적 관계에 있다는 것을 뜻한다.

그리고 회귀분석의 결과로 분산분석표가 출력되는데, 이는 회귀분석의 결과를 해석하는 데 매우 중요한 의미를 갖는다. 우선 제일 앞에 있는 모형 칸은 반응변수가 갖는 전체 분산이 어떤 부분에 의해 결정되는가를 구분하여 보여주는 것으로, 선형회귀에서는 종속변수의 총변동 중 설명변수에 의해 설명되는 부분을 말하고, 잔차는 설명변수와 무관한 반응변수의 변동을 말해 준다. 평균제곱은 제곱합을 각각의 자유도로 나눈 값을 말한다. 결정계수는 선형회귀분석의 제곱합을 합계의 제곱합으로 나눈 값과 일치함을 알 수 있다. 분산분석표에 있는 F-통계량은 모델에 포함된 모든 독립변수로 구성된 모델이 반응변수를 유의하게 설명해 주는가에 대한 기여도를 평가하는 통계량이다. F-통계량에 대한 유의확률이 유의수준 0.05보다 작으므로 설명변수로 구성된 모델이 반응변수를 유의하게 설명해 주고 있다. 마지막으로 유의하게 설명해주는 모델을 추정하는 것으로 단순회귀직선인 $Y = a + bx$로 표현되는데 여기에서 직선의 절편인 a에 의해 해당하는 값은 상수로 42.575이며, 직선의 기울기 b에 해당하는 값은 0.716이다. 즉, 모델을 식으로 표현하면 '공복혈당 = 42.575 + 0.716 × 허리둘레'이 된다. 회귀식을 풀어서 설명하면 허리둘레가 1 cm가 증가할수록 공복혈당은 0.716만큼 증가함을 알 수 있다.

단, 여기에서 상수항에 대한 유의확률은 고려하지 않지만, 계수에 대한 유의확률은 반드시 유의수준 0.05보다 작아야만 통계적으로 유의한 의미를 가지므로 회귀모형을 설정할 수 있다. 또한 기울기의 크기가 클수록 혹은 양의 값을 가질수록 설명변수가 반응변수에 미치는 영향과 관계 정도가 크다고 볼 수 있다.

3. 다중회귀분석

다중회귀분석은 단순회귀분석의 연장선으로 볼 수 있으며, 분석을 실행하는 방법은 단순회귀분석과 같다. 탑 메뉴에서 '분석' → '회귀분석' → '선형'을 선택하여 나타나는 대화상자에서 설명변수에 하나의 변수가 아닌 영향을 미칠 것이라고 여겨지는 변수를 모두 넣어서 분석을 실행한다.

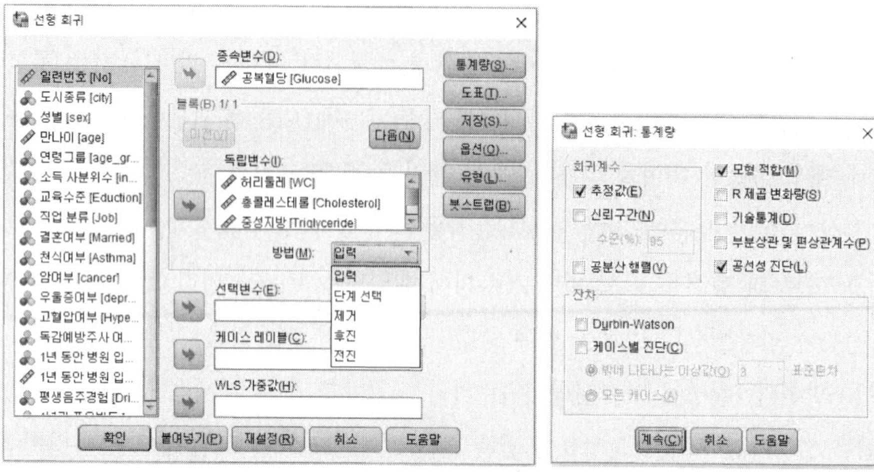

그림 3-8 다중회귀분석의 대화상자

방법 옵션에는 본문에서 설명한 것처럼 다섯 가지가 있다. 첫 번째로 '입력'은 기존에 있던 모든 데이터를 분석하고자 할 때 사용하는 옵션이다. 이 방법은 회귀모형을 선택하는 방법을 입력을 선택한 경우에는 모형에 적합하지 않더라도 모든 결과가 나타난다. 두 번째 '단계 선택'은 다중회귀분석에서 가장 많이 사용하는 방법으로 설명변수가 아무것도 없는 상태에서 출발하여 분산분석표의 F 값에 가장 영향을 크게 주는 변수를 순서대로 하나씩 선택하여 모델에 입력한다. 새로운 변수가 입력할 때마다 유의확률도 달라지는데 유의수준 0.05보다 크면 모델에서 제외하고, 그렇지 않은 경우에는 첨가하는 방법을 여러 차례 반복하면서 최적의 모델을 찾는 방법이다. 세 번째로 '제거'는 지정된 변수들을 제외한 나머지 모든 변수들을 사용하여 분석을 수행하는 방법이다. '후진'은 모든 설명변수를 포함한 모델에서 시작하여 전체에 대한 기여도가 적은 변수부터 하나씩 빼기 시작하여 모델에 남아있는 변수들을 유의수준 이하가 될 때까지 빼 가는 방법이다. 마지막으로 '전진'은 설명변수가 하나도 포함되지 않는 모델로부터 출발하여 기여도에 영향을 크게 미치는 것부터 하나씩 첨가하면서 최적의 모델을 찾는 방법이다. 우선 '입력'과 '단계 선택'의 두 가지 방법을 비교해 보자.

sample data에서 앞서 본 허리둘레 이외에 공복혈당에 영향을 미치는 변수들을 찾아보고자 다중회귀분석을 시행하였다. 먼저 가장 기본적인 '입력' 방법을 이용한 분석 결과이다([그림 3-9]).

모형 요약

모형	R	R 제곱	수정된 R 제곱	추정값의 표준오차
1	.404[a]	.163	.155	22.700

a. 예측자: (상수), BMI, 총콜레스테롤, 만나이, 중성지방, 허리둘레

ANOVA[a]

모형		제곱합	자유도	평균제곱	F	유의확률
1	회귀	48216.318	5	9643.264	18.714	.000[b]
	잔차	246821.983	479	515.286		
	전체	295038.301	484			

a. 종속변수: 공복혈당

b. 예측자: (상수), BMI, 총콜레스테롤, 만나이, 중성지방, 허리둘레

그림 3-9 다중회귀분석(방법: 입력)의 설명력 및 모형의 적합성 결과

'입력'으로 분석하여 모든 변수 조합으로 최적의 모형을 만든 결과, 모형의 설명력을 나타내는 결정계수는 '수정된 R 제곱'이 0.155로 회귀모형이 자료의 15.5%를 설명한다. 단순회귀일 때는 R 제곱은 결정계수로 설명력을 나타내지만, 변수가 많아질수록 결정계수의 값이 커지기 때문에, 다중회귀분석에서는 '수정된 R 제곱'을 결정계수로 사용하는 것이 타당하다. 분산분석표에서는 F-통계량에 대한 유의확률이 0.000으로 유의수준 0.05보다 작으므로 유의한 모형임을 알 수 있다.

[그림 3-10]에서 나온 결과로 회귀분석을 통해 추정된 회귀모형은

계수[a]

모형		비표준화 계수 B	비표준화 계수 표준화 오류	표준화 계수 베타	t	유의확률
1	(상수)	55.426	9.721		5.702	.000
	만나이	.360	.073	.220	4.965	.000
	허리둘레	.331	.220	.138	1.505	.133
	총콜레스테롤	-.084	.029	-.127	-2.918	.004
	중성지방	.042	.013	.151	3.260	.001
	BMI	.498	.617	.071	.807	.420

a. 종속변수: 공복혈당

그림 3-10 다중회귀분석(방법: 입력)의 회귀모형 결과

$$공복혈당 = 55.426 + 0.364 \times 만\ 나이 + 0.331 \times 허리둘레 + (-0.084) \times 총콜레스테롤 + 0.042 \times 중성지방 + 0.498 \times BMI$$

이다.

같은 데이터를 가지고 이번에는 '단계 선택'으로 분석한 결과를 보자. [그림 3-11]에서 입력된 변수들 중 선택된 변수들에 대한 결과로 BMI가 제거되었다.

입력/제거된 변수[a]

모형	입력된 변수	제거된 변수	방법
1	허리둘레	.	단계선택 (기준: 입력에 대한 F의 확률 <= .050, 제거에 대한 F의 확률 >= .100).
2	만나이	.	단계선택 (기준: 입력에 대한 F의 확률 <= .050, 제거에 대한 F의 확률 >= .100).
3	중성지방	.	단계선택 (기준: 입력에 대한 F의 확률 <= .050, 제거에 대한 F의 확률 >= .100).
4	총콜레스테롤	.	단계선택 (기준: 입력에 대한 F의 확률 <= .050, 제거에 대한 F의 확률 >= .100).

a. 종속변수: 공복혈당

그림 3-11 다중회귀분석(방법: 단계 선택)의 회귀모형 단계

회귀모형을 선택하는 방법으로 '단계 선택'을 선택해 분석한 결과, 4번의 반복 시행을 통해 변수 중 BMI를 제외한 최적의 모델이 만들어졌다. 분석 결과의 마지막 모형이 최적의 모형이라고 보면 된다. 분석 결과 결정계수는 마지막 모형의 수정된 R 제곱이 0.155로 전체 자료의 15.5%를 설명한다. 또한 분산분석표의 F-통계량에 대한 유의확률이 0.05보다 작으므로 통계적으로 유의한 모형임을 말하고 있다([그림 3-12]).

[그림 3-13]에서 얻은 출력 결과를 토대로 '단계 선택'을 통해 만들어진 최적 모형은

$$공복혈당 = 55.129 + 0.351 \times 만\ 나이 + 0.485 \times 허리둘레 + (-0.084) \times 총콜레스테롤 + 0.042 \times 중성지방$$

이다. 마지막으로 모형에서 제외한 변수는 BMI임을 알 수 있다.

모형 요약

모형	R	R 제곱	수정된 R 제곱	추정값의 표준 오차
1	.298[a]	.089	.087	23.590
2	.369[b]	.136	.132	22.997
3	.384[c]	.148	.142	22.865
4	.403[d]	.162	.155	22.692

a. 예측자: (상수), 허리둘레

b. 예측자: (상수), 허리둘레, 만나이

c. 예측자: (상수), 허리둘레, 만나이, 중성지방

d. 예측자: (상수), 허리둘레, 만나이, 중성지방, 총콜레스테롤

ANOVA[a]

모형		제곱합	자유도	평균제곱	F	유의확률
1	회귀	26247.212	1	26247.212	47.165	.000[b]
	잔차	268791.089	483	556.503		
	전체	295038.301	484			
2	회귀	40133.645	2	20066.822	37.944	.000[c]
	잔차	254904.656	482	528.848		
	전체	295038.301	484			
3	회귀	43572.115	3	14524.038	27.781	.000[d]
	잔차	251466.186	481	522.799		
	전체	295038.301	484			
4	회귀	47881.058	4	11970.264	23.247	.000[e]
	잔차	247157.243	480	514.911		
	전체	295038.301	484			

a. 종속변수: 공복혈당

b. 예측자: (상수), 허리둘레

c. 예측자: (상수), 허리둘레, 만나이

d. 예측자: (상수), 허리둘레, 만나이, 중성지방

e. 예측자: (상수), 허리둘레, 만나이, 중성지방, 총콜레스테롤

그림 3-12 다중회귀분석(방법: 단계 선택)의 설명력 및 모형의 적합성 검정 결과

계수[a]

모형		비표준화 계수 B	표준화 오류	표준화 계수 베타	t	유의확률	공선성 통계량 공차	VIF
1	(상수)	42.575	8.534		4.989	.000		
	허리둘레	.716	.104	.298	6.868	.000	1.000	1.000
2	(상수)	36.988	8.390		4.409	.000		
	허리둘레	.563	.106	.234	5.312	.000	.920	1.087
	만나이	.370	.072	.226	5.124	.000	.920	1.087
3	(상수)	41.246	8.506		4.849	.000		
	허리둘레	.467	.112	.194	4.175	.000	.817	1.224
	만나이	.359	.072	.219	4.990	.000	.917	1.091
	중성지방	.033	.013	.116	2.565	.011	.866	1.155
4	(상수)	55.129	9.710		5.678	.000		
	허리둘레	.485	.111	.202	4.362	.000	.814	1.228
	만나이	.351	.072	.214	4.901	.000	.915	1.092
	중성지방	.042	.013	.149	3.224	.001	.812	1.231
	총콜레스테롤	-.084	.029	-.126	-2.893	.004	.918	1.089

a. 종속변수: 공복혈당

제외된 변수[a]

모형		베타 입력	t	유의확률	편상관계수	공선성 통계량 공차	VIF	최소공차
1	만나이	.226[b]	5.124	.000	.227	.920	1.087	.920
	총콜레스테롤	-.097[b]	-2.213	.027	-.100	.979	1.021	.979
	중성지방	.130[b]	2.802	.005	.127	.869	1.150	.869
	BMI	-.025[b]	-.274	.784	-.012	.236	4.246	.236
2	총콜레스테롤	-.091[c]	-2.136	.033	-.097	.979	1.022	.901
	중성지방	.116[c]	2.565	.011	.116	.866	1.155	.817
	BMI	.052[c]	.585	.559	.027	.229	4.368	.217
3	총콜레스테롤	-.126[d]	-2.893	.004	-.131	.918	1.089	.812
	BMI	.062[d]	.702	.483	.032	.228	4.377	.208
4	BMI	.071[e]	.807	.420	.037	.228	4.382	.208

a. 종속변수: 공복혈당

b. 모형내의 예측자: (상수), 허리둘레

c. 모형내의 예측자: (상수), 허리둘레, 만나이

d. 모형내의 예측자: (상수), 허리둘레, 만나이, 중성지방

e. 모형내의 예측자: (상수), 허리둘레, 만나이, 중성지방, 총콜레스테롤

그림 3-13 다중회귀분석(방법: 단계 선택)의 출력 결과

04
비모수적 검정

Student's t-검정, 분산분석, 회귀분석 등 대부분의 모수적 검정 방법들은 자료의 정규성 가정을 요구한다. 만약 자료가 정규분포를 따르지 않을 경우, 적당한 변환을 통하여 자료가 정규성을 갖도록 하여 분석하기도 한다. 그러나 자료의 변환 후에 얻은 검정의 결과를 해석하기가 쉽지 않은 한계가 있다.

비모수적 검정(nonparametric test)은 정규분포를 가정하지 않으며, 표본 수가 적거나, 검정하려는 변수가 순위 자료이거나, 단위가 서로 다른 경우에 사용하는 검정 방법이다. 비모수적 검정은 자료의 분포 형태에 의존하지 않는 분석 방법이라고 할 수 있다. 비모수적 검정은 해석이 쉽지만 검정력이 떨어지는 단점이 있다. 여기에서 검정력이 떨어진다는 것은, 실제로는 차이가 있음에도 불구하고 그 차이를 발견하지 못할 수도 있다는 뜻이다. 또한 순위를 사용하여 검정하기 때문에, 차이가 있다 할지라도 그 크기의 차이가 얼마인지를 언급할 수 없다는 한계가 있다.

4.1 여러 가지 비모수적 검정 방법

1. 2-독립표본 비모수 검정(만-휘트니 U 검정)

만-휘트니 U 검정(Mann-Whitney U test)은 두 독립표본의 중심을 비교하는 비모수적 검정 방법이다. 두 표본의 모든 관측값에 대하여 크기순으로 순위를 부여한 뒤, 그룹별로 순위의 합을 기본으로 하여 두 집단의 중심을 비교하는 방법이다. 귀무가설과 대립가설은 다음과 같다.

귀무가설 H_0: 두 집단 간에 차이가 없다(두 집단 간의 크기는 같다).
대립가설 H_1: 두 집단 간에 차이가 있다(두 집단의 크기는 같지 않다).

2. 2-대응표본 비모수 검정(윌콕슨의 부호순위 검정)

윌콕슨의 부호순위 검정(Wilcoxon's signed rank test)은 대응표본 t-검정에 대응되는 비모수적 검정으로, 자료의 정규성이 의심되거나 이상점이 있는 경우에 사용하는 검정 방법이다. 이 방법에서는 (처리 전-처리 후) 자료를 절댓값 순으로 나열하여 순위합 검정을 실시하며, 가설은 다음과 같다.

귀무가설 H_0: 처리 전과 처리 후에는 차이가 없다.
대립가설 H_1: 처리 전과 처리 후에는 차이가 있다.

3. K-독립표본 비모수 검정(크루스칼-왈리스 검정)

크루스칼-왈리스 검정(Kruskal-Wallis test)은 일원배치 분산분석에 대응되는 비모수적 검정으로, 모집단의 정규분포를 가정할 수 없을 때(표본의 수가 30개 미만)나 관측값 자체가 순위로 조사되었을 때 모집단들 사이에 차이가 있는지를 검정하는 방법이다. 귀무가설과 대립가설은 다음과 같다.

귀무가설 H_0: 세 개 이상의 모집단들 사이에 차이가 없다.

대립가설 H_1: 적어도 한 쌍의 모집단들 사이에는 차이가 있다.

만약에 대립가설이 채택되어($p < 0.05$) 크기가 다른 집단들이 있는 경우에는 프로그램에서 사후분석을 제공하지 않으므로, 두 집단씩 짝을 지어 만-휘트니 U 검정을 시행하고 본페로니 방법(Bonferroni's method)으로 제1종 오류를 보정하여 크기가 다른 쌍이 무엇인지를 찾아야 한다. 만약 집단이 세 개라고 가정하면 세 번을 비교하므로 유의수준은 0.05/3 = 0.0167이 되고, 네 개의 집단을 비교할 경우에는 6번 검정을 시행하므로 유의수준은 0.05/6 = 0.0083이 된다. 따라서 이 보정된 유의수준을 가지고 결과를 해석하여야 한다.

4. K-대응표본 비모수 검정(프리드만 검정)

프리드만 검정(Friedman test)은 모수적 반복측정의 ANOVA와 비모수적 방법이다. 순위척도로 측정된 자료나 구간 또는 비율척도로 측정된 자료를 순위척도로 변환하여 분석한다. 검정을 위한 가설은 다음과 같다.

귀무가설 H_0: 세 개 이상의 모집단들의 평균 순위에는 차이가 없다.

대립가설 H_1: 적어도 한 쌍의 모집단들 사이에는 평균 순위에 차이가 있다.

5. 비모수 상관관계

앞에서 다룬 피어슨(Pearson)의 상관계수는 자료가 연속형이고 변수가 정규분포를 따른다는 가정하에 구할 수 있다. 변수들이 순위척도로 되어 있는 경우나 표본의 수가 적거나 정규성을 만족하지 않는 경우, 비모수적 순위상관분석(nonparametric rank correlation analysis)을 시행한다. 가장 대표적인 방법은 **스피어만(Spearman)의 순위상관계수**(r_s)나 **켄달(Kendall)의 타우**(τ)를 구하여 두 변수 사이의 상관관계를 구하는 것이다. 이러한 순위상관계수는 -1과 $+1$ 사이의 값을 갖는다. 스피어만의 상관계수는 관측값이 많거나 두 변수 간에 순위의 차이가 커서 계산이 길 때 사용되며, 켄달의 타우는 독립변수와 종속변수가 순위척도로 된 경우에 주로 사용된다. 비모수 상관분석에서는 자료 원래의 값이 아닌 순위 정보만을 가지고 분석하므로 두 변수 사이의 선형성을 추정할 수 없다. 대신에, 한 변수가 증가할 때 다른 변수도 증가하는 경향을 보이는지를 알아볼 수 있다.

여기에서는 스피어만의 순위상관계수를 구하는 방법을 살펴보자. 크기 n인 관측값이 있을 때 두 개의 변수 X와 Y의 값에 대하여 순위 x_i, y_i가 붙어 있는 경우 그 차이를 $d_i = x_i - y_i$라고 하면, 스피어만의 순위 상관계수는

$$r_s = 1 - \frac{6\sum d_i^{\,2}}{n^3 - n}$$

이다.

만약 x_i, y_i 내에 동순위(tie)가 존재할 경우에 r_s는 다음의 식으로 구한다.

$$r_s = \frac{T_x + T_y - \sum d_i^{\,2}}{2\sqrt{T_x T_y}}$$

여기에서 T_x 및 T_y는 각각 x 및 y에 대하여, 다음과 같다.

$$T_x = \frac{n(n^2 - 1) - \sum R_x (R_x^{\,2} - 1)}{12}$$

$$T_y = \frac{n(n^2 - 1) - \sum R_y (R_y^{\,2} - 1)}{12}$$

R_x와 R_y는 동순위가 부여된 개수이다.

순위상관계수의 유의성에 대한 검정통계량은 $t^* = \dfrac{r_s}{\sqrt{\dfrac{1 - r_s^{\,2}}{n - 2}}}$이며, 귀무가설과 대립가설은 다음과 같다.

귀무가설 H_0: 두 변수 간에는 상관관계가 없다.

대립가설 H_1: 두 변수 간에는 상관관계가 있다.

4.2 SPSS 예제 실습

1. 비모수 검정의 독립표본 검정

어느 고등학교 1학년과 2학년을 무작위로 6명씩 추출하여 영어 시험을 시행한 결과가 다음과 같았다. 이로부터 두 학년간의 영어 성적에 차이가 있는지 검정하시오.

1학년	68	75	72	75	95	69
2학년	56	78	89	84	86	85

데이터의 수가 많거나 정규성을 만족하는 경우는 모수적 방법을 사용하지만, 데이터의 수가 30 미만이거나 정규성을 만족하지 못하는 경우는 비모수적 방법을 사용한다. 두 개의 평균을 비교할 때 모수적인 방법은 독립 t-test를 사용하나 비모수적인 방법은 만-휘트니 U 검정을 시행한다. 만-휘트니 U 검정은 '분석' → '비모수 검정' → '레거시 대화상자' → '2-독립표본'을 실행하여 대화상자를 연다([그림 4-1]). 분석에 대한 가설은 다음과 같다.

H_0: 학년에 따라 영어 성적에 차이가 없다.

H_1: 학년에 따라 영어 성적에 차이가 있다.

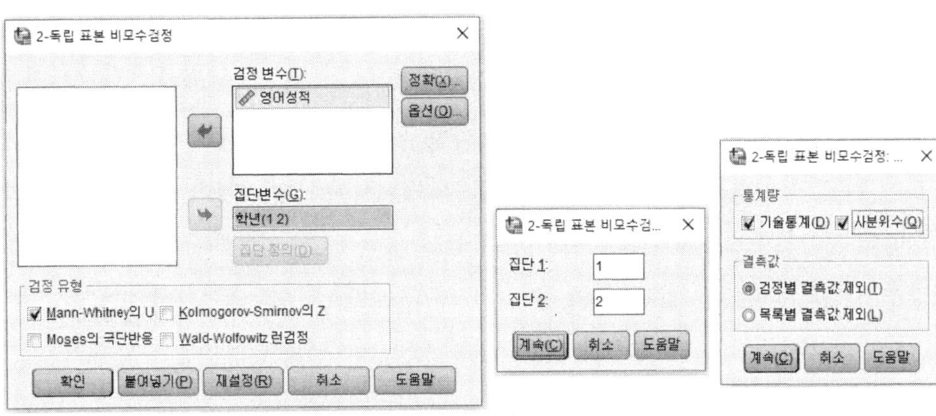

그림 4-1 만-휘트니 U 검정의 실행과 대화상자

기술통계량

	N	평균	표준화 편차	최소값	최대값	백분위수 25	백분위수 50 (중위수)	백분위수 75
영어성적	12	77.67	10.773	56	95	69.75	76.50	85.75
학년	12	1.50	.522	1	2	1.00	1.50	2.00

Mann-Whitney 검정

순위

	학년	N	평균 순위	순위합
영어성적	1	6	5.33	32.00
	2	6	7.67	46.00
	전체	12		

검정 통계량[a]

	영어성적
Mann-Whitney의 U	11.000
Wilcoxon의 W	32.000
Z	-1.123
근사 유의확률 (양측)	.261
정확 유의확률 [2*(단측 유의확률)]	.310[b]

a. 집단변수: 학년

b. 동순위에 대해 수정된 사항이 없습니다.

그림 4-2 만-휘트니 U 검정의 결과

두 학년의 영어 성적이 차이가 있는지 검정해보자. 모수적 방법인 독립 t-test와 마찬가지로 집단변수를 정의하고, 옵션에서 기술통계량을 클릭하면 된다. 검정 유형 중 원하는 방법을 선택한 뒤, '계속'과 '확인'을 클릭하면 결과가 출력된다([그림 4-2]).

검정 결과에 대한 해석은 모수적 방법과 마찬가지로 유의확률이 유의수준 0.05보다 작으면 두 집단의 평균 간에 차이가 있다. 본 예제에서는 [그림 4-2]와 같이 두 학년의 순위합은 각각 32.0과 46.0이다. 만-휘트니 U의 값에 대한 유의확률이 0.310으로 유의수준 0.05보다 크므로 두 학년의 영어성적이 통계적으로 유의한 차이가 없음을 알 수 있다.

2. 비모수 검정의 대응표본 검정

다음은 10명의 환자들에 대해 재활 프로그램 참가 전후를 비교하여 재활 정도를 측정한 것이다. 재활 교육의 효과가 있는지 검정하시오.

참가 전	16	10	15	5	15	20	14	10	15	14
참가 후	24	23	25	15	25	25	24	23	25	25

대응 표본의 평균을 비교할 때 모수적인 방법은 대응 t-test를 사용하는 것이지만, 비모수적인 방법에서는 월콕슨 부호순위 검정을 시행한다. 월콕슨 부호순위 검정은 '분석' → '비모수 검정' → '레거시 대화상자' → '2-대응표본'을 실행하여 대화상자를 연다. 10명의 환자들에 대해 재활 프로그램 참가 전후의 재활 정도를 측정하였다. 재활 교육의 효과가 있는지 알아보기 위해 2-대응표본을 실행하여 대화상자를 연다([그림 4-3]).

H_0: 재활프로그램 참가 전후에 따라 재활 정도에 차이가 없다.

H_1: 재활프로그램 참가 전후에 따라 재활 정도에 차이가 있다.

서로 짝을 지은 대응변수인 '참가 전'과 '참가 후'를 클릭한 후 검정 대응변수로 넣고, 비모수 검정 방법의 종류를 선택한 후 옵션 대화상자에서 필요한 옵션을 선택한

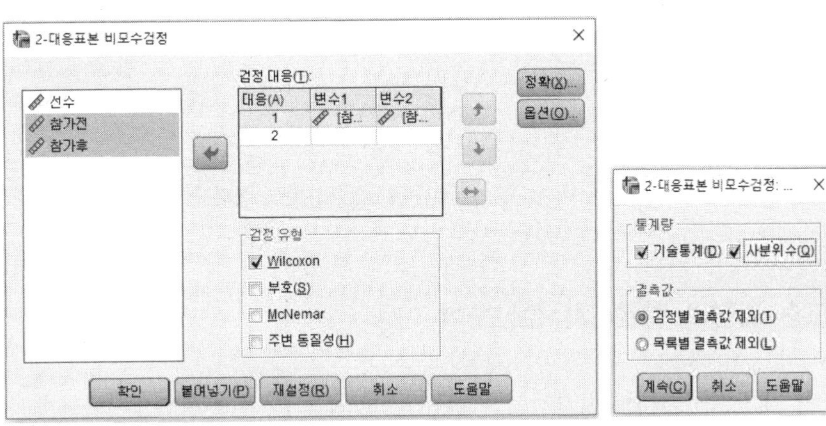

그림 4-3 월콕슨 부호순위 검정의 실행과 대화상자

후 '계속'과 '확인'을 클릭하면 결과가 출력된다([그림 4-4]).

위의 재활 정도 예제 분석 결과 음의 순위합이 0.0이고, 양의 순위합은 55.0이다. 참가 전후 재활 정도 차이가 있는지 비교한 결과 유의확률이 0.005로 유의수준 0.05보다 작으므로 재활 프로그램의 교육을 통해 재활 정도에 차이가 있음을 알 수 있다.

기술통계량

	N	평균	표준화 편차	최소값	최대값	백분위수 25	50 (중위수)	75
참가전	10	13.30	4.968	5	20	9.50	14.50	17.00
참가후	10	23.40	3.062	15	25	23.00	24.50	25.00

Wilcoxon 부호순위 검정

순위

		N	평균 순위	순위합
참가후 - 참가전	음의 순위	0^a	.00	.00
	양의 순위	10^b	5.50	55.00
	동순위	0^c		
	전체	10		

a. 참가후 < 참가전

b. 참가후 > 참가전

c. 참가후 = 참가전

검정 통계량[a]

	참가후 - 참가전
Z	-2.825^b
근사 유의확률 (양측)	.005

a. Wilcoxon 부호순위 검정

b. 음의 순위를 기준으로.

그림 4-4 윌콕슨 부호순위 검정의 분석 결과

3. 비모수 검정의 일원배치 분산분석

다음은 한 제조 공장의 세 지점에서 관측된 벤젠 농도를 나타낸 자료이다. 세 지점의 벤젠 농도($\mu g/m^3$)에 차이가 있는지 검정하시오.

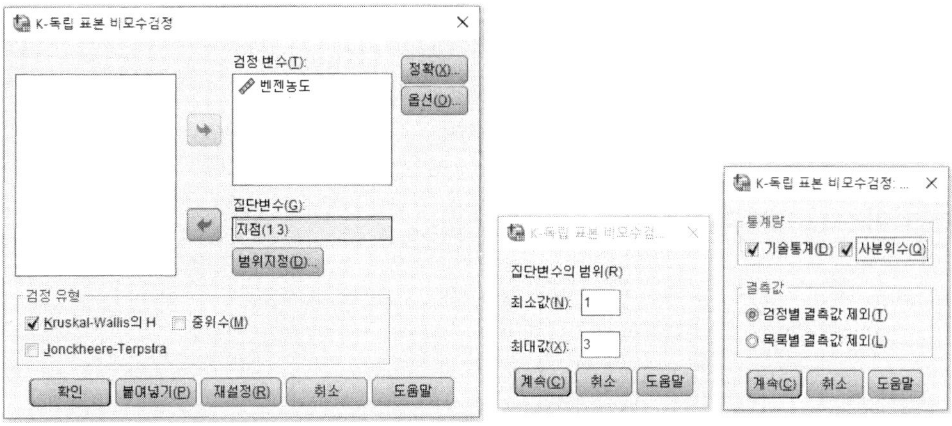

그림 4-5 크루스칼-월리스 검정의 실행과 대화상자

지점 1	15	25	41	8	10
지점 2	12	17	38	24	61
지점 3	25	46	87	95	84

세 개 이상 집단의 평균을 비교할 때, 데이터의 수가 작거나 정규성을 만족하지 않을 경우 모수적인 방법인 일원배치 분산분석(ANOVA)을 사용할 수 없다. 모수적 방법 대신 비모수적 방법인 크루스칼-월리스 검정 방법을 사용한다. 크루스칼 월리스 검정은 '분석' → '비모수 검정' → '레거시 대화상자' → 'K-독립표본'을 실행하여 대화상자를 연다([그림 4-5]). 제조 공장의 세 지점에서 관측된 벤젠 농도의 차이가 있는지 크루스칼-월리스 검정을 시행해보자.

H_0: 제조 공장의 지점에 따라 벤젠 농도에 차이가 없다.

H_1: 제조 공장의 지점에 따라 벤젠 농도에 차이가 있다.

크루스칼-월리스 검정의 대화상자에서 앞서 본 2-독립표본 검정 방법과 마찬가지로 집단변수에 대한 범위를 지정하고, 검정 유형을 선택한 다음, 옵션 대화상자에서 필요한 옵션을 선택한 뒤 '계속'과 '확인'을 클릭하면 결과가 출력된다([그림 4-6]).

예제의 분석 결과 유의확률이 0.032로 유의수준 0.05보다 작으므로 제조 공장의 지점별로 벤젠 농도의 차이가 있다고 할 수 있다. 모수적 방법인 일원배치 분산분석에서는 통계적 유의한 차이가 있는 경우 사후검정(다중비교)을 옵션을 통해 진행할 수 있으나, 비모수적 방법은 사후검정(다중비교) 옵션이 없다. 따라서 크루스칼-월리스 검정에서 통계적으로 유의한 결과가 나온 경우는 두 개씩 집단을 선택하여 만-휘트니 U 검정을 실시하여 검정할 수 있다. 이때 유의수준은 본페로니 방법을 이용하여 α/k로 결정하며, k는 집단의 수이다.

기술통계량

	N	평균	표준화 편차	최소값	최대값	백분위수 25	50 (중위수)	75
벤젠농도	15	39.200	29.5325	8.0	95.0	15.000	25.000	61.000
지점	15	2.00	.845	1	3	1.00	2.00	3.00

Kruskal-Wallis 검정

순위

	지점	N	평균 순위
벤젠농도	지점1	5	4.90
	지점2	5	7.00
	지점3	5	12.10
	전체	15	

검정 통계량[a,b]

	벤젠농도
Kruskal-Wallis의 H	6.867
자유도	2
근사 유의확률	.032

a. Kruskal Wallis 검정

b. 집단변수: 지점

그림 4-6 크루스칼-월리스 검정의 분석 결과

4. 비모수 검정의 상관분석

다음은 정상인 성인 10명의 나이와 지방 함량을 조사한 것이다. 나이와 지방 함량과의 상관관계를 검정하시오.

나이(살)	23	27	39	41	45	49	50	53	54	56
지방 함량(%)	9.5	17.8	31.4	25.9	27.4	25.2	31.1	42.0	29.1	32.5

상관관계를 알아보고자 하는 변수에 대한 데이터 수가 30 미만이거나, 변수의 종류가 순서(순위)변수이거나, 정규성을 만족하지 못하는 경우는 모수적인 방법인 피어슨의 상관계수를 사용할 수 없다. 이런 경우는 모수적인 방법인 피어슨 대신에 비모수적인 방법인 켄달의 타우-b나 스피어만의 순위 상관계수를 시행하면 된다. 비모수 상관계수를 검정하는 방법은 피어슨 상관계수를 구하는 방법과 같으며, 상관계수의 종류를 피어슨 대신 다른 두 가지를 클릭한 뒤 '확인'을 누르면 결과가 출력된다([그림 4-7]).

출력 결과를 살펴보면, 나이와 지방 함량의 상관계수는 켄달의 타우-b는 0.556이고, 스피어만 순위상관계수는 0.709이며, 각각의 유의확률은 유의수준 0.05보다 작으므로 나이와 지방 함량은 서로 양의 상관관계를 가지고 있다. 비모수적 검정 방법에서 켄달의 타우-b는 데이터의 수가 적거나 데이터에서 동률이 많을 때 사용한다. 스피어만의 순위상관계수는 데이터 내의 편차에 민감하며, 켄달의 타우-b의 상관계수보다 큰 값을 갖는다.

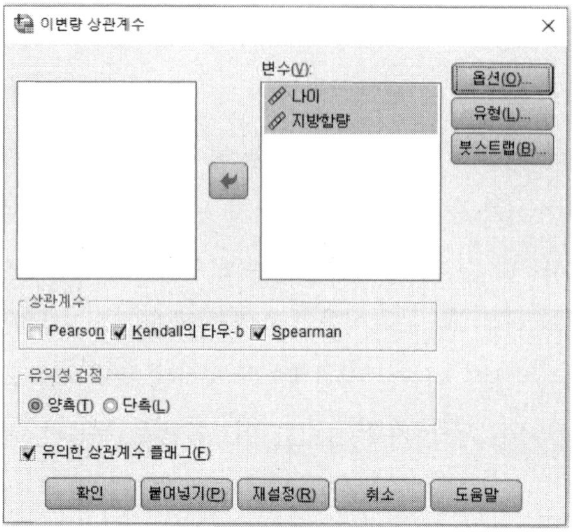

상관관계

			나이	지방함량
Kendall의 타우-b	나이	상관계수	1.000	.556*
		유의확률 (양측)	.	.025
		N	10	10
	지방함량	상관계수	.556*	1.000
		유의확률 (양측)	.025	.
		N	10	10
Spearman의 rho	나이	상관계수	1.000	.709*
		유의확률 (양측)	.	.022
		N	10	10
	지방함량	상관계수	.709*	1.000
		유의확률 (양측)	.022	.
		N	10	10

*. 상관관계가 0.05 수준에서 유의합니다(양측).

그림 4-7 비모수적 상관계수의 대화상자 및 분석 결과

PART 2

환경보건 자료 분석을 위한 응용

05 로지스틱 회귀분석과 포아송 회귀분석

5.1 범주형 데이터 분석

연속형 반응변수에 대한 t-검정, 분산분석, 회귀분석 등의 통계적 방법들은 대부분 반응변수의 평균에 대한 분석법이며 정규성 가정을 요구한다. 그러나 반응변수가 범주형인 경우에는 정규성 가정을 만족할 수 없고 평균에 대한 해석이 어렵거나 불가능하기 때문에, 기존의 연속형 반응변수에 대한 분석법을 적용할 수 없다.

예를 들어 성별, 나이, 혈압, BMI 등 여러 위험인자들을 가진 위암 환자의 생존 여부에 관심이 있는 경우, 관심 대상인 반응변수는 환자의 생존 여부이므로 생존 또는 사망이라는 두 가지 범주를 가지는 범주형 변수가 된다. 이 장에서는 이러한 범주형 반응변수를 가진 범주형 데이터에 대한 통계적 분석 방법들을 소개한다.

공학이나 사회과학, 보건, 의학 등 다양한 분야에서 나타나는 범주형 데이터에 대한 통계적 분석법은 기업에서 생산한 제품의 불량률 감소나 기업의 부실 여부 판단, 새로운 의학 치료법에 대한 평가나 환자의 생존 여부에 영향을 주는 요인 검색, 의견 수렴에 미치는 요인 평가 등에 적용된다.

1. 카이제곱 검정

범주형 데이터의 대표적인 분석 방법인 **카이제곱 검정**(Chi-squared test, χ^2-test)은 하나의 명목형(nominal) 변수에 대한 적합도 검정 또는 두 명목형 변수들의 독립성 검정, 회귀모형의 적합도 검정 등에 활용된다.

명목형 변수들의 데이터는 각 변수의 범주들의 조합에 대한 관측도수들을 기록하는 분할표(contingency table)로 정리될 수 있다. 만약 명목형 변수들이 세 개 이상인 경우에는 하나의 명목형 변수의 각 범주별로 동일한 형태의 분할표가 두 개 이상 만들어지며, 조건부 독립성 등을 검정하는 코크란-맨틀-헨첼(Cochran-Mantel-Haenszel) 통계량을 계산할 수 있다.

2. 2×2 분할표의 비율 비교

명목형 변수 중에서 두 가지 가능한 값만 갖는 변수를 이분형(binary) 변수라고 한다. 환자의 생존 또는 사망, 제품의 불량 또는 정상, 시험의 통과 또는 탈락 등이 해당된다. 두 개의 이분형 변수들의 2×2 분할표에서 관심 있는 결과에 대한 비율을 비교할 때 사용되는 대표적인 방법은 상대위험(relative risk)과 오즈비(odds ratio)이다. 예를 들어, 두 개의 이분형 변수들에 대하여 [표 5-1]과 같은 2×2 분할표를 얻었다고 하자. 행 변수는 두 개의 그룹(A와 B)을 범주로 갖는 이분형 변수이고, 열 변수는 결과변수로 성공과 실패의 두 가지 범주를 가지는 이분형 변수이다. 그룹 A의 성공확률을 p_A라고 하고, 그룹 B의 성공확률을 p_B라고 하자. 각 그룹의 실패 확률은 각각 $1-p_A$, $1-p_B$가 된다.

표 5-1 이원분할표

그룹	결과	
	성공	실패
A	n_{11}	n_{12}
B	n_{21}	n_{22}

상대위험은 두 그룹 간의 성공 확률의 비 $\frac{p_A}{p_B}$를 말한다. 이때, 그룹 A의 성공 확률 p_A의 추정값은 $\widehat{p_A}=\frac{n_{11}}{n_{11}+n_{12}}$이고, 그룹 B의 성공 확률 p_B의 추정값은 $\widehat{p_B}=\frac{n_{21}}{n_{21}+n_{22}}$이 된다. 만약 두 그룹 간의 상대위험의 추정값 $\frac{\widehat{p_A}}{\widehat{p_B}}$이 2라고 하면, 그룹 A는 그룹 B에 비하여 성공 확률이 2배 높다고 추정할 수 있다.

오즈비는 두 그룹의 오즈(odds)들의 비를 말한다. 이때 오즈란 성공 확률을 실패 확률로 나눈 값이다. 그룹 A의 오즈는 $\frac{p_A}{1-p_A}$, 그룹 B의 오즈는 $\frac{p_B}{1-p_B}$이다. 따라서 두 그룹의 오즈비는 $\frac{p_A/(1-p_A)}{p_B/(1-p_B)}$가 된다. 즉, 오즈비는 그룹 A의 오즈가 그룹 B의 오즈의 몇 배인지를 나타내는 값이다. 오즈비가 1인 경우 두 그룹의 오즈가 같다는 것이고, 결국 두 그룹의 성공 확률이 같아지므로 행 변수와 열 변수가 서로 독립이라고 할 수 있다. 오즈비가 1보다 크면 그룹 A의 오즈가 그룹 B의 오즈보다 커지므로 그룹 A의 성공가능성이 그룹 B보다 높다고 할 수 있다. 반대로 오즈비가 1보다 작으면 그룹 A의 오즈가 그룹 B의 오즈보다 작아져 그룹 B의 성공 가능성이 그룹 A보다 높다고 할 수 있다.

참고로, 상대위험과 오즈비는 데이터의 성격에 따라 사용 방법과 해석이 달라지므로 유의해야 한다. 만약 두 집단의 성공 확률이 0에 가까운 값인 경우 상대위험과 오즈비는 유사한 값을 가진다.

예제 다음 자료는 심장발작을 경험한 환자와 심장발작이 없는 환자를 각각 214명씩 조사하여 그들의 과거 약물남용 여부를 알아본 것이다. 이 자료를 이용하여 약물남용과 심장발작 간의 연관성을 제시하시오.

		심장발작	
		유	무
약물남용	유	73	18
	무	141	196
합		214	214

〈출처: Dawson-Saunders and Trapp, 1994〉

약물남용이 있는 집단에서 심장발작에 대한 오즈는 73/18=4,056,. 약물남용이 없는 집단에서 심장발작에 대한 오즈는 141/196=0.719. 따라서 심장발작에 대한 오즈비는 4,056/0.719=5.64이다. 즉, 약물남용을 한 환자들이 심장발작을 일으킬 오즈는 약물남용을 하지 않은 환자들에 비해 약 5.64배 높은 것을 알 수 있다.

5.2 일반 로지스틱 회귀모형

하나의 반응변수와 하나 또는 두 개 이상의 설명변수 간의 함수적 관계를 이용하여 각 설명변수가 반응변수에 어떠한 영향을 미치는지를 파악하거나 반응변수에 대한 예측식을 구하는 통계적 분석법이 회귀분석법이다. 일반적인 회귀분석에서 사용되는 반응변수는 연속형 변수이며 정규성을 가진다는 가정을 요구한다. 만약 반응변수가 범주형 변수인 경우에는 정규성을 가정할 수 없으며 연속형 반응변수에 대한 회귀분석 방법을 그대로 적용하기 어렵다. 반응변수가 범주형 변수일 때 사용하는 대표적인 모형이 **로지스틱 회귀모형**(logistic regression model)이다. 로지스틱 회귀분석의 반응변수는 두 가지 값만 갖는 이분형이거나 순서형, 3개 이상의 범주를 가지는 명목형 모두 가능하다. 이때 설명변수들은 연속형이나 범주형 모두 가능하지만, 범주형 설명변수를 이용하면 적합된 회귀모형의 해석이 수월해지는 경우가 많다. 참고로, 설명변수가 범주형인 경우는 가변수(dummy variable) 처리를 통하여 범주형 반응변수에 대한 여러 가지 분석법들에 적용할 수 있다. 머신러닝 분야에서는 자료의 분류를 위하여 로지스틱 회귀모형을 사용하기도 한다.

1. 일반(선형) 로지스틱 회귀모형

우리는 이분형 반응변수에 대한 로지스틱 회귀분석에 대하여 다룬다. 두 가지 값만 갖는 이분형 반응변수 Y의 값을 0과 1로 가정하고, 우리가 원하는 결과(성공)가 나오는 경우를 $Y=1$로 두자. 일반선형회귀모형에서는 주어진 설명변수 $X=x$에 대하여 연속형 반응변수 Y의 값(또는 평균값)을 추정하는 것이 분석 목적인 반면에, 로지스틱 회귀모형에서는 성공확률인 $P(Y=1 \mid X=x)=p(x)$를 추정하는 것이 목적이 된다. 이때, $p(x)$의 값이 0과 1 사이의 확률값이기 때문에 로지스틱 회귀모형에서는 로짓(logit) 변환 $\ln(\frac{p(x)}{1-p(x)})$를 통하여 선형회귀모형을 만든다. 설명변수가 p개 있을 때의 로지스틱 회귀모형은 다음과 같다.

$$\ln(\frac{p(x)}{1-p(x)})=\beta_0+\beta_1x_1+\cdots+\beta_px_p,$$

여기서 $x=(x_1, x_2, \cdots, x_p)^T$이다.

로지스틱 회귀모형의 회귀계수를 추정하는 방법으로 최소제곱법 대신에 최대가능도방법(maximum likelihood method, 최대우도법)을 이용한다. 가능도함수는 확률밀도함수의 반대 개념으로, 주어진 자료를 얻을 가능성을 최대로 하는 모수를 구할 때 사용한다. 최대가능도방법이란 가능도함수를 최대로 하는 값으로 모수를 추정하는 방법을 말한다. 회귀계수의 최대가능도추정값 $\hat{\beta}=(\hat{\beta_0}, \hat{\beta_1}, \cdots, \hat{\beta_p})^T$을 대입하여 구한 성공확률 $p(x)$의 추정값은 다음과 같다.

$$\hat{P}(Y=1 \mid X=x)=\hat{p}(x)=\frac{\exp(\hat{\beta_0}+\hat{\beta_1}x_1+\cdots+\hat{\beta_p}x_p)}{1+\exp(\hat{\beta_0}+\hat{\beta_1}x_1+\cdots+\hat{\beta_p}x_p)}$$

로지스틱 회귀모형의 회귀계수는 오즈비를 이용하여 해석한다. 예를 들어, 위험인자 유무와 결과(성공, 실패)와의 연관성을 파악하기 위하여 $\ln(\frac{p(x)}{1-p(x)})=\beta_0+\beta_1x$ 모형을 적합한다고 하자. 위험인자가 있는 경우($x=x_1$)의 성공 확률을 $p_1=p(x_1)$이라고 하고, 위험인자가 없는 경우($x=x_2$)의 성공 확률을 $p_2=p(x_2)$이라고 두면, 위험인자가 있는 경우($x=x_1$)의 성공에 대한 로짓은 $\ln(\frac{p_1}{1-p_1})=\beta_0+\beta_1x_1$가 되고 위험인자가 없는 경우($x = x_2$)의 로짓은 $\ln\left(\frac{p_2}{1-p_2}\right) = \beta_0 + \beta_1 x_2$가 된다. 두 로짓의 차이는

$$\ln\left(\frac{p_1}{1-p_1}\right) - \ln\left(\frac{p_2}{1-p_2}\right) = \ln\left(\frac{p_1}{1-p_1} / \frac{p_2}{1-p_2}\right) = \beta_1(x_1 - x_2)$$

가 되고, 따라서 오즈비 $\frac{p_1}{1-p_1} / \frac{p_2}{1-p_2}$는 $\exp[\beta_1(x_1 - x_2)]$과 같아진다. 즉, 위험인자 값이 1만큼 증가(단위 증가)하면 오즈는 $\exp(\beta_1)$배만큼 증가한다. 이때 β_1이 0보다 크면(즉, 오즈비가 1보다 크면) 위험인자가 있을 때가 없을 때에 비해 사건 발생 가능성이 증가하며, β_1이 0보다 작으면(즉, 오즈비가 1보다 작으면) 위험인자가 있을 때가 없을 때에 비해 사건 발생 가능성이 감소함을 의미한다.

로지스틱 회귀모형을 적합할 때 최적모형을 찾기 위하여 일반선형회귀모형과 마찬가지로 변수선택법을 사용할 수 있다. 로지스틱 회귀모형은 일반선형회귀모형에 비해 다중공선성 문제가 심각하지 않다고 알려져 있으나, 연구자는 분석 결과를 해석할 때 유의할 필요가 있다. 적합된 로지스틱 회귀모형의 적합도는 호스머-렘쇼(Hosmer-Lemeshow)의 적합도 검정을 통하여 평가할 수 있다. 호스머-렘쇼의 적합도 검정은 로지스틱 회귀모형을 통하여 구한 추정확률을 이용하여 개체들을 범주화한 후 각 범주별 관측빈도와 기대빈도를 비교하여 모형이 데이터를 얼마나 잘 적합시키는지 평가한다.

모형적합도 판정을 위하여 가능도비(likelihood ratio) 카이제곱 검정을 사용할 수 있다. 가능도비 검정은 귀무가설에서 가정한 모형(분석모형)과 대립가설에서 가정한 모형(포화모형) 간의 가능도가 유의하게 차이가 나는지를 비교하는 방법이다. 주어진 모형에 대하여 $-2\ln L$(여기서, L은 가능도함수)의 값이 0에 가까울수록 적합도는 좋아진다. 두 모형의 가능도비를 Λ라고 할 때, $-2\ln\Lambda$는 두 모형의 자유모수 수의 차이와 같은 자유도를 가지는 카이제곱분포를 따른다. 즉, 분석모형의 적합도가 포화모형에 비해 얼마나 나쁜가를 나타낸다고 볼 수 있다. 이러한 성질을 이용하여 주어진 모형의 적합도 및 추가된 독립변수의 유의성을 판단할 수 있다. 후자의 경우, 한 모형이 다른 모형에 내재된 경우가 된다.

회귀계수에 대한 가설검정으로 왈드(Wald) 카이제곱 검정을 사용할 수 있다. 왈드

검정통계량은 정규분포를 따르는 확률변수의 제곱을 이용하여 귀무가설 하에 자유도 1인 카이제곱분포를 따른다. 그 외에 스코어(score) 카이제곱 검정이나 가능도비 카이제곱 검정도 사용할 수 있으며 세 개의 검정통계량은 대체로 비슷한 유의성을 보여준다.

로지스틱 회귀모형의 성능과 예측력을 비교하는 데 ROC(Receiver Operationg Characteristic) 수 곡선을 사용할 수 있다. 이 곡선 아래 면적인 AUC(Area Uunder the ROC Curve) 수가 1에 가까울수록 로지스틱 회귀모형의 분류 또는 예측 성능이 좋다고 판정한다. ROC 곡선은 민감도와 특이도를 이용하여 그릴 수 있다. 민감도와 특이도를 이해하기 위하여, 먼저 적합모형에서 구한 예측확률이 어떤 값(cut-off 값) 이상이면 성공으로, 그 값 미만이면 실패로 분류한다. 주어진 cut-off 값을 이용하여 자료의 실제값과 적합모형에 의한 분류값을 비교하는 표를 혼동행렬(confusion matrix)이라고 한다([표 5-2]).

표 5-2 주어진 cut-off 값에 대하여 구한 혼동행렬

	실제값(positive)	실제값(negative)
모형예측값(positive)	True positive(TP)	False positive(FP)
모형예측값(negative)	False negative(FN)	True negative(TN)

이때 민감도(sensitivity)는 실제 positive 중에서 모형이 positive를 정확하게 예측하였는가에 대한 지표로 $\frac{TP}{TP+FN}$로 계산된다. 특이도(specificity)는 실제 negative 중에서 모형이 negative를 정확하게 예측하였는가에 대한 지표로 $\frac{FP}{FP+TN}$로 계산된다. 모든 cut-off 값을 고려하여 결과값의 변화를 보는 것이 ROC 곡선이 된다. ROC 곡선의 x축은 1-특이도이고, y축은 민감도이다([그림 5-1]). 이 곡선의 아래 면적이 AUC가 된다. ROC 곡선의 기울기가 급할수록 곡선 아래 면적이 1에 가까워지며, 적합모형은 좋은 성능을 가진 모형이 된다.

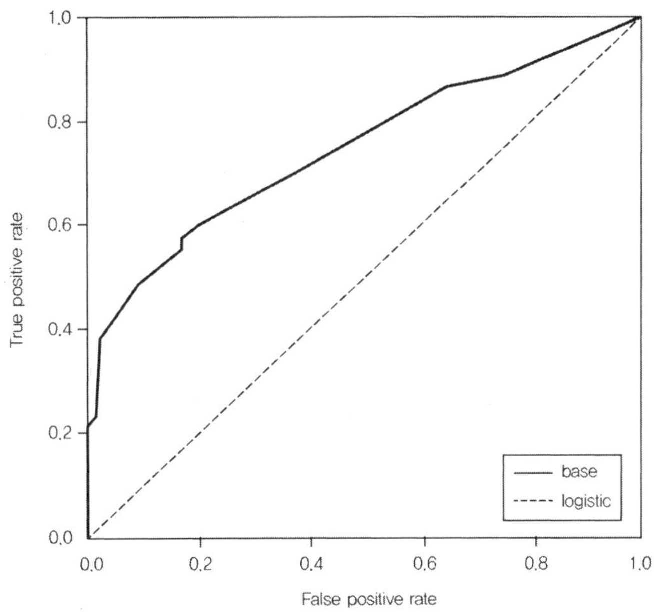

그림 5-1 ROC 곡선

2. 조건부 로지스틱 회귀모형

역학이나 공학 등에서 관심 있는 요인에 노출된 그룹과 노출되지 않은 그룹 간의 결과를 비교하는 연구들이 많이 있다. 이때 두 그룹 간에 개체들을 대응(matching)시켜 비교하는 연구를 **환자-대조군 연구**(사례-대조군 연구, case-control study)라고 한다. 이러한 사례-대조군 연구에서는 관심 요인은 아니지만, 결과에 영향을 줄 수 있는 요인들에 대하여 층화(stratification)시켜 개체들을 구성한다. 예를 들어, 사례군과 대조군을 성별이나 나이 등과 같은 교란변수에 의하여 층화한 후, 각 층에서 두 그룹 간 개체를 서로 대응시켜 구성하게 된다. 일반적으로 1:1 대응이나 1:M 대응설계를 많이 사용한다. 이렇게 대응 설계된 사례-대조군 자료에 대한 로지스틱 회귀모형을 **조건부 로지스틱 회귀모형**(conditional logistic regression model)이라고 한다.

층화된 자료의 k번째 층에서 개체 i의 성공확률을 p_{ki}라고 하고, k번째 층에서 개체i의 설명변수들의 벡터를 x_{ki}라고 하면, 로지스틱 회귀모형은

$$\ln\left(\frac{p_{ki}}{1-p_{ki}}\right)=\alpha_k+\beta^T x_{ki}$$

가 된다. 이때 α_k는 k번째 층에서의 모수가 되고, β^T는 설명변수의 회귀계수 벡터이다. 조건부 로지스틱 회귀모형의 모수 추정값은 각 층에서의 가능도 함수들의 곱인 조건부 가능도함수(conditional likelihood function)를 최대로 하는 값으로 구할 수 있다.

참고로, 대응(matching)을 위하여 사용된 교란변수들은 더 이상 회귀모형에 포함시킬 수 없으므로 변수 선택 및 해석에 유의하여야 한다.

5.3 포아송 회귀모형

포아송(Poisson) 확률분포는 이산형 반응변수에 대한 대표적인 확률분포이며, 특정 시간 동안 또는 특정 장소에서 관심 사건이 발생하는 횟수를 모델링할 때 많이 사용된다. 특히 평균 발생 건수가 작은 도수 데이터는 0을 포함한 양의 정수의 값만 갖고, 도수가 작은 값에 관측값이 집중되어 오른쪽으로 기운(skewed to the right) 분포를 가지게 된다. 이러한 경우에는 일반선형회귀모형을 적합할 때 요구되는 정규성이나 등분산성 등의 가정을 만족하기 어렵다. 이러한 도수 데이터에 대한 회귀모형을 적합할 때 포아송 회귀모형을 사용할 수 있다. 특정 시간 동안 관심 사건의 발생 건수에 대한 도수 자료(count data)를 이용하여 평균 발생 건수에 대한 회귀모형을 포아송 회귀모형이라고 한다.

포아송 회귀모형은 로지스틱 회귀모형과 함께 일반화 선형모형(generalized linear model)의 하나로 볼 수 있으며, 로그 연결함수를 이용한 평균 발생 건수에 대한 일반화 선형모형이 된다. 관심 사건의 평균 발생 건수를 $\mu = E(Y)$라고 하면, 설명변수들 $x_{i,}\ \ i=1,\cdots,p$에 대하여 포아송 회귀모형은

$$\ln(\mu) = \beta_0 + \beta_1 x_1 + \cdots + \beta_p x_p$$

가 된다. 회귀계수들은 최대가능도방법을 이용하여 추정할 수 있다.

만약 관심이 있는 결과변수가 발생률이나 사망률 등과 같은 비율 형태인 경우에도 포아송 회귀모형을 사용한다. 비율 형태의 결과변수는 $\frac{y}{n}$의 형태가 된다. 이때 y는

특정 시간 동안 관심 사건의 발생 건수이고 n은 특정 시간 동안 관심 사건 발생의 대상자 수가 된다. 비율에 대한 포아송 회귀모형은

$$\ln(\mu) = \ln(n) + \beta_0 + \beta_1 x_1 + \cdots + \beta_p x_p$$

가 된다. 여기서 $\ln(n)$은 offset이다.

참고로, 포아송 분포는 확률변수의 평균과 분산이 같다는 가정이 필요하다. 만약 분산이 평균보다 큰 경우에는 포아송 분포를 기반으로 한 포아송 회귀모형을 사용할 수 없다. 이러한 과대산포(overdispersion) 자료인 경우 과대산포 포아송 회귀모형이나 음이항(negative binomial) 회귀모형을 고려한다. 포아송 회귀모형은 관심 사건의 평균 발생 건수에 자연로그를 취하기 때문에 로그-선형모형(log-linear model)이라고도 한다.

정규성을 가정할 수 있는 연속형 반응변수를 포함하여, 로지스틱 회귀모형이나 포아송 회귀모형과 같이 반응변수의 분포가 지수족 분포(exponential family)에 속하는 경우 일반화 선형모형(generalized linear model)으로 고려할 수 있다. 이 부분은 이 책의 범위를 벗어나므로 자세히 다루지는 않는다.

5.4 SPSS 예제 실습

1. 로지스틱 회귀분석

로지스틱 회귀분석은 반응변수가 연속형이 아닌 범주형일 때, 반응변수에 영향력이 있는 설명변수를 찾는 위험인자 탐색, 설명변수와 반응변수의 관련성을 예측하는 예측 모형 수립, 수립된 예측 모형에 따라 확률을 계산하여 가능성이 더 높은 범주에 속하는 것을 분류해주는 분류분석 등에 활용될 수 있다. 본 교재에서는 sample data를 이용하여 고혈압에 영향을 미치는 설명변수들을 찾기 위한 위험인자 탐색을 목적으로 로지스틱 회귀분석을 실행하고자 한다([그림 5-2]). 로지스틱 회귀분석을 실행하기 위해서는 SPSS의 탑 메뉴에서 '분석' → '회귀분석' → '이분형 로지스틱'을 실행한다.

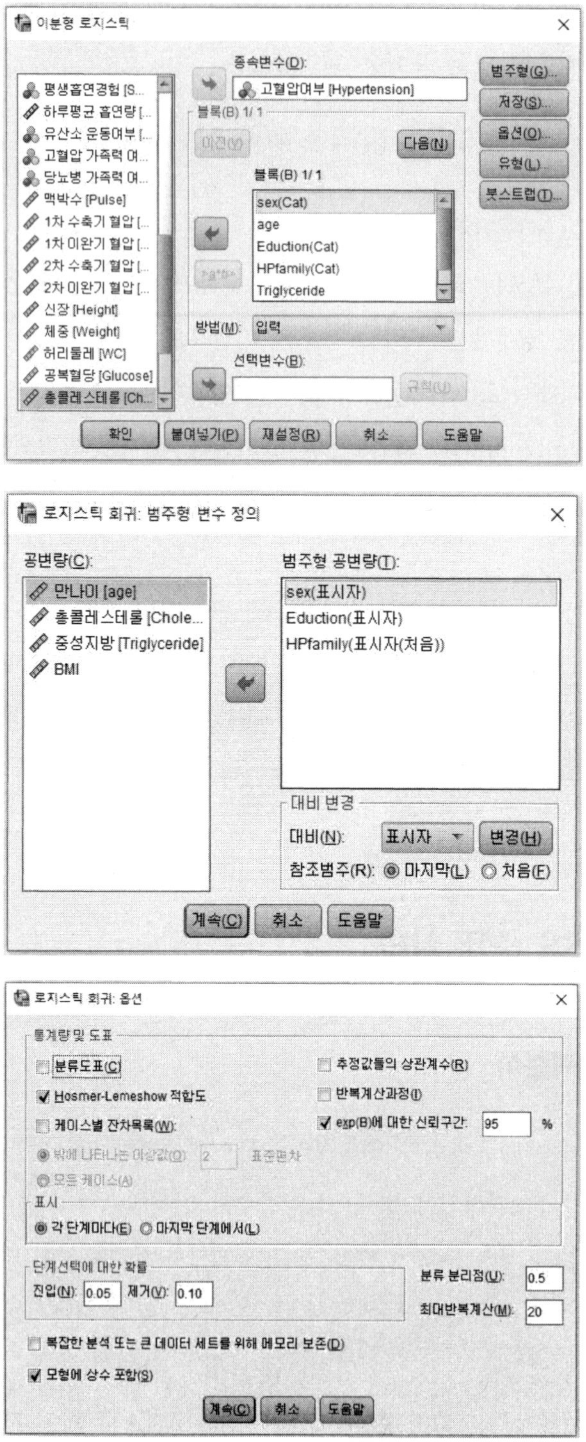

그림 5-2 로지스틱 회귀분석의 실행과 대화상자

이때, 반응변수는 고혈압 여부로 두고, 고혈압 발병 확률에 영향을 미치는 요인은 기존에 발표된 연구 결과들을 참고하여 성별, 연령, 교육수준, 고혈압 가족력, 총콜레스테롤 및 중성지방, BMI를 설명변수로 지정하여 로지스틱 회귀분석을 실행하였다.

로지스틱 회귀분석의 옵션 중에서 '범주형' 옵션은 오즈비를 구하기 위한 기준점을 지정해주는 옵션으로 범주형 변수의 보기 문항에 대해 마지막 범주 혹은 처음 범주를 기준으로 지정해준다. 기본은 '마지막' 범주를 기준으로 오즈비를 구하지만, 처음 범주를 기준점으로 할 경우는 처음을 클릭한 후 바꾸기를 클릭하면 '처음' 범주로 변경된다.

sample data에서 고혈압에 영향을 미치는 요인을 찾고자 로지스틱 회귀분석을 시행하였다. 분석을 수행하기 위해서 성별(2=여자)과 교육수준(4=대학교 졸업 이상)은 마지막 범주를 기준으로 하고, 고혈압 가족력 여부는 처음 범주(0=없음)를 기준으로 해서 오즈비를 구하고자 한다. 로지스틱 회귀분석은 '옵션'에서 Hosmer-Lemeshow 적합도를 클릭하여 적합성을 검정한다. 여기서 로지스틱 회귀분석의 적합도 검정인 Hosmer-Lemeshow 검정의 영(H_0)가설은 "모형이 적합하다."이다. 마지막 옵션으로는 오즈비의 신뢰구간을 구하기 위해 exp(B)에 대한 신뢰구간을 클릭하면 된다. 분석 결과는 [그림 5-3]과 같다.

로지스틱 회귀분석을 실행한 결과, 적합도 검정인 Hosmer-Lemeshow 검정 결과 유의확률이 0.498로 유의수준 0.05보다 크므로 귀무가설을 기각할 수 없다. 즉, 모형이 적합함을 알 수 있다. 또한 실제 자료를 예측한 결과 고혈압이 없는 341명 중 309명(90.6%)이 회귀모형으로 옳게 예측되었고, 고혈압이 있는 144명 중 58명(59.7%)이 회귀모형으로 옳게 예측되었다. 전체적으로 81.4%의 예측도를 보였다.

로지스틱 회귀분석의 결과를 해석하면, 다른 변수들이 고정되었을 때 나이가 증가할수록 고혈압이 될 오즈는 1.071배이며, 교육수준은 대학교 졸업 이상을 기준으로 초등학교 졸업일 때 고혈압이 될 오즈는 3.962배가 된다. 또한 고혈압 가족력이 있는 경우는 없는 경우에 비해 고혈압이 될 오즈가 3.214배이고, 중성지방과 BMI가 증가할수록 고혈압이 될 오즈가 각각 1.007배, 1.194배 된다. 즉, 나이, 중성지방, BMI가 증가할수록 고혈압이 될 가능성이 높고, 교육수준이 낮을수록 고혈압이 될 가능성이 높음을 시사한다.

로지스틱 회귀분석은 관심 사건이 발생할 확률에 유의한 영향을 미치는 설명변수들

모형 요약

단계	-2 로그 우도	Cox와 Snell의 R-제곱	Nagelkerke R-제곱
1	396.091[a]	.330	.468

a. 모수 추정값이 .001보다 작게 변경되어 계산반복 수 6에서 추정을 종료하였습니다.

= Hosmer와 Lemeshow 검정 =

단계	카이제곱	자유도	유의확률
1	4.353	8	.824

분류표[a]

관측됨			예측: 고혈압여부 없음	예측: 고혈압여부 있음	분류정확 %
1 단계	고혈압여부	없음	309	32	90.6
		있음	58	86	59.7
	전체 퍼센트				81.4

a. 절단값은 .500입니다.

방정식의 변수

		B	S.E.	Wald	자유도	유의확률	Exp(B)	EXP(B)에 대한 95% 신뢰구간 하한	EXP(B)에 대한 95% 신뢰구간 상한
1 단계[a]	만나이	.069	.014	23.677	1	.000	1.071	1.042	1.102
	교육수준			7.921	3	.048			
	교육수준(1)	1.303	.493	6.992	1	.008	3.680	1.401	9.667
	교육수준(2)	.948	.583	2.642	1	.104	2.580	.823	8.090
	교육수준(3)	.163	.299	.298	1	.585	1.178	.655	2.118
	고혈압 가족력 여부(1)	1.159	.273	17.978	1	.000	3.186	1.865	5.442
	중성지방	.007	.002	16.079	1	.000	1.007	1.003	1.010
	BMI	.180	.039	21.653	1	.000	1.197	1.110	1.291
	상수항	-10.639	1.285	68.523	1	.000	.000		

a. 변수가 1: 만나이, 교육수준, 고혈압 가족력 여부, 중성지방, BMI 단계에 입력되었습니다.

그림 5-3 로지스틱 회귀분석의 분석 결과

을 찾기 위해 다중회귀분석처럼 단계적 선택법과 같은 방법을 사용할 수 있으며, 선택 방법은 [그림 5-4]와 같다. SPSS에서 제공하는 로지스틱 회귀모형의 변수 선택법으로는 '입력', '앞으로:조건', '앞으로:LR', '앞으로:Wald', '뒤로:조건', '뒤로:LR', '뒤로:Wald' 방법이 있다.

1) 입력: 선형 회귀분석과 마찬가지로 설명변수에 선택한 모든 변수를 회귀모형에 입

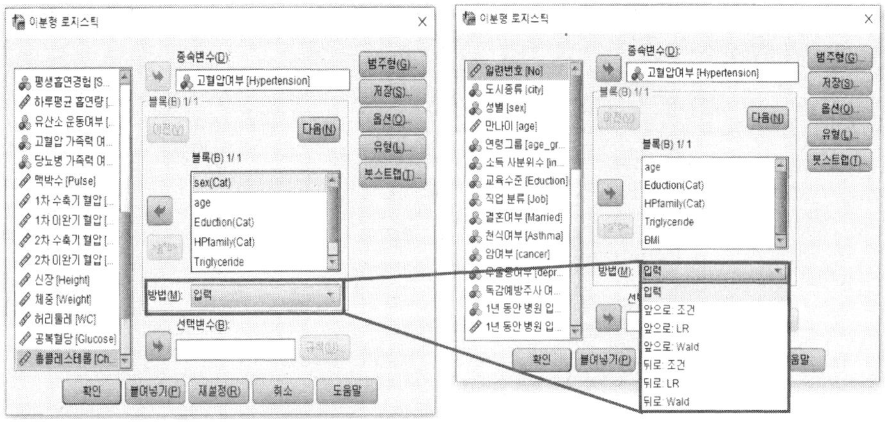

그림 5-4 로지스틱 회귀분석의 변수 선택법

력하는 방법으로 설명변수들의 영향을 전체적으로 파악할 수 있다.

2) 앞으로: 스코어 통계량의 유의수준을 기준으로 가장 유의한 변수부터 하나씩 삽입하는 방법으로 삽입하는 방법에서는 조건, LR, Wald가 있다.

① 조건: 조건적 모수 추정값에 따라 가능도비 통계량의 확률을 기초로 변수의 검정을 수행하는 단계 선택법이다.

② LR(likelihood): 최대 편가능도 추정값에 따라 가능도비 통계량의 확률을 기초로 변수의 검정을 수행하는 단계 선택법이다.

③ Wald: Wald 통계량의 확률을 기초로 변수의 검정을 수행하는 단계 선택법이다.

3) 뒤로: 스코어 통계량의 유의수준을 기준으로 가장 유의하지 않는 변수부터 하나씩 제거하는 방법으로 제거하는 방법에서는 조건, LR, Wald가 있다.

① 조건: 조건적 모수 추정값에 따라 가능도비 통계량의 확률을 기초로 변수의 제거 검정을 수행하는 후진제거 선택법이다.

② LR(likelihood): 최대 편가능도 추정값에 따라 가능도비 통계량의 확률을 기초로 변수의 제거 검정을 수행하는 후진제거 선택법이다.

③ Wald: Wald 통계량의 확률을 기초로 변수의 제거 검정을 수행하는 후진제거 선택법이다.

선택 방법 중 하나인 '앞으로 Wald'를 지정하여 분석한 결과는 [그림 5-5]와 같다.

모형 요약

단계	-2 로그 우도	Cox와 Snell의 R-제곱	Nagelkerke R-제곱
1	475.150[a]	.211	.300
2	435.669[b]	.273	.387
3	420.337[b]	.295	.419
4	404.213[b]	.318	.452
5	396.091[b]	.330	.468

a. 모수 추정값이 .001보다 작게 변경되어 계산반복 수 5에서 추정을 종료하였습니다.

b. 모수 추정값이 .001보다 작게 변경되어 계산반복 수 6에서 추정을 종료하였습니다.

= Hosmer와 Lemeshow 검정 =

단계	카이제곱	자유도	유의확률
1	4.972	8	.761
2	10.818	8	.212
3	5.443	8	.709
4	6.307	8	.613
5	4.353	8	.824

분류표[a]

관측됨			예측 고혈압여부 없음	예측 고혈압여부 있음	분류정확 %
1 단계	고혈압여부	없음	307	34	90.0
		있음	79	65	45.1
	전체 퍼센트				76.7
2 단계	고혈압여부	없음	308	33	90.3
		있음	68	76	52.8
	전체 퍼센트				79.2
3 단계	고혈압여부	없음	303	38	88.9
		있음	62	82	56.9
	전체 퍼센트				79.4
4 단계	고혈압여부	없음	307	34	90.0
		있음	60	84	58.3
	전체 퍼센트				80.6
5 단계	고혈압여부	없음	309	32	90.6
		있음	58	86	59.7
	전체 퍼센트				81.4

a. 절단값은 .500입니다.

그림 5-5 로지스틱 회귀분석(방법 = 앞으로 Wald)의 모형 적합도 및 분류표

방정식의 변수

		B	S.E.	Wald	자유도	유의확률	Exp(B)	EXP(B)에 대한 95% 신뢰구간	
								하한	상한
1 단계[a]	만나이	.082	.009	84.126	1	.000	1.086	1.067	1.105
	상수항	-5.112	.496	106.179	1	.000	.006		
2 단계[b]	만나이	.086	.010	78.201	1	.000	1.090	1.069	1.111
	BMI	.219	.037	34.425	1	.000	1.245	1.157	1.339
	상수항	-10.623	1.155	84.648	1	.000	.000		
3 단계[c]	만나이	.095	.011	81.362	1	.000	1.100	1.077	1.123
	고혈압 가족력 여부(1)	.975	.255	14.568	1	.000	2.650	1.607	4.371
	BMI	.216	.038	33.065	1	.000	1.241	1.153	1.336
	상수항	-11.525	1.229	87.926	1	.000	.000		
4 단계[d]	만나이	.096	.011	78.490	1	.000	1.101	1.078	1.125
	고혈압 가족력 여부(1)	1.025	.261	15.391	1	.000	2.788	1.670	4.653
	중성지방	.006	.002	13.749	1	.000	1.006	1.003	1.009
	BMI	.183	.039	22.566	1	.000	1.201	1.114	1.296
	상수항	-11.650	1.262	85.169	1	.000	.000		
5 단계[e]	만나이	.069	.014	23.677	1	.000	1.071	1.042	1.102
	교육수준			7.921	3	.048			
	교육수준(1)	1.303	.493	6.992	1	.008	3.680	1.401	9.667
	교육수준(2)	.948	.583	2.642	1	.104	2.580	.823	8.090
	교육수준(3)	.163	.299	.298	1	.585	1.178	.655	2.118
	고혈압 가족력 여부(1)	1.159	.273	17.978	1	.000	3.186	1.865	5.442
	중성지방	.007	.002	16.079	1	.000	1.007	1.003	1.010
	BMI	.180	.039	21.653	1	.000	1.197	1.110	1.291
	상수항	-10.639	1.285	68.523	1	.000	.000		

a. 변수가 1: 만나이 단계에 입력되었습니다.

b. 변수가 2: BMI 단계에 입력되었습니다.

c. 변수가 3: 고혈압 가족력 여부 단계에 입력되었습니다.

d. 변수가 4: 중성지방 단계에 입력되었습니다.

e. 변수가 5: 교육수준 단계에 입력되었습니다.

그림 5-6 로지스틱 회귀분석(방법=앞으로 Wald)의 최종모형 결과

앞으로 Wald 방법을 선택하여 고혈압에 영향을 미치는 변수를 찾기 위해 총 5단계를 거쳐서 최종 모형을 찾았다. 연관성이 있는 변수로는 나이, 교육수준, 고혈압 가족력 여부, 중성지방 및 BMI가 있다. 로지스틱 회귀분석의 적합도 검정인 Hosmer-Lemeshow 검정 결과 유의확률이 0.824로 유의수준 0.05보다 크므로 귀무가설을 기각할 수 없다. 즉, 모형이 적합함을 알 수 있다. 또한 실제 데이터를 예측한 결과 고혈압이 없는 341명 중 309명(90.6%)이 회귀모형으로 옳게 예측되었고, 고혈압이 있는 144명 중 58명(59.7%)이 회귀모형으로 옳게 예측되었다. 전체적으로 81.4%의 예측도를 보였다.

[그림 5-6]에서 추정된 최종 모형은

$$\ln\frac{p}{1-p} = -10.639 + 0.069 \times \text{나이} + 1.303 \times \text{교육수준}(1=\text{초졸 이하}) + 0.948 \times \text{교육수준}(2=\text{중졸}) + 0.163 \times \text{교육수준}(3=\text{고졸}) + 1.159 \times \text{고혈압 가족력 여부}(1=\text{가족력 있음}) + 0.007 \times \text{중성지방} + 0.180 \times \text{BMI}$$

(단, p는 고혈압에 걸릴 확률)

이며, 로지스틱 회귀분석의 최종 모형이 앞서 본 결과와 동일하였다.

로지스틱 회귀모형의 성능과 예측력을 비교하는 데 사용하는 ROC curve를 SPSS에서 그려보도록 하자. ROC curve를 그리기 전에 로지스틱 회귀분석에서 예측확률을 먼저 구해야 한다. 앞서 진행한 추정된 최종 모형을 통해 예측확률은 로지스틱 회귀분석에서 '저장' 옵션에서 예측값의 '확률'을 선택한다. 데이터 화면의 맨 오른쪽 끝부분에 해당 예측확률이 "PRE_1"에 저장된다([그림 5-7]).

이를 통해 ROC curve를 실행하기 위해서는 SPSS의 탑 메뉴에서 '분석' → 'ROC 곡선'을 실행한다. 검정변수에는 예측확률인 PRE_1변수를, 상태변수에는 "고혈압여부"를 넣고, 상태변수 양의 값에 '1'을 넣었다([그림 5-8])

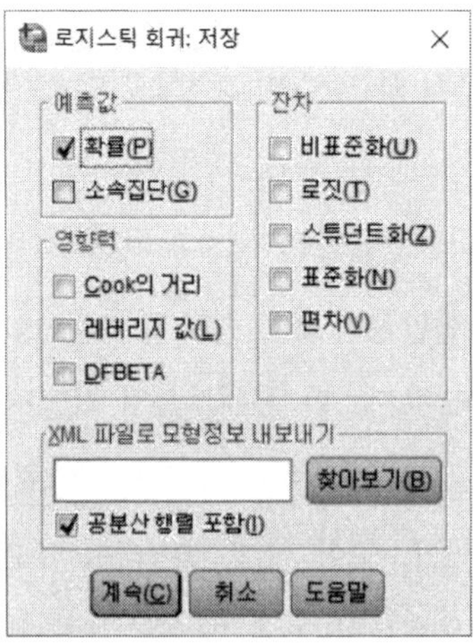

그림 5-7 로지스틱 회귀분석의 저장 옵션 대화상자

이때, 표시 옵션에서 'ROC 곡선'을 체크하고, ROC 곡선의 기본값을 나타내는 '대각 참조선 있음'을 체크한다. 또한 ROC 곡선의 면적에 대한 신뢰구간을 구하기 위해

'표준오차 및 신뢰구간'을 체크한 뒤 확인을 누르면 된다.

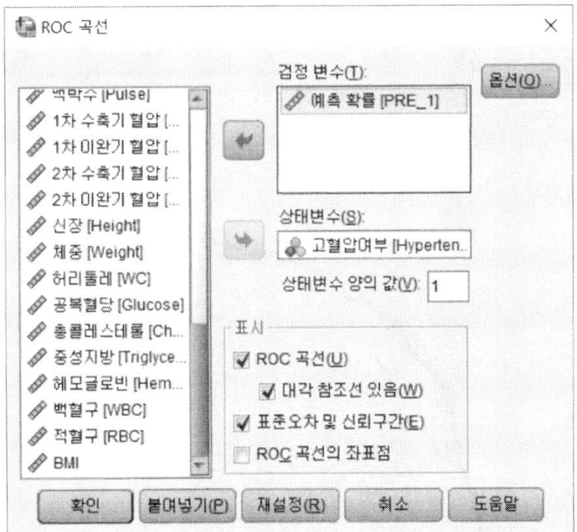

그림 5-8 ROC 곡선의 대화상자

ROC 곡선의 분석결과 [그림 5-9]와 같다. 고혈압을 가지고 있는 사람이 144명으로 '양'의 값이 144명임을 나타낸다. 또한 ROC 곡선의 면적은 0.865이며, 곡선에 대한 유의확률이 0.000으로 유의수준 0.05보다 작으므로 ROC 곡선이 유의한 곡선임을 알 수 있다.

2. 조건부 로지스틱 회귀분석

짝지은 환자-대조군 연구는 주로 1:1이나 n:m 매칭으로 이뤄진 데이터로 이를 분석하고자 할 때 조건부 로지스틱 회귀분석(conditional logistic regression)을 사용한다. 조건부 로지스틱 회귀분석은 Cox 모형을 이용하여 분석하는데, Cox 모형은 7.4절의 3. '콕스의 비례위험모형'에서 다룰 것이다.

케이스 처리 요약

Hypertension 고혈압여부	유효 N(목록별)
양(+)[a]	144
음(-)	341

검정 결과 변수 값이 클수록 실제 양의 반응에 대한 검정결과가 타당함을 나타냅니다.

a. 실제 양의 반응은 1 있음입니다.

곡선 아래 영역

검정 결과 변수: PRE_1 예측 확률

영역	표준화 오류[a]	근사 유의확률[b]	근사 95% 신뢰구간 하한	근사 95% 신뢰구간 상한
.865	.017	.000	.831	.899

a. 비모수 분포 가정

b. 영가설: 실제 영역 = 0.5

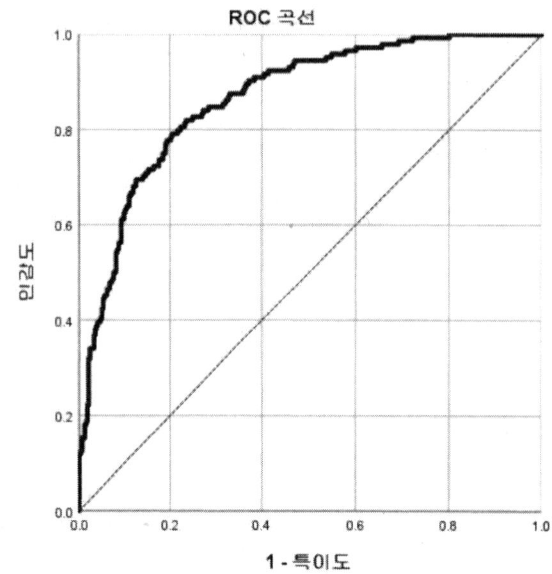

그림 5-9 ROC 곡선의 결과

다음의 자료는 당뇨병 환자와 정상인의 BMI와 당뇨 가족력, 신체적 활동 자료로 환자와 정상인에 대해 1:1 대응(matching)되어 총 30쌍으로 이뤄진 자료이다. 짝지어진 자료에 대해 당뇨병에 영향을 미치는 요인이 무엇인지 분석하고자 한다(환자-대조연구.sav)[1]. 본 예제 데이터는 매칭변수가 알려져 있지 않았다. 그러나 주로 대응(matching) 데이터의 경우는 성별이나 나이를 매칭하는 경우가 많으며, 매칭변수는 회귀모형에 포함되어서는 안 된다.

1) 자료 출저 : SPSS 15를 이용한 생존자료의 분석 (송경일, 최종수 공저, 한나래출판사, 2008)

표 5-3 환자-대조군 연구 자료의 내용

번호	변수	변수설명	범주 설명
1	Match	그룹	매칭 짝의 수 1~30
2	BMI	체질량지수	
3	FH	당뇨 가족력	1=있음, 0=없음
4	PHY	신체 활동 여부	1=신체 활동함, 0=신체 활동 안 함
5	Diabetes	당뇨병	1=당뇨병 있음, 0=당뇨병 없음

환자-대조군 자료를 Cox 모형으로 분석할 때는 고려해야 할 사항은 Time이다. 대응(matching) 데이터에 대한 조건부 로지스틱 회귀분석을 할 때, 당뇨병이 있는 경우를 Time=1로, 당뇨병이 없는 경우를 Time=2로 코딩을 먼저 변경한다. 그 다음 Cox 모형으로 분석을 진행한다. 조건부 로지스틱 회귀분석을 시행하기 위해서는 SPSS의 탑메뉴에서 '분석' → '생존분석' → 'Cox 회귀'를 실행한다.

조건부 로지스틱 회귀분석 시간에서 반응변수에 코딩 변환한 Time을, 상태에 당뇨병 여부를 나타내는 Diabetes를 지정한다. Diabetes에 대한 이벤트 정의에서 당뇨병을 1로 코딩하였기에 단일값 '1'을 넣었다([그림 5-10]).

당뇨병 여부에 영향을 주는 변수들을 블록에 넣고, 블록에 넣은 변수 중 범주형이 있을 경우 '범주형' 옵션에서 기준범주를 정한다. 앞서 설명한 것처럼 범주의 기준을 어디에 둘지 미리 결정해야 한다. 범주의 가장 큰 값을 기준으로 할 때는 '마지막'을, 범주의 가장 작은 값을 기준으로 할 때는 '처음'으로 지정한 뒤 변경하면 된다([그림 5-11]).

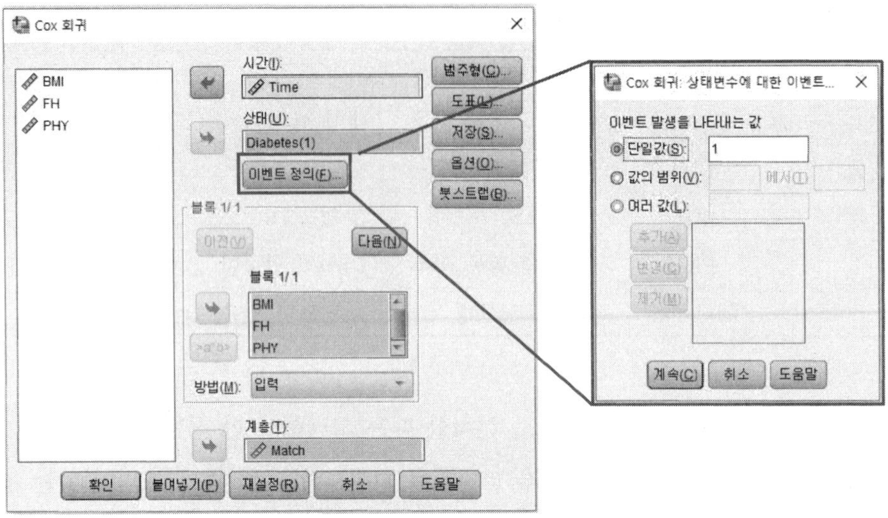

그림 5-10 조건부 로지스틱 회귀분석의 대화상자(좌) 및 이벤트 정의(우)

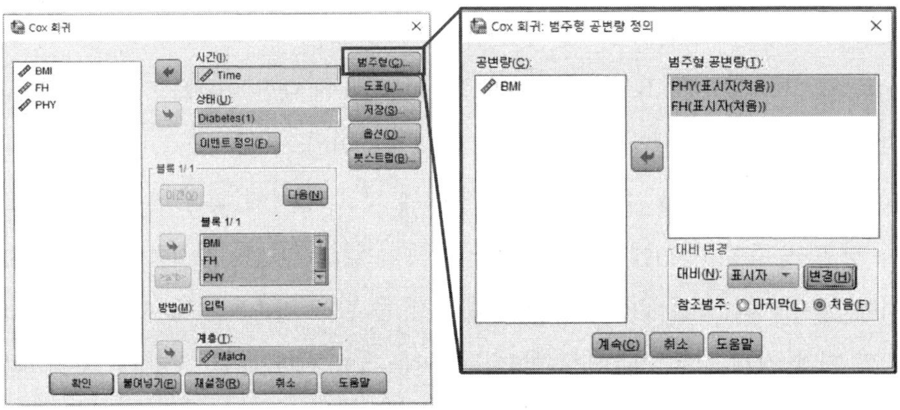

그림 5-11 조건부 로지스틱 회귀분석의 대화상자(좌) 및 범주형 정의(우)

마지막으로 '옵션' 대화상자에서 exp(B)의 CI를 선택한다. 반응변수에 영향을 주는 변수들이 많은 경우 변수들을 선택하는 기준은 블록의 '방법' 옵션에서 정하면 된다. 보통 '입력'이 기본으로 저장되어 있으며, Wald나 LR(likelihood ratio, 가능도비) 기준으로 변수들의 선택 기준을 정하면 된다([그림 5-12]).

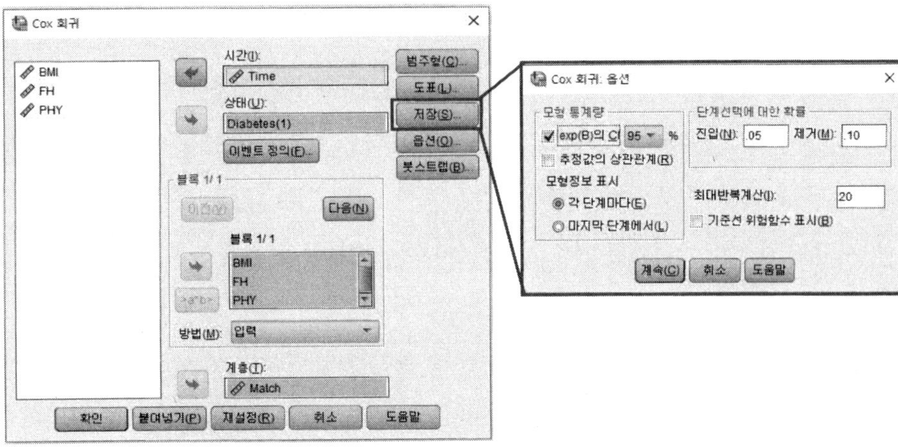

그림 5-12 조건부 로지스틱 회귀분석의 대화상자(좌) 및 옵션(우)

조건부 로지스틱 회귀분석을 실행한 결과, 다른 변수가 고정되었을 때 BMI가 증가할수록 당뇨병이 될 오즈는 1.094배이며, 당뇨병 가족력이 없는 경우에 비해 가족력이 있는 경우가 당뇨병이 될 오즈가 2.633배이지만, 신체활동을 하지 않는 경우에 비해 신체활동이 있는 경우가 당뇨병이 될 오즈가 0.569배 된다. 즉, BMI가 증가할수록, 당뇨병 가족력이 있거나 신체활동이 없는 경우에 당뇨병이 발병할 가능성이 높으나 통계적으로 유의하지는 않다([그림 5-13]).

모형 계수의 총괄 검정[a]

	전체 통계량(점수)			이전 단계와의 상대적 변화			이전 블록과의 상대적 변화		
-2 로그 우도	카이제곱	자유도	TPL 유의확률	카이제곱	자유도	TPL 유의확률	카이제곱	자유도	TPL 유의확률
33.123	7.469	3	.058	8.466	3	.037	8.466	3	.037

a. 시작 블록 번호 1. 방법 = 입력

방정식의 변수

	B	표준오차	Wald	자유도	TPL 유의확률	Exp(B)	95.0% Exp(B)의 CI 하한	95.0% Exp(B)의 CI 상한
BMI	.090	.065	1.906	1	.167	1.094	.963	1.244
FH	.968	.588	2.711	1	.100	2.633	.832	8.336
PHY	-.563	.541	1.084	1	.298	.569	.197	1.644

그림 5-13 조건부 로지스틱 회귀분석의 출력 결과

3. 포아송 회귀분석

특정 시간 동안 발생한 사건의 건수에 대한 빈도(count data) 데이터에 대한 분석할 때 사용하는 분석 방법은 포아송 회귀분석이다. 반응변수가 빈도 데이터이면서 오차가 정규성이나 등분산 가정에 위배될 경우 포아송 회귀분석을 사용한다. 본 sample data에서 1년 동안에 입원 횟수에 영향을 미치는 변수들을 파악하기 위해 포아송 회귀분석을 시행하고자 한다.

반응변수가 포아송 분포 가정을 만족하는지 확인하기 위하여 sample data에서 1년 동안 입원 횟수에 대한 분포 및 평균, 분산을 구한 결과 분포는 양의 값을 가지며 우측으로 길게 치우친 분포를 가졌다. 또한 평균과 분산이 0.27과 0.255로 비슷한 값을 가지므로 포아송 회귀분석 가정을 만족함을 알 수 있다([그림 5-14]). 포아송 회귀분석을 실행하기 위해서는 SPSS의 탑 메뉴에서 '분석' → '일반화 선형 모형' → '일반화 선형 모형'을 실행한다.

일반화 선형 모형은 기존의 분석 방법과 달리 대화상자 형태로 분석을 진행한다. 대화상자가 열리면 제일 먼저 '모형 유형' 나타난다. '모형 유형'에서는 반응변수의 유형에 따라서 분석 방법이 정해지는데 척도형, 빈도형, 혼합형, 순서형, 이분형으로 나눠진다. 이때, 포아송 회귀분석을 사용하기 위해서는 빈도형의 '포아송 로그선형'을 선택한다. 다음 순서인 '반응' 탭에서는 반응변수를 정의하는데, 본 예제 데이터에서는 반응(종속)변수에 전이된 림프 개수를 지정한다([그림 5-15]).

'예측자' 탭에서는 설명변수를 정의하는 순서로 '요인'은 범주형 변수를, '공변량'은 연속형 변수를 지정한다. 이때, '요인'에 범주형 변수 아래 부분에 '옵션'을 클릭하여 범주형의 범주 기준을 정리한다([그림 5-16]).

범주형 범주의 순서를 오름차순으로 정리하면 마지막 범주를 기준으로 계산되며, 내림차순일 경우는 처음 범주를 기준으로 계산된다. '모형' 탭에서는 모형을 정의하는 순서로 변수들의 주 효과뿐만 아니라 교호작용을 모형에 넣을 수 있다. 마지막으로 '통계량' 탭에서 분석 유형 및 신뢰구간, 모수 추정값 및 적합도를 정할 수 있다([그림 5-17]).

기술통계

			통계	표준화 오차
1년 동안 병원 입원 횟수	평균 순위		.27	.023
	평균의 95% 신뢰구간	하한	.23	
		상한	.32	
	5% 절사평균		.23	
	중위수(D)		.00	
	분산(V)		.255	
	표준화 편차		.505	
	최소값(U)		0	
	최대값(X)		5	
	범위(R)		5	
	사분위수 범위		1	
	왜도(W)		2.657	.111
	첨도(K)		15.316	.221

1년 동안 병원 입원 횟수

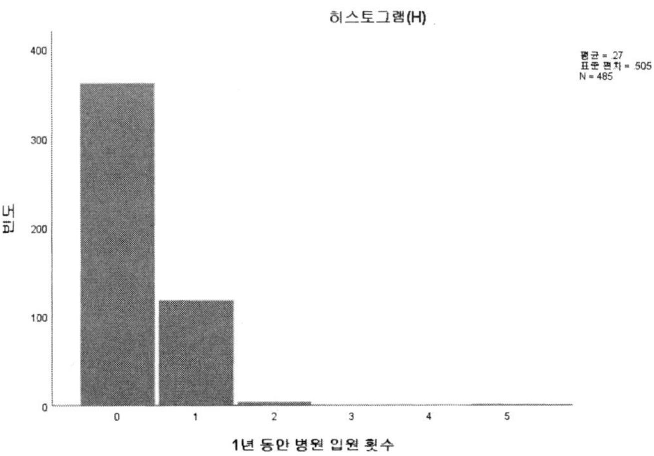

그림 5-14 포아송 회귀분석의 가정에 대한 분포, 평균 및 분산

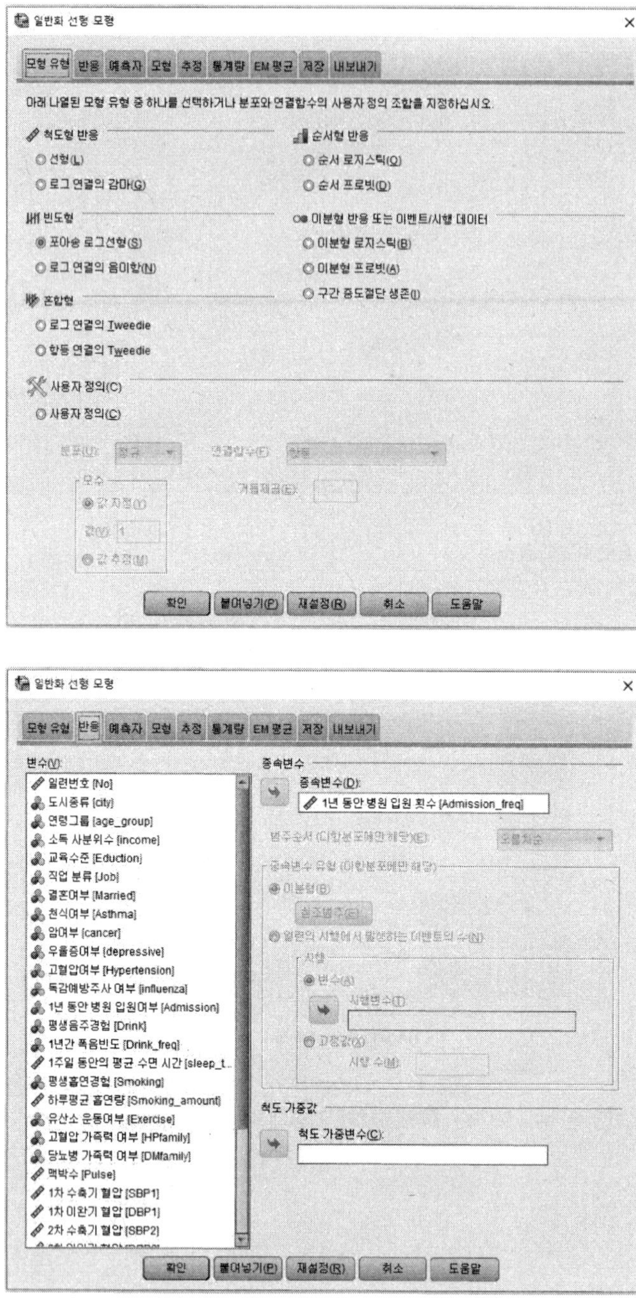

그림 5-15 Poisson 모형의 모형 유형과 반응 탭

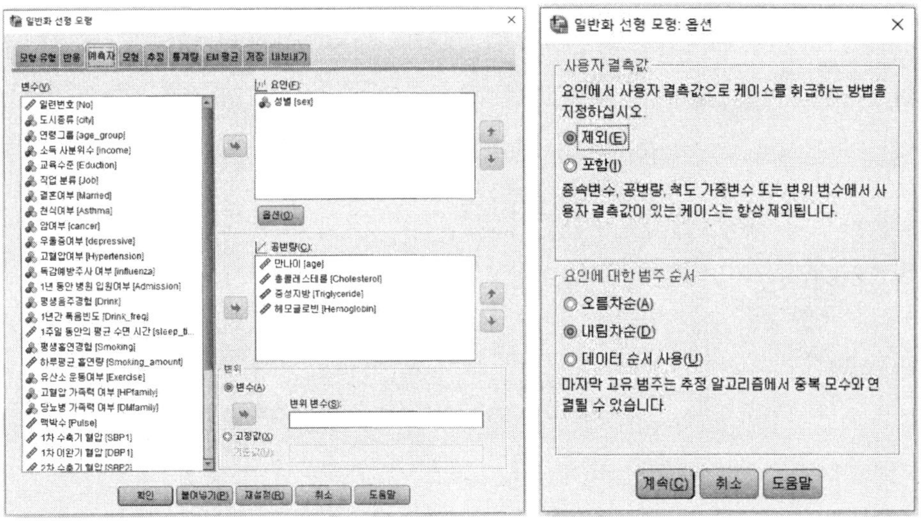

그림 5-16 Poisson 모형의 예측자와 옵션

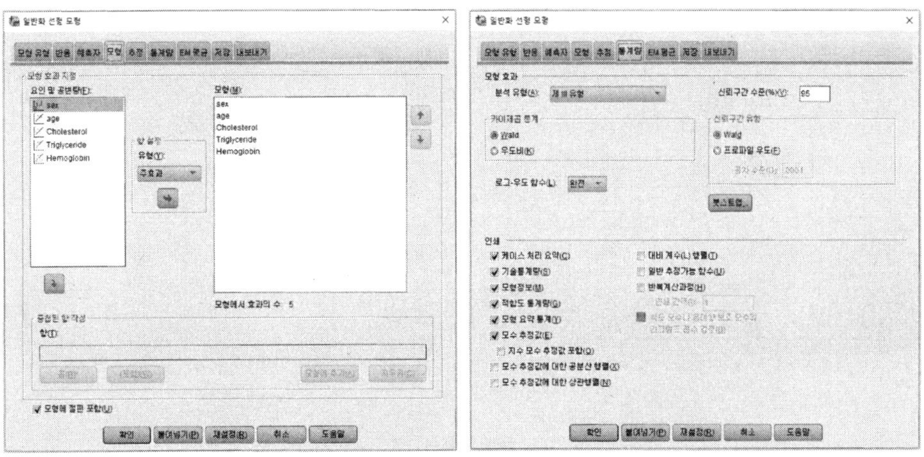

그림 5-17 포아송 모형의 모형과 통계량 탭

포아송 회귀분석 결과를 보면, '모형 정보'는 반응(종속)변수와 확률분포 종류(포아송), 분석을 위한 연결함수(로그)에 대해 적합된 모형 정보가 나온다([그림 5-18]). '적합도'는 모형의 적합도를 판정 결과로 나타내는 표로, 포아송 회귀모형이 주어진 자료에 얼마나 잘 적합하는지를 보여주는 지표인 피어슨(Pearson) 카이제곱/자유도의 값이 0.852이다. 이 값이 1에 가까울수록 모형이 적합하다고 판단된다. 포아송 회귀식의

모형정보

종속변수	1년 동안 병원 입원 횟수
확률 분포	포아송(I)
연결함수	로그

적합도[a]

	변수값(A)	자유도	값/자유도
편차	349.718	479	.730
척도 편차	349.718	479	
Pearson.카이제곱	408.155	479	.852
척도 Pearson 카이제곱	408.155	479	
로그 우도[b]	-299.827		
Akaike 정보 기준(AIC)	611.653		
무한 표본 수정된 AIC (AICC)	611.829		
베이지안 정보 기준(BIC)	636.758		
일관된 AIC(CAIC)	642.758		

종속변수: 1년 동안 병원 입원 횟수
모형: (절편), 성별, 만나이, 총콜레스테롤, 중성지방, 헤모글로빈

a. 정보 기준은 가능한 작은 형태입니다.

b. 전체 로그 우도 함수가 표시되고 계산 정보 기준에 사용됩니다.

총괄 검정[a]

우도비 카이제곱	자유도	유의확률
20.412	5	.001

종속변수: 1년 동안 병원 입원 횟수
모형: (절편), 성별, 만나이, 총콜레스테롤, 중성지방, 헤모글로빈

a. 적합한 모형을 절편 전용 모형과 비교합니다.

모형 효과 검정

	제 III 유형		
소스	Wald 카이제곱	자유도	유의확률
(절편)	.042	1	.838
성별	.771	1	.380
만나이	3.162	1	.075
총콜레스테롤	3.033	1	.082
중성지방	6.625	1	.010
헤모글로빈	5.921	1	.015

종속변수: 1년 동안 병원 입원 횟수
모형: (절편), 성별, 만나이, 총콜레스테롤, 중성지방, 헤모글로빈

모수 추정값

			95% Wald 신뢰구간		가설검정				Exp(B)에 대한 95% Wald 신뢰구간	
모수2	B	표준화 오류	하한	상한	Wald 카이제곱	자유도	유의확률	Exp(B)	하한	상한
(절편)	-.142	1.3006	-2.691	2.408	.012	1	.913	.868	.068	11.107
[성별=2]	-.216	.2457	-.697	.266	.771	1	.380	.806	.498	1.305
[성별=1]	0[a]	.	.	.	.	.	.	1	.	.
만나이	.011	.0059	-.001	.022	3.162	1	.075	1.011	.999	1.022
총콜레스테롤	.004	.0024	-.001	.009	3.033	1	.082	1.004	.999	1.009
중성지방	.002	.0007	.000	.003	6.625	1	.010	1.002	1.000	1.003
헤모글로빈	-.191	.0784	-.344	-.037	5.921	1	.015	.826	.709	.964
(척도)	1[b]									

종속변수: 1년 동안 병원 입원 횟수
모형: (절편), 성별, 만나이, 총콜레스테롤, 중성지방, 헤모글로빈

a. 중복된 모수이므로 0으로 설정됩니다.

b. 표시된 값으로 고정됩니다.

그림 5-18 포아송 회귀분석의 분석 결과(1)

모형정보

종속변수	1년 동안 병원 입원 횟수
확률 분포	포아송(I)
연결함수	로그

적합도[a]

	변수값(A)	자유도	값/자유도
편차	356.545	482	.740
척도 편차	356.545	482	
Pearson 카이제곱	403.669	482	.837
척도 Pearson 카이제곱	403.669	482	
로그 우도[b]	-303.240		
Akaike 정보 기준(AIC)	612.481		
무한 표본 수정된 AIC (AICC)	612.531		
베이지안 정보 기준(BIC)	625.033		
일관된 AIC(CAIC)	628.033		

종속변수: 1년 동안 병원 입원 횟수
모형: (절편), 중성지방, 헤모글로빈

a. 정보 기준은 가능한 작은 형태입니다.

b. 전체 로그 우도 함수가 표시되고 계산 정보 기준에 사용됩니다.

총괄 검정[a]

우도비 카이제곱	자유도	유의확률
13.585	2	.001

종속변수: 1년 동안 병원 입원 횟수
모형: (절편), 중성지방, 헤모글로빈

a. 적합한 모형을 절편 전용 모형과 비교합니다.

모형 효과 검정

	제 III 유형		
소스	Wald 카이제곱	자유도	유의확률
(절편)	.352	1	.553
중성지방	14.779	1	.000
헤모글로빈	6.854	1	.009

종속변수: 1년 동안 병원 입원 횟수
모형: (절편), 중성지방, 헤모글로빈

모수 추정값

			95% Wald 신뢰구간		가설검정				Exp(B)에 대한 95% Wald 신뢰구간	
모수2	B	표준화 오류	하한	상한	Wald 카이제곱	자유도	유의확률	Exp(B)	하한	상한
(절편)	.464	.7816	-1.068	1.996	.352	1	.553	1.590	.344	7.356
중성지방	.003	.0007	.001	.004	14.779	1	.000	1.003	1.001	1.004
헤모글로빈	-.153	.0583	-.267	-.038	6.854	1	.009	.859	.766	.962
(척도)	1[a]									

종속변수: 1년 동안 병원 입원 횟수
모형: (절편), 중성지방, 헤모글로빈

a. 표시된 값으로 고정됩니다.

그림 5-19 포아송 회귀분석의 분석 결과(2)

적성성에 대한 귀무가설은 "모든 회귀계수가 '0'이다."이다. '총괄 검정'이 포아송 회귀식의 적정성을 평가한 결과로, 가능도비 카이제곱의 유의확률이 0.001로 유의수준 0.05보다 작으므로 귀무가설을 기각할 수 있어 모형이 적합함을 알 수 있다. 다만, 포아송 회귀분석 결과 총 콜레스테롤과 같은 통계적으로 유의하지 않은 변수가 있다. 이러한 변수들을 제외하여 포아송 회귀분석을 반복하여 최종 모형을 구하고자 한다.

앞서 분석 결과에서 통계적으로 유의하지 않는 변수를 제외하고 포아송 회귀분석을 다시 실행한 결과는 [그림 5-19]와 같다. Pearson 카이제곱/자유도의 값이 0.837로 이 값이 1에 가까우므로 모형이 적합하다고 판단되며, 가능도비 카이제곱의 유의확률이 0.001로 유의수준 0.05보다 작으므로 모형의 적합함을 알 수 있다. 1년 동안 입원 횟수에 영향을 미치는 변수로 중성지방과 헤모글로빈으로, 중성지방이 증가할 때 1년 동안 입원 횟수는 1.003배 증가하며, 헤모글로빈 수치가 증가할수록 0.859배 감소한다고 볼 수 있다. 즉, 중성지방이 증가할수록 입원 횟수가 증가하며, 헤모글로빈 수치가 증가할수록 입원 횟수가 감소함을 알 수 있다.

06 다변량 자료 분석

다변량 자료란 측정된 변수들의 수가 3개 이상인 데이터를 말한다. 최근에 컴퓨터 기술의 발전과 더불어 데이터의 수집 방법이 다양해지고 쉬워지면서 다변량 데이터의 분석법에 대한 관심도 높아지고 있다. 다변량 자료 분석법을 제대로 이해하려면, 벡터와 행렬의 개념과 다변량 확률분포 등의 통계적 이론에 대한 지식이 필요하다. 그러나 여기서는 심화된 통계적 이론보다 다변량 자료의 이해에 초점을 맞추어, 다변량 자료를 다루는 방법과 다변량 자료 분석법의 기본 원리를 위주로 설명한다.

대부분의 다변량 자료분석을 시행할 때 단위가 다양한 변수들을 동시에 분석해야 하기 때문에, 단위에 구애받지 않기 위하여 자료를 표준화하는 작업이 필요하다. 표준화는 앞 장(1, 2장)에서 설명한 바 있다. 여기서는 다변량 데이터를 유사성 측도를 근거로 하여 여러 개의 군집으로 나누는 군집분석(cluster analysis), 고차원 데이터의 차원 축소방법인 주성분분석(principal component analysis)과 요인분석(factor analysis), 반복측정(repeated measurements)으로 발생한 다변량 데이터의 여러 가지 분석법들을 다룬다.

6.1 군집분석

군집분석은 데이터 분류에 이용되는 대표적인 다변량 분석기법이다. 군집분석은 모집단의 분포에 대한 가정 없이 관측치들 또는 개체들 사이의 거리나 유사성을 이용하여 데이터를 여러 개의 군집(cluster)으로 나누는 다변량 분석 방법으로, 머신러닝에서는 비지도학습(unsupervised learning)에 해당한다.

군집분석은 군집을 나누는 방법에 따라 계층적(hierarchical) 방법과 비계층적(nonhierarchical) 방법으로 구분된다. 대상 수가 많지 않거나 군집 형성 과정에 관심이 있는 경우 계층적 방법을 사용하고, 대상 수가 많거나 군집 형성 과정보다 결과에 더 관심이 있는 경우에는 비계층적 방법을 사용한다. 군집분석은 데이터의 개체에 대한 개체 군집이나 변수 간의 상관성에 대한 변수 군집 방법으로 사용된다.

군집분석에서는 개체들을 그룹화하기 위하여 두 개체 사이의 유사성을 측정할 수 있는 거리 측도가 필요하다. 개체 간의 거리 또는 유사성을 정의하는 방법은 다양하게 존재하며, 어떤 거리 측도를 사용하는가에 따라 동일한 데이터라도 군집분석의 결과가 달라질 수 있다.

군집분석을 위하여 개체 간의 거리를 계산하여야 하므로, 데이터의 형태는 연속형 측도의 측정값이거나 개수가 적당하다. 군집분석은 데이터의 분포에 대한 가정을 요구하지 않으며, 결측치는 허용되지 않는다. 만약 결측치가 있다면 그 개체에 대한 모든 관측치들을 데이터에서 제외하거나, 해당되는 변수를 제거하는 등의 방법을 사용하거나, 결측치 대체법(imputation)을 이용하여 결측치를 처리해야 한다. 군집분석은 개체들에 대해 측정된 변수들의 값을 이용하여 군집을 나누기 때문에, 군집의 개수나 특징 등 분석 결과의 해석은 연구자의 판단으로 결정된다.

1. 비계층적 군집분석 방법

비계층적 군집분석은 군집의 개수를 미리 정한 후 설정된 군집의 중심에 가장 가까운 개체를 포함시켜 군집을 형성하는 방법이다. 관측치를 몇 개의 군집으로 나누기 위하여 주어진 판정 기준을 최적화하는 기법을 사용하며, 흔히 군집의 개수나 반경을 사전에 정하고 군집을 만들어 나간다. 우선 시드(seed)를 정하고, 이 시드에 가까운 개체들을 군집으로 묶어나간다. 이때 시드에 따라 군집이 잘못 생성되거나 군집을 생성하는 데 많은 시간이 걸릴 수 있다. 또한 한번 분리된 개체도 반복 과정에서 재분류될 수 있으며, 데이터의 입력 순서에 따라 결과가 달라질 수 있으므로 유의하여야 한다.

비계층적 군집분석의 대표적인 방법은 K-평균법(K-means method)이다. 여기에서 K는 사전에 결정한 군집의 개수를 의미하며, 데이터의 각 개체를 유사한 특성을 가지는 K개의 그룹으로 나누는 방법이다. 개체들의 평균값을 중심점으로 하여 근접한 거리에 있는 개체를 묶어서 지정된 K개의 군집이 도출될 때까지 군집화한다. K-평균법은 특별한 가정이나 변환을 요구하지 않기 때문에, 적용이 쉽고 많은 자료를 빠르게 분류할 수 있다는 장점이 있다. 그러나 군집의 개수를 미리 정해야 하고 군집의 초기값에 따라 군집 결과가 달라질 수 있다.

2. 계층적 군집분석 방법

계층적 군집분석은 사전에 정의된 거리 측도를 이용하여 가까운 개체끼리 차례로 합치거나 거리가 먼 개체를 분리하는 방법으로, 한번 합쳐지거나 분리되면 다시 분리되거나 합쳐지지 않는다. 계층적 방법은 응집형 기법(agglomerative method)과 분리형 기법(divisive method)으로 구분할 수 있다. 응집형 기법은 자료 하나하나를 하나의 군집으로 간주하고 거리가 가까운 군집끼리 연결하면서 군집의 수를 줄이는 방법이고, 분리형 기법은 전체 자료를 하나의 큰 군집으로 간주하여 유의미하게 나누어가는 방법이다. 일반적으로 응집형 기법을 더 많이 사용한다. 예를 들어, 처음에는 개체 수만큼의 군집이 있다. 먼저 가장 가까운 두 개체를 결정하고 군집으로 묶는다. 그 다음 각 단계에서 가장 가까운 개체나 군집을 찾아서 다른 두 개체를 군집으로 묶거나 한 개체를 이 군집에 합친다. 그렇다면 어떤 군집이 하나의 개체나 군집에 가장 가까운 군집인지를 어떻게 결정할까? 먼저 데이터의 특성에 맞는 거리 측도를 선택할 수 있으며, 거리 측도의 종류는 다음과 같다.

- 유클리드(Euclidean) 거리: 두 개체 간의 거리
- 표준화 유클리드(Standardized Euclidean) 거리: 개체에 대하여 측정된 변수의 단

위가 다르거나 분산이 다른 경우, 변수를 표준화한 후에 잰 거리

- 마할라노비스(Mahalanobis) 거리: 공분산을 이용한 거리

거리 측도를 이용하여 개체와 새로 만들어진 군집과의 유사성(또는 반대로 비유사성으로도 생각할 수 있다)을 측정하여 군집을 형성해간다. 기본적인 전략은 군집 간 유사성이 높은 군집을 묶어나가는 것이다. 군집을 형성하는 방법(linkage)에는 여러 가지가 있다.

- 단일(최단) 연결법(single linkage): 개체와 군집의 개체 중 가장 가까운 개체와의 거리를 군집 간 거리로 정의하여 유사성이 높은 군집을 묶어나가는 방법
- 완전 연결법(complete linkage): 개체와 군집의 개체 중 가장 먼 개체와의 거리를 군집 간 거리로 정의하여 유사성이 높은 군집을 묶어나가는 방법
- 중심 연결법(centroid linkage): 개체와 군집의 개체 평균과의 거리를 군집 간 거리로 정의하여 유사성이 높은 군집을 묶어나가는 방법
- 평균 연결법(average linkage): 개체와 군집의 개체 각각의 거리의 평균을 군집 간 거리로 정의하여 유사성이 높은 군집을 묶어나가는 방법
- 와드 연결법(Ward linkage): 잔차제곱합, 즉 군집의 평균 간 거리를 각 군집의 개수로 나눈 후 제곱근을 구한 거리를 군집 간 거리로 정의하여 유사성이 높은 군집을 묶어나가는 방법

계층적 군집 방법에서 가장 효율적이라고 알려진 방법 중 하나는 단일 연결(single linkage) 군집 방법이다. 그러나 방법마다 장단점이 있으므로 2~3개의 방법을 사용하여 군집화가 잘 되는 방법을 선택하는 것이 좋다.

군집의 개수를 결정하기 위하여 호텔링(Hotelling) T^2 검정통계량을 사용하는 방법과 나무그림(tree diagram)과 같은 그래프를 이용하는 방법이 있다. 호텔링 T^2 검정통계량은 두 집단의 다변량 평균의 차이를 보는 통계량으로, 만약 이 통계량이 유의하지 않으면 두 군집을 합치고, 유의하면 두 군집을 그대로 유지한다. 계층적 군집분석에서 군집 형성 과정을 확인하거나 군집의 개수를 결정하기 위하여 가장 많이 사용되는 방법은 덴드로그램(dendrogram)을 이용하는 것이다. 덴드로그램은 단계적으로 병합 또는 분할되는 모습을 나타내는 그림으로 군집 형성과정을 확인할 수 있다. 군집

결과를 확인하는 쉬운 다른 방법에는 산점도를 이용하는 것이 있다. 변수의 수가 많은 경우에는 다양한 차원 축소 방법을 이용하여 변수의 수를 줄인 후 산점도를 그릴 수 있다. 다양한 방법을 이용하여 군집의 개수를 결정하여 소수의 군집을 정하고, 각 군집의 특성을 파악하면 된다.

6.2 주성분분석과 요인분석

다변량 데이터는 변수의 수가 많기 때문에 데이터를 그대로 분석에 사용하는 경우 통계분석법의 계산이 복잡해지고 어려워진다. 이러한 다변량 데이터를 한눈에 파악하고 적절한 통계분석법을 적용하기 위하여 다변량 데이터의 차원을 축소하거나 요약할 필요가 있다. 여기서 데이터의 차원을 축소한다는 것은 데이터의 정보 손실을 최소화하면서 분석변수의 수를 줄인다는 뜻이다. 분석변수의 수가 적어지면 통계량 계산량에 대한 부담이 크게 줄어들고, 결과 해석이 쉬워지는 경우가 많다. 다중회귀분석의 경우 다중공선성의 위험이 적어진다. 다변량 데이터의 차원 축소를 위하여 사용되는 대표적인 통계분석법은 주성분분석(principal component analysis, PCA)과 요인분석(factor analysis, 인자분석)이다. 이 방법들은 변수 간의 상관관계를 분석하여 데이터의 차원을 축소하거나, 새로운 변수를 만들어 다른 분석법에 활용될 수 있다.

1. 다변량 자료의 이해

주성분분석과 요인분석을 이해하기 위하여 벡터(vector)와 행렬(matrix)의 개념, 다변량 변수들의 분산-공분산(variance-covariance) 행렬과 고윳값(eigenvalues) 및 고유벡터(eigenvectors)의 정의를 간단히 소개한다.

벡터란 크기와 방향을 가진 것으로 $\vec{x}=(x_1, x_2, \cdots, x_p)^T$으로 표현된다. 통계학에서는 한 개체 또는 한 명의 대상에 대하여 p개의 서로 다른 변수들의 측정값을 표현할 때 사용된다. 일반적으로 열벡터(column vector)를 벡터의 기본 형태로 사용한다. 행렬은 같은 길이를 가진 여러 벡터의 배열(array)로 정의한다. 예를 들어, n명의 대상자들에 대하여 p개의 서로 다른 변수들의 측정값을 나타낼 때 $n \times p$ 차원의 행렬을 사용한다.

예제 6.1

$n=4$, $p=4$인 다변량 데이터 행렬. x_{ij}는 i번째 대상자의 j번째 변수에 대한 데이터를 나타낸다.

$$X = \begin{pmatrix} x_{11} & x_{12} & x_{13} & x_{14} \\ x_{21} & x_{22} & x23 & x_{24} \\ x_{31} & x_{32} & x_{33} & x_{34} \\ x_{41} & x_{42} & x_{43} & x_{44} \end{pmatrix}$$

통계 소프트웨어를 사용하면 벡터와 행렬의 다양한 연산들을 쉽게 할 수 있다. 또한 행렬을 이용하여 선형변환(linear mapping)을 표현할 수 있다. 즉, 하나의 벡터공간을 다른 벡터공간으로 변환시키는 선형변환을 행렬로 나타낼 수 있다.

다변량 변수들의 분산-공분산 행렬은 각 변수의 분산(variance)과 두 변수 간의 공분산(covariance)을 행렬로 나타낸 것이다. 두 변수 X와 Y의 공분산은 다음과 같이 정의된다.

$$cov(X, Y) = E[(X - E(X))(Y - E(Y))] = \frac{\sum_{i=1}^{n}(x_i - \overline{x})(y_i - \overline{y})}{n-1}$$

같은 변수 간의 공분산은 그 변수의 분산과 같아지므로, n개의 변수들에 대한 공분산들을 행렬로 나타내어 분산-공분산 행렬을 얻는다. 분산-공분산 행렬은 정방행렬(square matrix)이며 대칭행렬(symmetric matrix)이다. 상관계수는 공분산을 표준편차의 곱으로 나누어 얻어지므로, 분산-공분산 행렬을 표준화하여(즉, 각 원소를 표준편차의 곱으로 나누어) 두 변수 간의 상관계수를 나타낸 상관행렬(correlation matrix)을 얻을 수 있다. 두 변수 간의 상관계수는 다음과 같이 정의된다.

$$corr(X, Y) = \frac{cov(X, Y)}{Sd_X Sd_Y}$$

여기에서 Sd_X는 변수 X의 표준편차이다.

예제 6.2

공분산행렬 S와 상관행렬 R

$$S = \begin{pmatrix} s_1^2 & s_{12} & s_{13} & s_{14} \\ & s_2^2 & s_{23} & s_{24} \\ & & s_3^2 & s_{34} \\ & & & s_4^2 \end{pmatrix} \qquad R = \begin{pmatrix} 1 & r_{12} & r_{13} & r_{14} \\ & 1 & r_{23} & r_{24} \\ & & 1 & r_{34} \\ & & & 1 \end{pmatrix}$$

주어진 정방행렬 A에 대한 고윳값과 고유벡터는 다음과 같이 정의된다. $Ax = \lambda x$가 성립하는 0이 아닌 벡터 x가 존재할 때, 상수 λ를 고윳값라고 하고 x를 고윳값 λ에 대응하는 고유벡터라고 한다. 즉, 고유벡터 x에 행렬 A를 곱한 결과 벡터는 벡터 x의 방향과 같고 크기만 λ배 달라진다는 뜻이다. 이러한 개념을 바탕으로 다음 절에서 소개하는 주성분분석과 요인분석의 원리를 이해할 수 있다.

2. 주성분분석

주성분분석은 변수 간의 분산-공분산 행렬을 이용하여 이 변수들의 선형 결합으로 나타나는 몇 개의 주성분(principal components)을 구하고, 이 주성분들을 이용하여 전체 자료의 변동을 설명하고자 하는 다변량 분석기법이다. 주성분분석은 주요한 주성분들을 찾아 차원을 감소시키고, 각 주성분에 대한 개념을 정의하고 해석하여 자료의 특성을 파악하는 데 목적이 있다.

주성분분석은 데이터의 변동과 축약을 설명하는 것이므로 데이터의 분포에 대한 가정을 요구하지 않는다. 주성분분석은 분산-공분산 행렬이나 상관행렬을 이용하며, 만약 변수들의 측정 단위가 다르면 상관행렬을 이용하는 것이 좋다.

주성분 분석의 기본적인 아이디어는 고차원 다변량 데이터를 선형 연관성이 없는 저차원 공간으로 변환하는 것이며, 새로운 좌표계로 변환되었을 때 분산이 가장 커지는 축을 첫 번째 주성분으로, 첫 번째 축과 직교하면서 두 번째로 분산이 커지는 축을

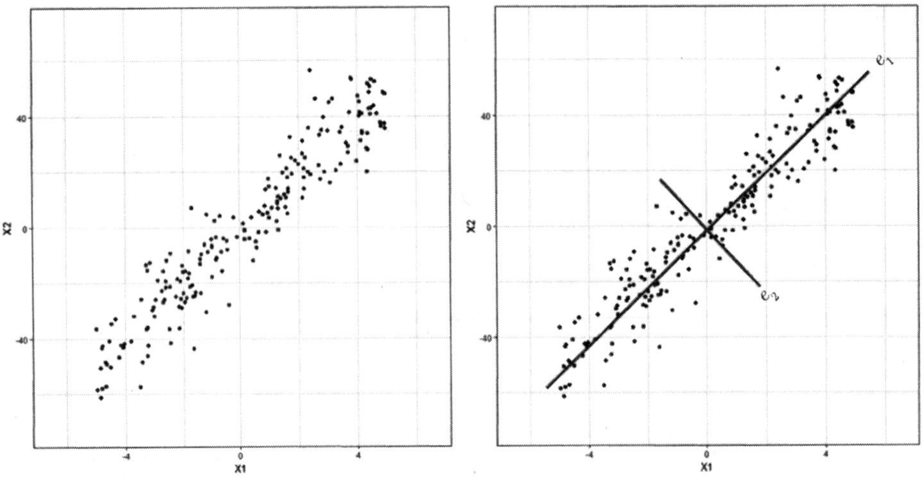

(a) (b)

그림 6-1 주성분 분석을 위한 데이터

두 번째 주성분 벡터 방향으로 만드는 것이다. 예를 들어, 2차원 평면에 데이터가 [그림 6-1(a)]와 같이 분포한다면 이 데이터 분포를 두 개의 벡터로 가장 잘 설명하려면 서로 직교인 e_1와 e_2를 사용하면 된다([그림 6-1(b)]).

수식으로 나타내면, 다변량 데이터를 나타내는 확률벡터 $X=(X_1, X_2, \cdots, X_p)^T$에 대한 m개의 주성분 $Y_1, \cdots, Y_m$은 다음과 같이 $X=(X_1, X_2, \cdots, X_p)^T$의 선형 결합으로 나타낸다.

$$Y_1 = l_{11}X_1 + \cdots + l_{p1}X_p$$
$$\vdots$$
$$Y_m = l_{1m}X_1 + \cdots + l_{pm}X_p$$

이때 주성분들은 변수들의 선형 결합으로 자료 변동의 설명력에 따라 순서대로 나열된다. 즉, 첫 번째 주성분이 전체 변동을 가장 많이 설명하고, 두 번째 주성분이 그다음으로 데이터의 나머지 변동 중 가장 많은 변동을 설명한다. 단위벡터를 계수로 갖는 선형 결합 중 최대 분산을 갖는 첫 번째 주성분을 제1 주성분이라고 하고, 제1 주성분과는 상관관계가 없으면서 변수들의 선형 결합 가운데 제1 주성분 다음으로 최대 분산을 갖는 두 번째 주성분을 제2 주성분이라고 한다. 이러한 방식으로 얻은 주성분들 간에는 상관관계가 없어야 한다. 따라서 제1 주성분이 데이터의 변동(분산)을 가장 많이 설명하고, 제2 주성분이 그다음으로 데이터의 나머지 변동을 가장 많이 설명하며, 뒤의 주성분으로 갈수록 설명하는 변동의 크기는 줄어든다.

주성분 벡터를 구하기 위하여 확률벡터 $X=(X_1, X_2, \cdots, X_p)^T$의 공분산행렬 Σ의 고윳값과 고유벡터를 구한다. 고윳값을 크기순으로 $\lambda_1 \geq \lambda_2 \geq \cdots \geq \lambda_p \geq 0$으로 배열하고, 각 고윳값에 대응하는 고유벡터를 각각 $e_1, e_2, \cdots, e_p$로 두면, i번째 주성분 Y_i의 계수는 고유벡터 e_i^T와 같아지며, 분산은 고윳값 λ_i가 된다. 즉, 공분산 행렬의 고유벡터는 데이터가 어떤 방향으로 분산되어 있는지를 나타내준다고 할 수 있다. 고윳값은 고유벡터 방향으로 얼마만큼의 크기로 벡터공간이 늘어나는지를 보여주므로, 고윳값의 크기순으로 고유벡터를 정렬하면 결과적으로 중요한 순서대로 주성분을 구하는 것이 된다. 원 데이터 변수에 대한 총 분산은 주성분의 분산의 합과 같아지므로, i번째 주성분에 의해 설명되는 변동의 비율은 $\frac{\lambda_i}{\lambda_1 + \lambda_2 + \cdots + \lambda_p}$ 가 된다. 처음 몇 개의 주성분으로 총 분산의 대부분을 설명할 수 있는 경우, 전체 변수들 대신에 몇 개의 주성분으로 대체할 수 있게 된다.

주성분의 최대 개수는 변수의 개수와 일치하며, 주성분은 서로 상관관계가 없어야 하므로, 각 주성분이 갖는 정보는 서로 겹치지 않는다. 차원 축소를 위하여 얼마나 많은 주성분을 선택하여야 변수의 정보 대부분을 표현할 수 있을 것인가를 결정해야 한다. 주성분의 전체 변동에 대한 공헌도를 고려하거나, 1보다 큰 고윳값의 개수만큼 선택할 수 있다. 만약 1보다 큰 고윳값의 개수가 너무 적을 경우에는 기준점을 낮추어 0.7보다 큰 고윳값의 개수를 선택할 수도 있다. 그래프 도구로는 스크리 그림(scree plot)이 있다([그림 6-2]). 스크리 그림은 고윳값들을 크기순으로 나열한 후, 각 주성분에 대한 고윳값을 점으로 찍어 직선으로 연결한 그림이다. 따라서 스크리 그림에서 감소하는 추세가 완만해지기 직전의 주성분 개수를 결정하면 된다. 대부분의 경우 처음 3~4개의 주성분들로 전체 변동의 대부분을 설명하게 된다.

주성분의 계수벡터로부터 구해지는 성분부하벡터(component loading vector)는 각 주성분과 주성분을 구성하는 원래 변수들 사이의 관계를 나타낸다. 부하벡터의 크기는 해당 변수가 주성분 내에서 차지하는 중요성을 나타내며, 부하의 절댓값이 클수

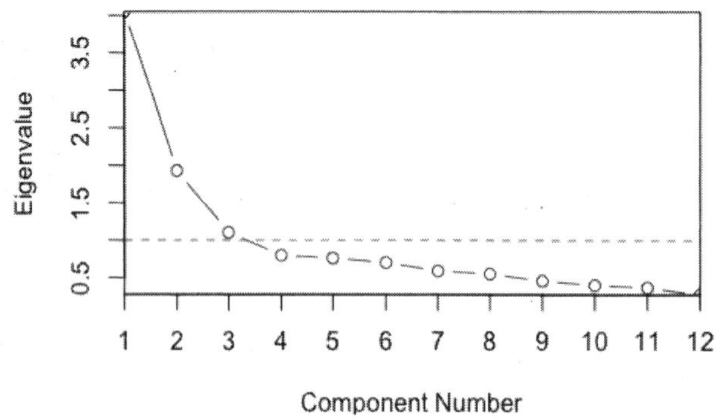

그림 6-2 스크리 그림*

록 그 주성분 내에서 해당 변수의 중요성이 크다고 할 수 있다. 이러한 해석은 각 주성분 내에서만 가능하며, 주성분들 간의 부하값을 비교하는 것은 의미가 없다. 주성분의 부하값을 이용하여 각 개체에 대하여 주성분 점수를 계산한다.

주성분분석은 차원 축소 외에도 다변량 데이터에 존재할 수 있는 비정규성이나 이상치를 발견하거나, 다중공선성이 존재하는 회귀분석에 사용하기도 한다. 주성분 점수의 산점도를 그려보면 타원의 형태로 나타나는데, 타원으로부터 떨어진 개체가 이상치가 된다. 또한 주성분 계수들의 산점도를 그려보면 각 주성분에 대한 해석이 용이하게 될 수 있다. 그러나 도출된 주성분들을 해석하기 어렵거나 주성분분석의 결론이 명확하지 않은 경우도 종종 발생한다. 따라서 다변량 데이터를 다룰 때에는 다양한 다변량 분석 기법을 활용하여 결론을 내리는 것이 좋다.

3. 요인분석

사회과학이나 의학 등 다양한 분야에서 측정변수들을 이용하여 측정할 수 없는 구성개념이나 잠재요인(또는 공통요인)을 찾고자 하는 연구가 많다. 요인분석은 변수 간의 상관행렬을 이용하여 연관성이 높은 측정변수들을 설명할 수 있는 공통요인을 파악하는 통계적 분석 방법이다. 이때 공통요인은 측정이 어려운 구성개념이 된다. **요인분석**은 설명변수가 많을 때 변수들을 축소하거나 불필요한 문항을 제거해 주며, 변수들의

* 출처: Staticshakedown, CC BY-SA 4.0, Wikimedia Commons

정보를 몇 가지 공통요인들로 축소하여 요인들의 특성을 파악할 수 있게 한다. 또한 변수 간의 관계를 분석하여 측정 도구의 타당성(validity)을 평가할 때 사용할 수 있다.

요인분석은 분석목적에 따라 크게 **탐색적(exploratory) 요인분석**과 **확인적(confirmatory) 요인분석**으로 나뉜다. 탐색적 요인분석은 요인에 관한 명확한 가설이 없을 때 잠재적 공통요인을 통한 고차원 데이터의 차원 축소를 위하여 데이터 기반으로 분석 결과를 해석하는 반면에, 확인적 요인분석은 경로 분석을 포함한 구조방정식 모형(structural equation modeling)에 활용되며 연구자의 이론 검증을 위한 분석법이다. 우리는 여기서 탐색적 요인분석에 대하여 다루며, 탐색적 요인분석을 간단히 요인분석이라고 부르기로 한다.

요인분석을 수행하려면 데이터에 포함된 변수들은 연속형/등간 측도이어야 하고, 변수 간에 상관성이 충분히 높아야 한다. 변수 간의 상관성은 KMO(Kaiser-Meyer-Olkin)와 Bartlette의 구형성 검정을 이용하여 요인분석에 적합한지를 확인한다. 이때 모상관행렬이 단위행렬이라는 귀무가설이 기각되어야 한다.

요인분석에서는 주어진 변수들을 공통요인들의 일차결합으로 나타내고, 이들 요인 중에서 선택한 몇 개의 요인들로 자료 전체의 변동을 설명하고자 한다. 먼저 관측된 변수들을 공통요인들의 선형 결합식으로 표현한다. 예를 들어, 만약 데이터에서 p개의 변수 $X_1, X_2, \cdots, X_p$가 있다고 가정할 때, 요인분석은 주어진 p개의 변수들에 대하여 다음과 같은 관계를 만족하는 공통요인 $F_1, F_2, \cdots, F_m$을 찾는다.

$$X_1 = L_{11}F_1 + \cdots + L_{1m}F_m + e_1$$
$$\vdots$$
$$X_p = L_{p1}F_1 + \cdots + L_{pm}F_m + e_p,$$

여기에서 $F_1, F_2, \cdots, F_m$는 요인분석을 수행하여 찾아낸 공통요인들이며, $e_1, e_2, \cdots, e_p$는 유일요인(오차항)으로 공통요인이 설명할 수 없는 관측변수의 오차가 된다. 공통요인과 관련된 계수 L_{ij}, $i = 1,\cdots,p$, $j = 1,\cdots,m$은, 요인부하량(적재량, loading)이며, 각 공통요인 F_j가 관측변수 X_i에 미치는 영향의 크기를 나타낸다.

공통요인의 개수를 결정하기 위하여 카이저 기준이나 그래프, 평행분석 등 여러 가지 방법을 사용할 수 있다. 관측변수에 대한 상관행렬의 고윳값을 이용하는 카이저 기준에서는 1보다 큰 고윳값의 개수를 요인의 개수로 한다. 그래프를 사용하는 방법인 스크리 그림은 고윳값을 세로축으로, 요인의 번호를 가로축으로 하여 고윳값의 변화를 꺾은선 그래프로 나타낸 것이다. 고윳값의 변화 추이가 완만해지기 직전 지점에서 요인의 개수를 결정한다.

평행분석(parallel analysis)에서는 변수의 수와 표본의 크기가 실제 데이터와 동일한 난수 데이터를 생성하여 각 난수 데이터로부터 얻은 고윳값의 평균을 구한 후, 이 값보다 큰 실제 데이터의 고윳값의 개수를 요인의 개수로 하는 방법이다. 그 외에도 AIC(Akaike Information Criteria) 기준(값이 가장 작은 경우) 등을 사용할 수 있다.

요인을 추출하는 방법으로 주성분분석, 주요인분석(principal factor analysis), 최대가능도 요인분석(maximum likelihood factor analysis) 등이 있다. 주성분분석은 공분산행렬의 주성분을 이용하여 요인 적재값을 찾는 방법이다. 주요인분석은 축소된 상관행렬에 대하여 주성분분석법과 같은 원리를 적용하는 방법이며, 최대가능도 요인분석은 공통요인과 유일요인들의 결합분포가 정규분포라는 가정하에 주어진 변수들이 다변량 정규분포를 따른다면, 최대가능도추정방법을 적용하여 요인 적재값을 추정하는 방법이다.

요인부하량(또는 요인적재량, loadings)은 각 관측변수와 요인 간의 연관성 정도를 나타내는 값으로, 각 변수가 각 요인을 얼마나 반영하는지를 나타낸다. 각 요인이 어떤 구성개념을 반영하는지는 추정된 요인부하량 값을 통하여 판단하며 일종의 회귀계수 값으로 이해할 수 있다. 일반적으로 0.3 이상이면 유의하다고 판단한다. 요인부하량의 제곱은 그 요인에 의하여 설명되는 해당 변수의 분산의 비율을 나타낸다. 요인별로 관측변수의 요인부하량을 제곱하여 합하면 각 요인이 설명할 수 있는 관측변수의 분산의 크기가 된다.

요인추출법으로 구해진 요인들이 명확한 의미를 갖지 못하는 경우, 요인회전(factor rotation)을 이용하여 요인 부하량을 0 또는 ±1에 가깝게 만들 수 있다. 요인회전법으로 요인들이 서로 직교되게 하는 직교회전(orthogonal rotation), 요인들이 사각을 이루는 사각회전(oblique rotation) 등이 있다. 직교회전방식에는 베리맥스(varimax), 쿼티맥스(quartimax), 이퀴맥스(equimax) 등이 있고, 사각회전방식에는 오블리민(oblimin), 프로맥스(promax) 등이 있다.

요인회전을 통하여 인자부하량 추정값이 얻어지면, 높은 요인부하량을 나타내는 요인들의 의미를 해석하고, 요인점수를 구하거나 인자부하량이 높은 변수들의 합이나 평균으로 후속 분석을 할 수 있다.

6.3 반복측정 자료 분석

지금까지 다룬 데이터의 유형은 하나의 개체에서 하나 또는 두 개 이상의 변수들에 대한 값을 한 시점에서 측정한 값들로 구성되어 있고, 서로 다른 개체에서 측정된 값들은 서로 독립이라는 가정을 만족해야 한다. 이 장에서 다루는 반복측정 자료란 동일한 개체에 대하여 여러 시점에서 반복적으로 관심 변수들의 값을 수집하거나 동일한 개체에 대하여 서로 다른 처리를 시행하여 측정한 데이터를 말한다. 이러한 반복측정 실험에서는 동일한 개체에 대하여 반복하여 측정하기 때문에, 측정값들이 동일한 개체에 종속되어 더 이상 독립이 되지 않는다. 이때 동일한 개체에 대하여 반복적으로 측정함에 따라 측정값에 영향을 미치는 요인을 반복요인이라고 한다.

예를 들어, 몇 가지 식단 중 하나를 각 사람에게 랜덤하게 할당하고 시간이 지남에 따라 콜레스테롤 수치를 측정하는 경우에 반복요인은 시간이 된다. 동일한 사람이 여러 종류의 약을 복용하였을 때 효과가 어떻게 달라지는지를 알아보는 경우에는 반복요인은 약의 종류가 된다. 반복측정으로 인하여 발생한 상관성을 고려한 반복측정 자료 분석에서는 기존의 분산분석이나 회귀분석처럼 서로 다른 집단 간의 차이를 검정하는 것뿐만 아니라, 시간이나 처리 등 반복요인에 따른 변화를 측정할 수 있다. 또한 한 개체에서 반복된 측정을 통하여 자료를 수집하면, 대상자의 수를 늘리지 않고 분석의 검정력을 높일 수 있다는 장점이 있다.

하나의 개체에 대하여 동일한 변수에 대한 값을 반복적으로 수집하기 때문에, 같은 개체에서 수집된 데이터들은 더 이상 서로 독립적이지 않게 된다. 만약 개체 내 상관성(within-cluster correlation)을 고려하지 않고 분석하는 경우, 관심 모수의 추정량의 표준오차가 과소 추정되어 제1종 오류의 가능성이 높아질 우려가 있고 부적절한 결과를 바탕으로 잘못된 해석을 내릴 수 있다. 따라서 반복측정 자료 분석모형에서는 개체 내 상관성을 반영할 수 있어야 한다.

대표적인 반복측정 자료의 분석법으로 **반복측정 분산분석**(repeated measures ANOVA), **일반화추정방정식**(generalized estimating equations, GEE), **혼합모형**(mixed model) 등이 있다. 반복측정 분산분석은 기존의 분산분석 모형에 자료의 상관성을 반영한 임의효과(random effect)를 추가하여 확장한 형태이며, 일반화추정방정식 모형은 상관성이 있는 결과변수들에 대한 일반화선형모형의 모수를 추정한다. 혼합모형은 결과변수들의 상관성을 임의효과를 이용하여 나타내는 모형으로 여기서는 자세히 다루지 않는다.

1. 반복측정 분산분석

고정된 범주형 설명변수들에 대하여 연속형 결과변수를 반복측정하였을 때, 범주형 설명변수들의 범주 그룹 간의 결과변수의 평균 차이를 검정하거나 반복요인(시간)에 따라 결과변수의 평균이 유의하게 변화하는지 검정하기 위하여 **반복측정 분산분석**법을 이용할 수 있다. 특히 모집단요인(그룹)과 반복요인(시간)을 모두 포함하는 이원배치 실험에서는 시간과 그룹 간의 교호작용의 유의성을 검정하는 것이 주목적이 된다. 예를 들어, 두 가지 여드름 치료법의 효과를 확인하기 위하여 총 10명의 여드름 환자를 임의로 5명씩 두 개의 그룹으로 나눈 후 여드름 치료법을 적용하였다. 이때 각 환자는 여드름 치료 전과, 치료 후 1개월, 3개월, 6개월이 되는 시점에 병원을 방문하여 여드름 중증도를 측정하였다. 이 경우 모집단 요인은 두 가지 여드름 치료법이 되고, 반복요인은 시간이 된다. 이 실험에서는 시간에 따른 여드름 치료법의 효과에 차이가 있는지를 알아보는 것이 연구목적이 된다.

반복측정자료에서 반복요인이 1개인 경우와 2개 이상인 경우로 나눌 수 있다. 먼저, 반복요인이 1개인 경우를 고려한다([표 6-1]). 이는 모집단 요인 없이 반복요인이 1개인 경우로, 한 개의 군에 동일한 처리를 한 후에 시간의 경과에 따른 변화, 즉 시간의 효과를 분석하는 경우가 해당된다. 만약 반복측정 자료 분석을 통해 반복요인(시간)의 효과가 유의하게 나타나면, 어느 시점에서 기저(baseline) 값과 차이를 나타내는지를 사후검정을 통해 알 수 있다.

표 6-1 반복요인이 1개인 반복측정 자료의 구조

실험 개체 ($n=4$)	시간, $m=4$			
	1(baseline)	2	3	4
1	x_{11}	x_{12}	x_{13}	x_{14}
2	x_{21}	x_{22}	x_{23}	x_{24}
3	x_{31}	x_{32}	x_{33}	x_{34}
4	x_{41}	x_{42}	x_{43}	x_{44}

두 번째는 모집단 요인 1개와 반복요인 1개인 경우이다([표 6-2]). 자료를 두 개 이상의 그룹(모집단 요인)으로 구분하여 각각 다른 처리를 한 후, 반복요인(시간)에 따라 반복적으로 측정하여 군 간에 시간의 경과에 따른 변화의 차이가 있는지(시간과 군의 교호작용)를 보는 것이다. 개체 간의 변동 요인은 군이며, 개체 내의 변동 요인은 시간과, 시간과 군의 교호작용이 된다. 이러한 형태의 자료를 분석할 경우 다음의 질문에 대한 답을 차례로 구할 수 있다.

- 시간에 따른 종속변수의 변화는 있는가?
- 군 간에는 차이가 있는가?
- 어느 시점에서 군 간에 차이가 나는가?

표 6-2 모집단 요인 1개와 반복요인 1개인 반복측정 자료의 구조

군(처리)	실험 개체	시간, m = 4			
		1	2	3	4
실험군	1	x_{111}	x_{112}	x_{113}	x_{114}
	2	x_{121}	x_{122}	x_{123}	x_{124}
	3	x_{131}	x_{132}	x_{133}	x_{134}
	4	x_{141}	x_{142}	x_{143}	x_{144}
대조군	1	x_{211}	x_{212}	x_{213}	x_{214}
	2	x_{221}	x_{222}	x_{223}	x_{224}
	3	x_{231}	x_{232}	x_{233}	x_{234}
	4	x_{241}	x_{242}	x_{243}	x_{244}

• 군 간에 시간에 따른 변화의 차이가 있는가?(교호작용)

만약 시간과 군의 교호작용이 유의하게 나타나지 않는다면, 각각 시간에 따른 반응변수의 변화나 군 간의 차이에 대한 유의성을 살펴본다.

반복측정 분산분석은 데이터의 정규성 가정과 구형성(sphericity) 가정을 만족해야 한다. 구형성 가정이란 처리 수준 간 차이의 분산이 모두 일정하다는 것을 의미하며, 시간에 따라 반복적으로 측정된 자료인 경우 모든 시점 간의 관련성이 일정해야 한다는 의미이다. 구형성 가정은 모클리의 구형성 검정(Mauchly's sphericity test)를 통하여 검정할 수 있으며, 귀무가설은 "자료가 구형성 가정을 만족한다."가 된다.

만약 구형성 가정이 만족하지 않는 경우 F-통계량에 대한 기각값이 너무 작아져 제1종 오류가 커진다. 이러한 편의를 해결하기 위하여 자유도 수정 결과(Greenhouse-Geisser correction, Hyun-Feldt correction)를 이용하여 확인할 수 있다. Greenhouse-Geisser, Hyun-Feldt 엡실런(epsilon) 값이 0.7 이상이면, 이 수정법을 이용하여 개체 내 효과를 검정하면 된다. 실제로 자료가 구형성 가정을 만족시키기 어려운 경우가 많은데, 특히 시간 간격이 일정하지 않는 경우가 해당된다. 이런 경우에는 일변량 반복측정 분산분석법이 아니라 반복측정된 반응변수들을 다변량 벡터로 두고 다변량 분산분석(MANOVA)을 이용할 수 있다. 다변량 분산분석은 일변량 분석보다 구형성 가정에 대하여 강건(robust)하며, 모든 반응변수들이 다변량 정규분포를 따른다는 가정하에 반응변수의 조합에 대한 효과를 동시에 검정할 수 있다.

모집단 요인이 있는(두 개 이상의 군이 있는 경우) 반복측정 분산분석이나 다변량 분산분석에서 각 군들의 공분산 구조가 같은지를 검정하기 위하여 Box의 동일성 검정을 사용할 수 있다. 이때 귀무가설은 "군 간의 공분산 구조는 서로 같다."가 된다. 오차 분산의 동일성 검정은 Levene의 검정을 사용한다.

반복측정 분산분석은 결측치가 없는 데이터에 적용 가능하며, 만약 데이터에 결측치가 있는 경우 완전제거법 또는 대체법(imputation) 등으로 결측치를 처리하거나, 일반화추정방정식이나 혼합모형을 사용해야 한다. 반복측정 분산분석은 개체 내 반복수가 동일해야 하며, 같은 시점에 측정이 이루어져야 한다. 군집데이터이거나 반복수가 다른 디자인의 경우 반복측정 분산분석을 적용할 수 없고 혼합모형으로 접근해야 한다.

2. 일반화추정방정식

일반화추정방정식(Generalized Estimating Equation, GEE)은 일반선형모형의 확장된 형태로, 정규분포를 따르는 연속형 반응변수뿐만 아니라 이분형 반응변수나 범주형 반응변수에 대하여 반복측정된 데이터를 분석할 때 사용할 수 있는 분석 방법이다. 일반화추정방정식은 모든 개체에 대하여 평균을 구하고 개체 내 공분산 구조를 예측하며, 공변량과 반응변수 간의 관계를 설명하기 위하여 반복적으로 계수를 추정한다. 일반화추정방정식은 개별 개체에 대한 추정치를 주는 것이 아니라 인구평균효과(population average)를 추정하는 모형이며, 주변(marginal) 모형이라고도 한다.

일반화추정방정식의 기본 아이디어는 다음과 같다. 주어진 반복측정자료 $y_i = (y_{i1,}y_{i2,}\cdots,y_{in_i})^T$에 대하여 연결함수(link function)를 이용하여 종속변수의 평균을 독립변수의 함수로 모형을 만들고, 분산은 평균의 알려진 함수로 가정한다.

$$\mu_i(\beta) = E(y_i|x_i,\beta) = g(x_i,\beta),\ g\text{는 알려진 연결함수}$$

자료 분포에 대한 가정 없이, 개체 내 공분산 구조에 대한 몇 가지 가정을 하여 가상관행렬(working correlation matrix) 구조 $\Sigma_i(\beta,\alpha)$를 선택한 후 유사가능도추정법(quasi-likelihood estimation)을 사용하여 모수를 추정한다. 즉, 모수 β를 추정하는 GEE는

$$\sum_{i=1}^{n} D_i(\beta)\Sigma_i(\beta,\alpha)(y_i - \mu_i(\beta)) = 0$$

이 되고, 이때 $D_i(\beta) = \partial g(x_i,\beta)/\partial\beta$이다.

가상관행렬의 종류에는 독립 상관(independence correlation), 교환가능 상관(exchangeable correlation, compound symmetry), 자기회귀 상관(autoregressive correlation, AR-1), 비구조화 상관(unstructured correlation) 등이 있다([표 6-3]). 독립 상관은 개체 내의 반복측정값들이 서로 독립적이라고 가정될 때 사용된다. 교환가능 상관은 개체 내 임의의 두 관측값이 동일한 상관성을 갖는다고 가정하며, 상관성이 있는 데이터 분석 시 가장 많이 사용되는 구조이다. 자기회귀 상관은 개체 내

표 6-3 가상관행렬

종류	독립	교환가능	자기회귀	비구조화
모양	$\begin{pmatrix} 1 & 0 & 0 & \cdots & 0 \\ 0 & 1 & 0 & \cdots & 0 \\ 0 & 0 & 1 & \cdots & 0 \\ \vdots & \vdots & \vdots & \ddots & \vdots \\ 0 & 0 & 0 & \cdots & 1 \end{pmatrix}$	$\begin{pmatrix} 1 & \alpha & \alpha & \cdots & \alpha \\ \alpha & 1 & 0 & \cdots & \alpha \\ \alpha & \alpha & 1 & \cdots & \alpha \\ \vdots & \vdots & \vdots & \ddots & \vdots \\ \alpha & \alpha & \alpha & \cdots & 1 \end{pmatrix}$	$\begin{pmatrix} 1 & \alpha & \alpha^2 & \cdots & \alpha^p \\ \alpha & 1 & \alpha & \cdots & \alpha^{p-1} \\ \alpha^2 & \alpha & 1 & \cdots & \alpha^{p-2} \\ \vdots & \vdots & \vdots & \ddots & \vdots \\ \alpha^p & \alpha^{p-1} & \alpha^{p-3} & \cdots & 1 \end{pmatrix}$	$\begin{pmatrix} 1 & \alpha_{12} & \alpha_{13} & \cdots & \alpha_{1p} \\ \alpha_{21} & 1 & \alpha_{23} & \cdots & \alpha_{2p} \\ \alpha_{31} & \alpha_{32} & 1 & \cdots & \alpha_{3p} \\ \vdots & \vdots & \vdots & \ddots & \vdots \\ \alpha_{p1} & \alpha_{p2} & \alpha_{p3} & \cdots & 1 \end{pmatrix}$

관측값의 거리가 멀어질수록 상관성이 약해지는 구조이다. 비구조화 상관은 개체 내 관측값 간의 상관구조를 가정하지 않는 구조이며, 개체 내 반복 관측수가 동일한 (balanced) 경우 많이 사용된다. 가상관행렬의 선택법으로 기존의 AIC 방법을 수정하여, GEE 분석에 적합한 모형 선택 방법인 QIC를 사용할 수 있다. QIC가 작을수록 더 적절한 가상관행렬이 된다.

자료의 수가 충분히 크면 가상관행렬 가정이 분석 결과에 큰 영향을 주지 않는다. 만약 가상관행렬 구조의 선택이 잘못되었더라도 모수의 추정값은 일관되게 계산되지만, 표준오차의 오류가 발생한다. 이런 경우에는 경험적 공분산을 사용하여 기본 공분산에 근사하는 Huber-White의 샌드위치 추정기(sandwich estimator)를 사용할 수 있다.

일반화추정방정식은 각 개체 내의 반복수가 다른 경우에도 적용 가능하며, 결측이 무작위로 발생하였을 때에도 적용할 수 있다. 또한 반복측정 시 측정 간격이 일정하지 않은 경우에도 적용할 수 있다는 장점이 있다.

6.4 SPSS 예제 실습

1. 군집분석(비계층적, 계층적)

(1) 비계층적 군집분석

군집분석은 유사한 특징을 갖는 데이터들을 모아서 여러 개의 집단으로 분류하는 분석 방법으로, 각각의 데이터가 가지고 있는 값들을 거리로 환산하여 가까운 거리에 있는 데이터들끼리 하나의 집단으로 분류하는 방법이다. 군집분석은 크게 계층적 군집분석과 비계층적 군집분석으로 나뉜다. 비계층적 군집분석은 처리할 데이터의 양이 많을 때 사용하는 분석 방법으로, 비계층적 군집분석 중 제일 많이 사용하는 방법은 K-평균법이다.

예제

6~16세 어린이들 170명의 지적 능력을 테스트하기 위해 웩슬러가 개발한 소과목 11개에 대한 지능 시험 성적을 분석하였으며, 데이터 내용은 [표 6-4]와 같다(지능검사.sav)[2]. 본 예제는 어린이 지능검사 데이터로 상식, 이해, 산수 등 여러 변수들을 가지고 아이들의 성향을 파악하기 위해 3개의 군집으로 나눠보고자 비계층적 군집분석을 시행한 것이다.

표 6-4 어린이 지능 검사의 내용

번호	변수명	변수 설명
1	Client	어린이 번호
2	Info	상식(Information)
3	Comp	이해(Comprehension)
4	Arith	산수(Arithmetic)
5	Simil	유사성(Similarities)
6	Voca	어휘(Vocabulary)
7	Digit	숫자(Digit Span)
8	Picture	빠진 그림찾기(Picture Completion)
9	Paragraph	문장배열(Paragraph Arrangement)
10	Block	토막짜기(Block Design)
11	Object	모양맞추기(Object Assembly)
12	Coding	기호쓰기(Coding)

비계층적 군집분석을 실행하기 위해서는 SPSS의 탑메뉴에서 탑 메뉴에서 '분석' → '분류분석'→'K-평균 군집'을 클릭하여 실행한다. 비계층적 군집분석은 분류할 군집 수를 미리 지정할 수 있고, 보통 2개로 지정되어 있다([그림 6-3]).

2) 자료 출저 : 다변량 자료분석 (박홍선 지음, 자유아카데미, 2017)

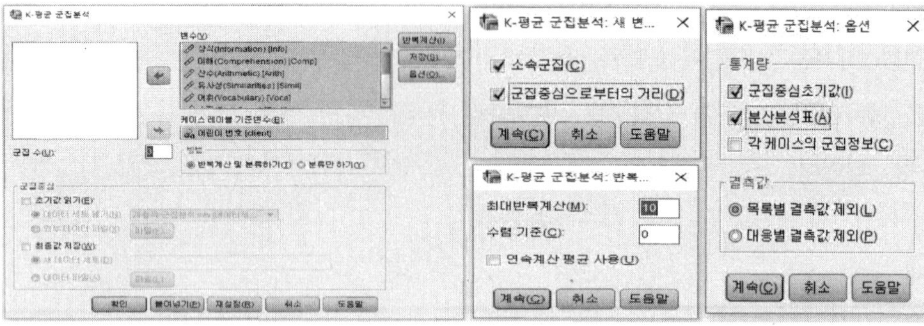

그림 6-3 비계층적 군집분석의 실행과 대화상자

비계층적 군집분석을 하기 위한 해당 변수들을 '변수'로 지정하고, 군집을 나눌 기준변수에는 '어린이 번호'를 지정한다. 그리고 옵션 중 '반복계산'은 군집을 묶기까지 필요한 반복 횟수를 정하는 옵션으로 보통 10으로 지정되어 있다. '저장' 옵션에는 각 케이스에 대해 분류된 '소속 군집'과 '군집중심까지의 거리'를 체크하면, 데이터에 새로운 변수('QCL-')로 저장된다. '옵션'에서 군집으로 분류할 때의 시드 값과 분류된 집단들 간의 차이를 비교하기 위한 '분산분석표'와 묶인 군집의 중심의 시작점을 나타나는 '군집중심 초기값', 각 케이스별로 소속된 군집의 중심으로부터의 거리를 나타내는 '각 케이스의 군집정보'를 체크한다.

각 변수별로 중심의 초깃값을 정한 뒤에 군집을 묶기까지 총 7번 반복하였으며, 7번 반복할 때마다 군집의 중심값의 변화량이 나타난다. 각 케이스별로 소속 군집과 더불어 소속 군집의 중심값과의 거리를 나타낸다. 총 170개의 데이터가 있기 때문에 170개 모두 소속군집과 거리가 계산되는데, [그림 6-4]는 그중 일부만 발췌한 것이다.

군집분석 결과 3개의 군집으로 분류되었으며, 군집1은 33명, 군집2는 84명, 군집3은 53명으로 묶였다. 각 변수별로 군집들의 평균 차이를 살펴보면, 변수 중 기호쓰기를 제외하고 군집별로 평균의 차이가 있음을 알 수 있으며([그림 6-5]), 각 군집에 대한 평균과 표준편차는 [표 6-5]와 같다. 군집 3이 모든 항목에서 점수가 가장 높고, 군집1은 상식, 산수, 유사성, 어휘, 숫자의 점수가 높은 것으로 보아 어휘나 산수의 능력이 뛰어난 군집으로 해석되고, 군집 2는 빠진 그림찾기, 문장배열, 토막짜기, 모양맞추기의 점수가 높아 도형 능력이 뛰어난 군집으로 해석된다.

반복계산과정[a]

반복	군집중심의 변화량 1	2	3
1	10.641	9.576	11.148
2	1.130	.506	.849
3	.645	.238	.535
4	.266	.141	.337
5	.000	.074	.116
6	.000	.135	.214
7	.000	.000	.000

a. 군집 중심값의 변화가 없거나 작아 수렴이 일어났습니다. 모든 중심에 대한 최대 절대 좌표 변경은 .000입니다. 현재 반복계산은 7입니다. 초기 중심 간의 최소 거리는 22.891입니다.

군집중심초기값

	군집 1	2	3
상식(Information)	14	5	15
이해(Comprehension)	9	7	18
산수(Arithmetic)	9	6	11
유사성(Similarities)	10	4	17
어휘(Vocabulary)	13	9	16
숫자(Digit Span)	8	6	14
빠진 그림찾기(Picture Completion)	2	12	19
문장배열(Paragraph Arrangement)	8	15	10
토막짜기(Block Design)	2	14	17
모양맞추기(Object Assembly)	3	12	16
기호쓰기(Coding)	7	7	8

소속군집

케이스 번호	어린이 번호	군집	거리
1	1	1	6.714
2	2	1	8.095
3	3	3	9.877
4	4	2	8.823
5	5	1	7.545
6	6	1	8.942
7	7	2	7.948
8	8	2	8.807
9	9	2	6.483
10	10	2	6.889
11	11	3	7.681
12	12	3	7.805
13	13	3	8.237
14	14	2	9.168
15	15	3	6.269
16	16	3	8.640
17	17	1	8.733
18	18	2	7.747
19	19	1	9.061
20	20	1	9.116
21	21	1	5.602
22	22	2	8.702
23	23	1	8.684
24	24	2	7.227

그림 6-4 비계층적 군집분석의 분석 결과(1)

ANOVA

	군집		오차			
	평균제곱	자유도	평균제곱	자유도	F	유의확률
상식(Information)	293.368	2	5.172	167	56.720	.000
이해(Comprehension)	296.787	2	5.547	167	53.499	.000
산수(Arithmetic)	135.656	2	3.764	167	36.036	.000
유사성(Similarities)	308.380	2	6.821	167	45.209	.000
어휘(Vocabulary)	282.140	2	5.331	167	52.923	.000
숫자(Digit Span)	122.269	2	5.942	167	20.576	.000
빠진 그림찾기(Picture Completion)	319.458	2	4.903	167	65.157	.000
문장배열(Paragraph Arrangement)	131.114	2	5.668	167	23.132	.000
토막짜기(Block Design)	136.780	2	5.831	167	23.456	.000
모양맞추기(Object Assembly)	182.366	2	5.951	167	30.645	.000
기호쓰기(Coding)	7.058	2	8.397	167	.841	.433

다른 군집의 여러 케이스 간 차이를 최대화하기 위해 군집을 선택했으므로 F 검정은 기술통계를 목적으로만 사용되어야 합니다. 이 경우 관측유의수준은 수정되지 않으므로 군집평균이 동일하다는 가설을 검정하는 것으로 해석될 수 없습니다.

각 군집의 케이스 수

군집	1	33.000
	2	84.000
	3	53.000
유효		170.000
결측		.000

그림 6-5 비계층적 군집분석의 분석 결과(2)

표 6-5 비계층적 군집분석의 분석 결과(3)

	군집1 (n=33)		군집2 (n=84)		군집3 (n=53)	
	평균	표준편차	평균	표준편차	평균	표준편차
상식(Information)	9.52	2.266	7.85	2.331	12.09	2.186
이해(Comprehension)	8.03	2.158	9.06	2.325	12.72	2.514
산수(Arithmetic)	9.15	1.955	7.83	1.776	10.72	2.170
유사성(Similarities)	9.42	3.103	9.31	2.541	13.45	2.382
어휘(Vocabulary)	10.39	2.249	9.25	2.184	13.40	2.529
숫자(Digit Span)	9.33	2.273	7.54	2.165	10.19	2.903
빠진 그림찾기(Picture Completion)	7.30	2.099	10.64	2.269	12.91	2.195
문장배열(Paragraph Arrangement)	8.36	2.421	10.24	2.467	11.92	2.209
토막짜기(Block Design)	8.21	2.848	10.26	2.234	11.87	2.402
모양맞추기(Object Assembly)	8.00	2.550	11.45	2.476	11.98	2.308
기호쓰기(Coding)	8.79	2.977	8.23	2.748	8.81	3.076

마지막으로 데이터 세트에서는 군집수와 각 군집의 중심으로부터 케이스까지의 거리에 대한 새로운 변수가 저장되었다([그림 6-6]).

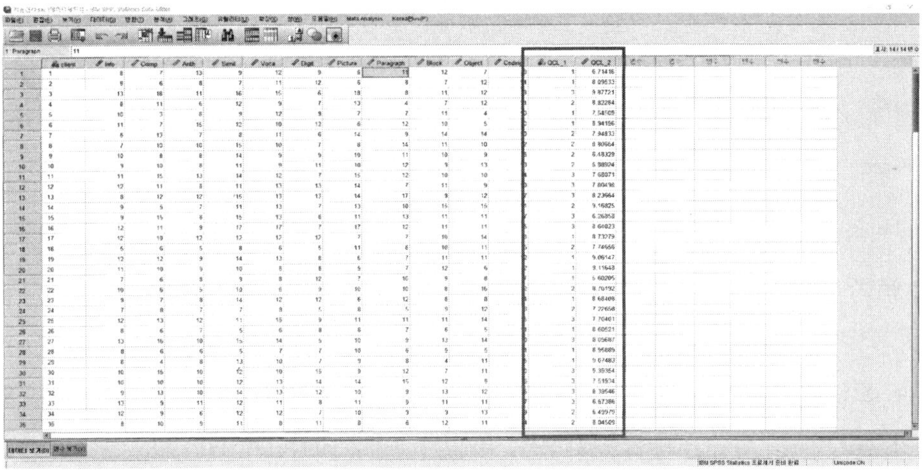

그림 6-6 비계층적 군집분석의 분석 결과(4)

(2) 계층적 군집분석

계층적 군집분석은 n개의 데이터에 대해 n개의 군집이라고 가정하여 가까운 데이터끼리 묶어 나가면서 점차 군집 수를 줄여나가는 방법이다. 계층적 군집분석을 실행하기 위해서는 SPSS의 탑 메뉴에서 '분석' → '분류분석' → '계층적 군집분석'을 클릭하여 실행한다([그림 6-7]). 본 예제에서는 앞서 비계층적 군집분석에서 진행한 지능검사 데이터 중에서 49명을 뽑아서 계층적 군집분석을 진행하였다.

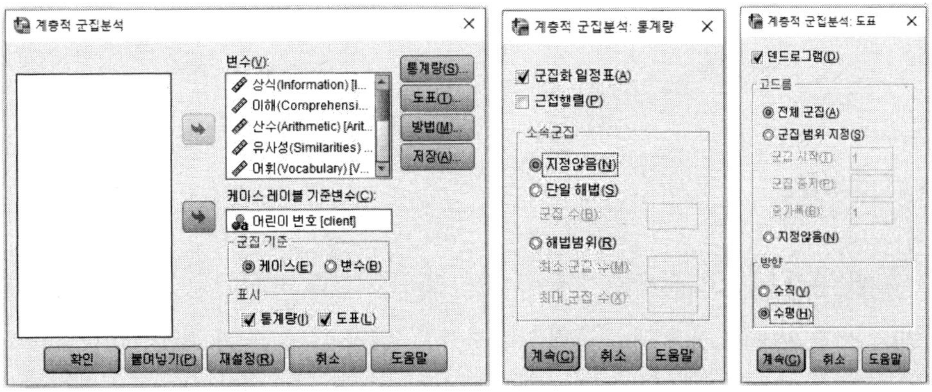

그림 6-7 계층적 군집분석의 대화상자

계층적 군집분석을 하기 위한 해당변수들은 '변수'로 지정하고, 군집을 나눌 기준변수에는 '어린이 번호'를 지정한다. 계층적 군집분석의 옵션 중 '통계량'은 계층적 군집분석 실행하는 단계를 설명해주는 옵션이며([그림 6-7]), '도표' 옵션에서는 데이터들에 대한 군집을 형성하는 과정인 '덴드로그램'을 체크하면 그래프로 나타난다.

그리고 계층적 군집분석의 옵션 중 '방법'은 군집을 분류하기 위한 기준을 정리해주는 옵션이다([그림 6-8]). 이때 군집을 분류하는 기준은 데이터 간 거리를 계산하여 가까운 거리를 기준으로 묶거나 반대로 가장 먼 거리를 기준으로 묶는 등 여러 방법이 있다. 또한 데이터 간의 거리를 측정하는 방법으로 유클리디안 거리나 제곱 유클리디안 거리, 코사인 등 다양한 방법으로 묶을 수 있다. 이때 데이터가 연속형인 경우는 구간을, 이분형 자료인 경우는 이분형을 선택한다. 본 예제는 사람들을 군집으로 묶으려고 하며, 군집 방법을 '집단-간 연결'로, 거리는 '제곱 유클리디안 거리'를 선택한다.

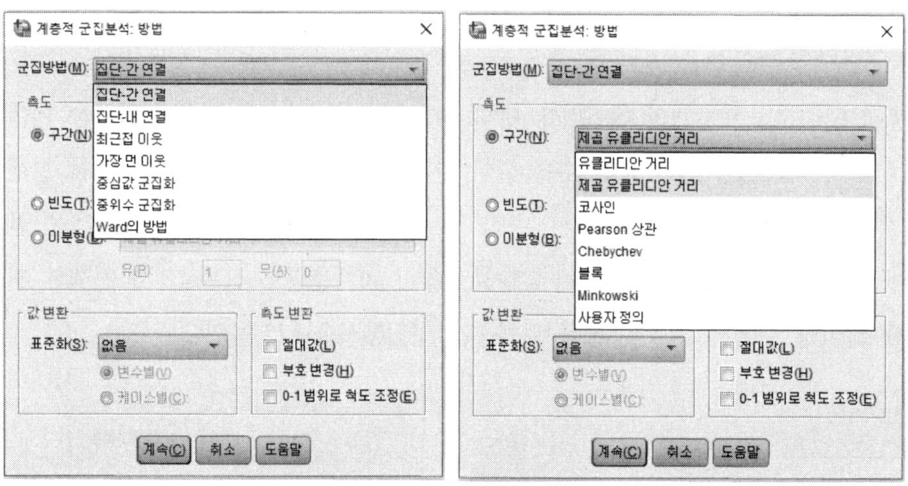

그림 6-8 계층적 군집분석의 군집 방법

이러한 옵션을 갖고 실행한 예제에 대한 결과는 [그림 6-9]와 같다. 덴드로그램을 통해서 26과 28번이 첫 번째로 군집으로 묶이고, 18과 41번, 40과 46번, 33과 50번이 각각 군집으로 묶이며, (18, 41)과 24번이 다음 군집으로 묶이고, (40, 46)과 9번이 하나의 군집으로 묶인다. 묶고자 하는 군집의 개수에 따라서 거리를 정하면 된다. 만약 3개의 군집으로 나누려고 할 때, 위의 [그림 6-9]처럼 빨간 실선으로 자르면 3개의 군집으로 나눌 수 있다. 3개의 군집으로 나눌 경우, 첫 번째 군집은 4, 5, 18, 20, 21, 24, 26, 28, 29, 35, 37, 41, 42, 43, 49번으로 총 15명이고, 두 번째 군집은 1, 2, 6, 8, 9, 10, 14, 17, 19, 22, 23, 25, 32, 33, 34, 38, 39, 40, 44, 46, 48, 50, 12, 30으로 총 24명이며, 세 번째 그룹은 3, 7, 11, 13, 15, 16, 27, 31, 45, 47번으로 총 10명이다. [표 6-6]은 각 변수에 평균과 표준편차이다.

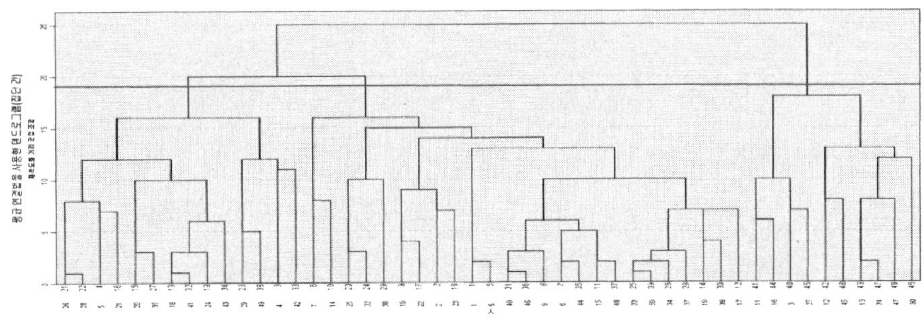

그림 6-9 계층적 군집분석의 분석 결과

표 6-6 계층적 군집분석의 분석 결과(3)

	군집1 (n=15)		군집2 (n=24)		군집3 (n=10)	
	평균	표준편차	평균	표준편차	평균	표준편차
상식(Information)	8.00	2.070	10.21	1.841	10.90	2.601
이해(Comprehension)	7.60	2.414	9.38	2.568	13.80	2.394
산수(Arithmetic)	7.07	1.335	9.33	2.353	9.60	2.171
유사성(Similarities)	8.60	2.849	11.96	1.829	13.40	2.836
어휘(Vocabulary)	8.33	2.127	11.25	2.212	13.90	1.853
숫자(Digit Span)	7.53	2.100	9.38	2.499	9.20	3.853
빠진 그림찾기 (Picture Completion)	9.47	2.295	9.29	2.510	14.40	2.547
문장배열 (Paragraph Arrangement)	7.20	2.077	10.38	2.223	12.00	3.018
토막짜기(Block Design)	8.67	2.637	10.46	2.265	11.50	1.716
모양맞추기(Object Assembly)	8.80	2.859	10.79	2.859	11.90	1.729
기호쓰기(Coding)	7.00	2.854	10.83	2.548	7.20	2.044

2. 주성분분석

주성분분석은 원자료부터 유의미한 정보를 추출하기 위해 데이터의 정보 손실을 최소화하면서, 가능한 한 적은 수의 차원으로 축소하는 방법이다. 본 예제 데이터는 앞서 군집분석에서 진행한 지능 검사 데이터로, 170명의 참가자들에 대해 여러 개의 측정 변수를 소항목으로 묶고 주성분분석을 진행하였다. 다변량 자료분석을 위해서는 표준화 작업이 필요하지만, 지능 검사 데이터는 같은 단위를 사용하기 때문에, 따로 표준화 작업을 하지 않았다. SPSS에서 주성분 분석을 시행하기 위하여 탑 메뉴에서 '분석' → '차원 축소' → '요인분석'을 클릭하여 실행한다.

주성분분석의 옵션에서 '기술통계'는 자료에 대한 평균과 표준편차를 계산해주는 테이블이 나온다. 그리고 주성분분석이 타당한지 검정하기 위해 KMO(Kaiser-Meyer-Olkin 측도) 및 Bartlett 구형성 검정을 진행한다([그림 6-10]). KMO는 변수의 숫자와 케이스의 숫자의 적절성을 나타내는 표본 적합도를 검정하는 지표로, KMO 값이 클수록 좋으며, 일반적으로 0.5보다 크면 적절한 표본임을 나타낸다. Bartlett 구형성 검정은 상관관계행렬 상의 모든 상관관계 값들이 전반적으로 유의한지를 나타내는 것으로, 유의확률이 유의수준 0.05보다 작으면, 모든 상관관계가 유의하다는 것을 뜻한다.

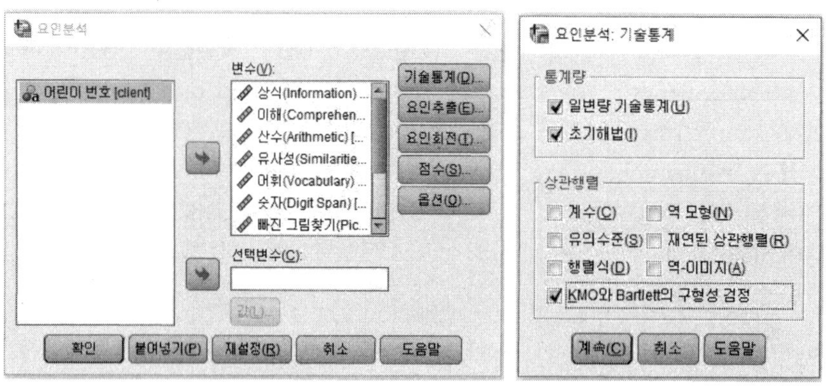

그림 6-10 주성분분석의 구형성 검정 옵션

'요인 추출' 옵션은 요인추출방법을 결정하는 것으로 주성분분석을 위해서는 요인추

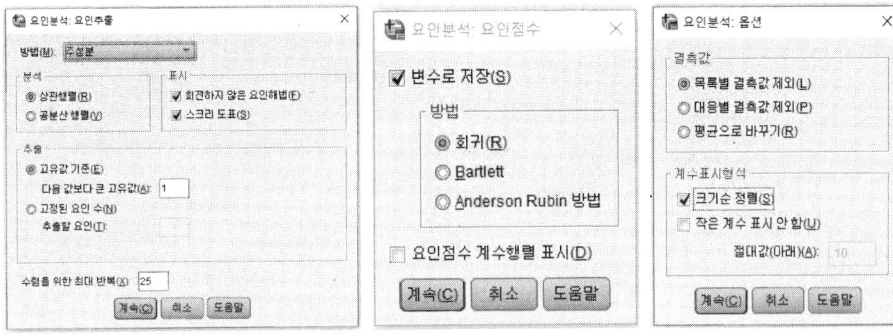

그림 6-11 주성분분석의 요인추출 및 요인점수 옵션

출방법을 '주성분'으로 결정하고, 주성분의 선택 기준인 '고윳값'과 '스크리 도표'를 체크한다([그림 6-11]). 주성분을 선택하는 기준은 ① 고윳값이 1 이상이거나 ② 스크리 도표(산비탈 그림)에서 고윳값을 순서대로 놓은 뒤 비탈이 꺾이는 이전까지 주성분을 선택하거나 ③ 누적된 분산 설명 비율이 80%인 경우의 주성분을 선택하는 방법이 있다. 적용하는 방법에 따라 주성분의 개수가 달라질 수 있으나 공통적으로 적용되는 주성분을 선정한다. 주성분들의 값을 확인하기 위해서 '점수' 옵션에서 성분들에 관한 요인 스코어를 '회귀분석'으로 선택하고, 데이터 세트에 저장되도록 체크한다. 단 추출된 각 주성분은 서로 독립적이어야 한다.

마지막으로 요인분석의 '옵션'에서는 출력 결과 중 제1 주성분의 계수값이 가장 큰 것부터 순서대로 출력하기 위해 '크기순 정렬'을 선택해준다. 이 옵션은 연구자 선택에 따라 선택하면 된다.

지능 검사에 대한 주성분분석 결과, 각 변수별로 평균과 표준편차의 기술통계량과 함께, KMO와 Bartlett의 결과를 얻는다. KMO의 값이 0.826으로 0.5보다 크므로, 주성분분석에 적합한 표본이라고 할 수 있다([그림 6-12]). Bartlett의 구형성의 유의확률이 0.000으로 유의수준 0.05보다 작으므로, 상관관계행렬 상의 모든 상관관계 값들이 전반적으로 유의함을 알 수 있다.

선택된 주성분의 개수를 나타내는 고윳값과 설명된 총 분산을 살펴보면, 고윳값이 1 이상인 경우가 총 3개로 3개의 주성분이 전체 자료에 대해 58.1%를 설명한다고 볼 수 있다. 스크리 도표를 이용해도 된다([그림 6-13]).

KMO와 Bartlett의 검정

표본 적절성의 Kaiser-Meyer-Olkin 측도.		.826
Bartlett의 구형성 검정	근사 카이제곱	492.975
	자유도	55
	유의확률	.000

기술통계량

	평균	표준편차	분석수
상식(Information)	9.49	2.930	170
이해(Comprehension)	10.00	2.999	170
산수(Arithmetic)	8.99	2.308	170
유사성(Similarities)	10.62	3.223	170
어휘(Vocabulary)	10.76	2.934	170
숫자(Digit Span)	8.71	2.705	170
빠진 그림찾기(Picture Completion)	10.70	2.937	170
문장배열(Paragraph Arrangement)	10.40	2.674	170
토막짜기(Block Design)	10.36	2.717	170
모양맞추기(Object Assembly)	10.95	2.835	170
기호쓰기(Coding)	8.52	2.895	170

공통성

	초기	추출
상식(Information)	1.000	.693
이해(Comprehension)	1.000	.586
산수(Arithmetic)	1.000	.492
유사성(Similarities)	1.000	.624
어휘(Vocabulary)	1.000	.658
숫자(Digit Span)	1.000	.458
빠진 그림찾기(Picture Completion)	1.000	.583
문장배열(Paragraph Arrangement)	1.000	.352
토막짜기(Block Design)	1.000	.595
모양맞추기(Object Assembly)	1.000	.568
기호쓰기(Coding)	1.000	.787

추출 방법: 주성분 분석.

그림 6-12 주성분분석의 분석 결과(1)

설명된 총분산

성분	초기 고유값			추출 제곱합 적재량		
	전체	% 분산	누적 %	전체	% 분산	누적 %
1	3.828	34.796	34.796	3.828	34.796	34.796
2	1.448	13.162	47.958	1.448	13.162	47.958
3	1.120	10.182	58.140	1.120	10.182	58.140
4	.898	8.164	66.305			
5	.778	7.074	73.379			
6	.619	5.627	79.006			
7	.605	5.501	84.507			
8	.523	4.758	89.266			
9	.452	4.107	93.373			
10	.418	3.799	97.173			
11	.311	2.827	100.000			

추출 방법: 주성분 분석.

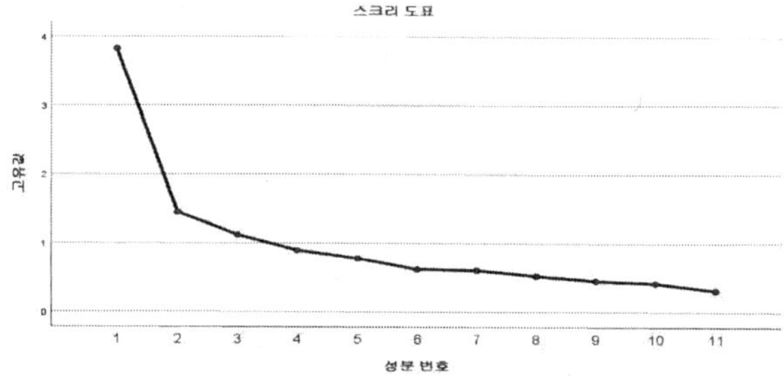

그림 6-13 주성분분석의 분석 결과(2)

성분부하량을 나타내는 성분행렬 값을 통해 주성분에 대한 선형 결합식을 다음과 같이 표현할 수 있다.

제1 주성분:

$$\begin{aligned} PC_1 = &\ 0.760(\text{이해}) + 0.749(\text{유사성}) + 0.746(\text{어휘}) + 0.735(\text{상식}) + 0.608(\text{산수}) \\ &+ 0.567(\text{토막짜기}) + 0.552(\text{빠진그림찾기}) + 0.441(\text{문장배열}) + 0.456(\text{모양맞추기}) \\ &+ 0.429(\text{숫자}) + 0.097(\text{기호쓰기}) \end{aligned}$$

성분행렬[a]

	성분		
	1	2	3
이해(Comprehension)	.760	.016	-.091
유사성(Similarities)	.749	-.057	-.245
어휘(Vocabulary)	.746	-.300	-.109
상식(Information)	.735	-.352	-.171
산수(Arithmetic)	.608	-.344	.055
도막짜기(Block Design)	.567	.446	.271
빠진 그림찾기(Picture Completion)	.552	.495	-.183
문장배열(Paragraph Arrangement)	.441	.313	.243
모양맞추기(Object Assembly)	.456	.583	.141
숫자(Digit Span)	.429	-.445	.275
기호쓰기(Coding)	.097	-.177	.864

추출 방법: 주성분 분석.

a. 추출된 3 성분

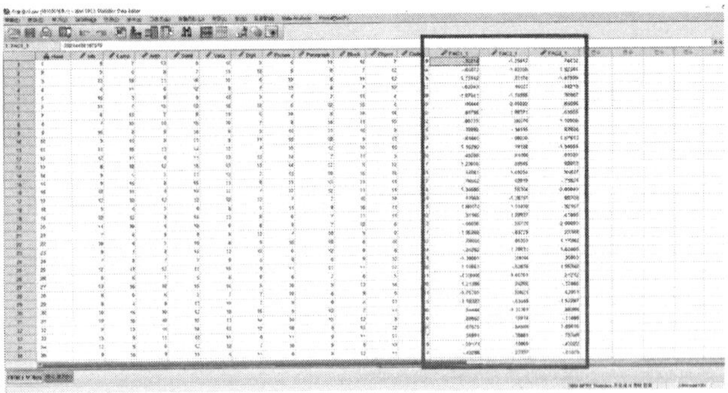

그림 6-14 주성분분석의 분석 결과(3)

제2 주성분:

$$PC_2 = 0.016(\text{이해}) - 0.057(\text{유사성}) - 0.300(\text{어휘}) - 0.352(\text{상식}) - 0.344(\text{산수}) \\ + 0.446(\text{토막짜기}) + 0.495(\text{빠진그림찾기}) + 0.313(\text{문장배열}) + 0.583(\text{모양맞추기}) \\ - 0.445(\text{숫자}) - 0.177(\text{기호쓰기})$$

제3 주성분:

$$PC_3 =- 0.091(\text{이해}) - 0.245(\text{유사성}) - 0.109(\text{어휘}) - 0.171(\text{상식}) + 0.055(\text{산수}) \\ + 0.271(\text{토막짜기}) - 0.183(\text{빠진그림찾기}) + 0.243(\text{문장배열}) + 0.141(\text{모양맞추기}) \\ + 0.275(\text{숫자}) + 0.864(\text{기호쓰기})$$

위의 주성분분석 결과를 토대로 제1 주성분은 상식, 산수, 어휘, 이해력에 해당되는 요인이라면, 제2 주성분은 그림이나 모양을 맞추는 능력, 숫자능력에 해당되는 요인이다. 제3 주성분은 기호를 사용하는 능력과 관계된 요인이라고 볼 수 있다. 마지막으로 주성분에 관한 계수를 토대로 각 관측치에 대한 주성분 점수가 입력된다. 계산된 주성분 점수를 이용하여 추후 회귀분석이나 상관분석을 실시할 수 있다([그림 6-12]).

3. 탐색적 요인분석

요인분석은 분석 목적과 용도에 따라 탐색적 요인분석과 확인적 요인분석으로 나뉜다. SPSS에서는 탐색적 요인분석을 진행할 수 있으나, 확인적 요인분석을 위해서는 AMOS 등과 같은 프로그램을 이용하여 분석할 수 있다. 탐색적 요인분석은 많은 수의 변수들이 가진 정보를 몇 개의 잠재적 요인으로 축소하여 설명하고자 하는 분석

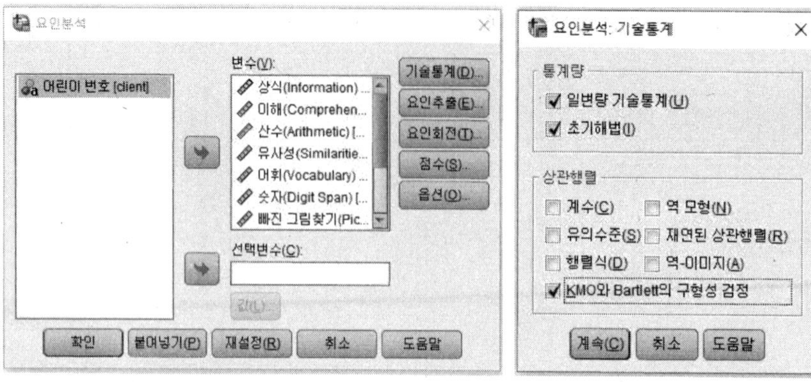

그림 6-15 요인분석의 기술통계 검정 옵션

방법이다. 이 예제에서는 앞서 주성분분석에서 사용한 지능 검사 데이터를 이용하여 요인분석을 진행하였다. 주성분분석과 마찬가지로 SPSS의 탑 메뉴에서 '분석' → '차원 축소' → '요인분석'을 클릭하여 실행한다.

요인분석의 옵션 중 '기술통계'은 주성분분석과 같은 방법으로 '일변량 기술통계'와 'KMO와 Bartlett의 구형성 검정'을 체크한 뒤 분석을 시작한다([그림 6-15]).

SPSS에서의 요인분석 탭에서는 주성분분석과 탐색적 요인분석을 수행할 수 있다. 주성분분석은 데이터에 포함된 정보의 손실을 최소화해서 적은 수의 주성분으로 줄여 자료를 축소하는 방법이다. 그러나 탐색적 요인분석은 자료의 내재적으로 존재하는 속성을 찾아내는 방법으로, 변수간의 공통요인을 추출하여 변수들간의 상관관계를 찾고 변수의 성질을 축소하는 방법이다. SPSS에서는 두 분석이 모두 차원감소 → 요인분석에 위치하기 때문에 많은 연구자들이 혼동한다. 또한 두 분석은 서로 다른 개념이지만, 공통성이 0.6 이상이거나 변수가 많아질수록 분석의 결과물이 같아진다. 탐색적 요인분석의 요인 추출 방법 중 가장 많이 사용하는 방법은 '주축 요인 추출'과 '최대우도' 방법이다([그림 6-16]). 본 예제에서는 요인 추출 방법을 '주축 요인 추출'으로 결정하고, 요인의 선택 기준인 '고윳값'과 '스크리 도표'를 체크한다.

요인분석에서는 요인 패턴의 구조를 단순화시켜 요인 해석을 쉽게 하고자 요인회전 방법을 쓰게 된다([그림 6-17]). 요인분석에서 회전하지 않는 요인 해법만을 사용해서는 요인에 대한 의미를 부여하기가 쉽지 않다. '요인회전'에서는 요인을 회전하는 방

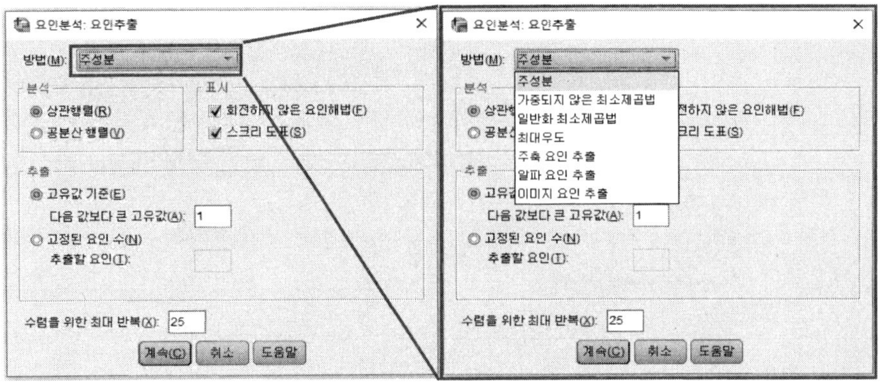

그림 6-16 요인분석의 요인 추출 옵션

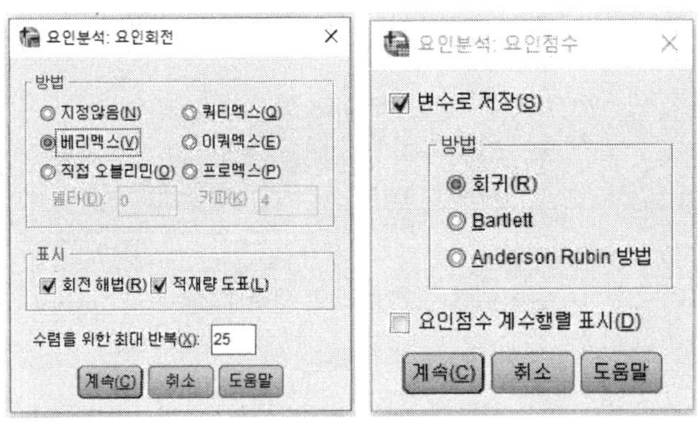

그림 6-17 주요인분석의 요인회전 및 요인점수 옵션

법을 선택하는데, SPSS에서 제공하는 요인회전 방법에는 크게 직각회전방식(orthogonal factor rotation)과 사각회전방식(oblique factor rotation)이 있다. 직각회전방식은 회전축을 직각으로 유지한 채로 회전하는 방법으로, 요인 간의 상관계수가 0이 된다는 조건하에 회전축을 회전하는 것이다.

'직각회전방식'에서는 '배리맥스(varimax)'나 '쿼티맥스(quartimax)', '이쿼맥스(equimax)' 등이 있는데 배리멕스를 가장 많이 사용한다. 사각회전방식은 두 요인의 직교 상태를 유지하지 않는 채 한쪽의 요인 적재값은 1에, 나머지 요인 적재값은 0에 가깝게 만들어 주는 방법이다. 사각회전방식'에는 '오블리민(oblimin)', '프로멕스(promax)' 등이 있으며, 주로 오블리민을 많이 사용한다. 다만 사각회전방식은 요인

KMO와 Bartlett의 검정

표본 적절성의 Kaiser-Meyer-Olkin 측도.		.826
Bartlett의 구형성 검정	근사 카이제곱	492.975
	자유도	55
	유의확률	.000

기술통계량

	평균	표준편차	분석수
상식(Information)	9.49	2.930	170
이해(Comprehension)	10.00	2.999	170
산수(Arithmetic)	8.99	2.308	170
유사성(Similarities)	10.62	3.223	170
어휘(Vocabulary)	10.76	2.934	170
숫자(Digit Span)	8.71	2.705	170
빠진 그림찾기(Picture Completion)	10.70	2.937	170
문장배열(Paragraph Arrangement)	10.40	2.674	170
토막짜기(Block Design)	10.36	2.717	170
모양맞추기(Object Assembly)	10.95	2.835	170
기호쓰기(Coding)	8.52	2.895	170

공통성

	초기	추출
상식(Information)	.514	.632
이해(Comprehension)	.457	.513
산수(Arithmetic)	.338	.381
유사성(Similarities)	.458	.552
어휘(Vocabulary)	.526	.587
숫자(Digit Span)	.179	.231
빠진 그림찾기(Picture Completion)	.311	.472
문장배열(Paragraph Arrangement)	.205	.198
토막짜기(Block Design)	.329	.521
모양맞추기(Object Assembly)	.265	.346
기호쓰기(Coding)	.089	.173

추출 방법: 주축요인추출.

그림 6-18 요인분석의 분석 결과(1)

들 간의 각도를 주관적으로 결정하기 때문에, 해석하는 데 어려움이 있다. 본 예제에서 요인분석에서는 '베리맥스' 방법을 지정하였다. 요인들의 값을 확인하기 위해서 '점수' 옵션에서 앞서 주성분분석과 같은 방법으로 요인 스코어를 '회귀분석'으로 선택하고 데이터 세트에 저장되도록 체크한다.

지능검사에 대한 요인분석 결과는 기술통계와 KMO와 Bartlett의 검정, 공통성 결과는 [그림 6-18]과 같으며, 해석 방법은 주성분분석과 같다. 공통성은 추출된 요인들에 의해 각 변수가 얼마나 설명되는지를 나타내는 지수로 변수의 분산이 추출된 요인들에 의해 설명되는 정도를 가리키며, 0과 1 사이의 값을 갖는다. 상식은 공통요인을 설명하는 데 있어서 0.632(63.2%)만큼의 설명력이 있다는 의미이다.

선택된 요인의 개수를 나타내는 고윳값과 설명된 총 분산을 살펴보면, 고윳값이 1 이상인 경우가 총 3개로, 추출된 요인들 3개가 전체 자료에 대해 58.140%를 설명하고, 추출된 적재값은 41.872%를 설명하고 있다([그림 6-19]).

회전된 성분행렬을 토대로 각 요인을 해석하면, 제1 요인은 상식, 어휘, 유사성, 이해, 산수, 숫자에 해당되는 성분이며, 제2 요인은 토막짜기, 빠진 그림찾기, 모양맞추기, 문장배열에 해당되는 성분이고, 마지막으로 제3 요인은 기호쓰기가 해당된다([그림 6-20]). 마지막으로 요인에 관한 계수를 토대로 각 관측치에 대한 요인점수가 입력된다. 계산된 요인점수를 이용하여 후속 분석을 실시할 수 있다([그림 6-21]).

설명된 총분산

요인	초기 고유값			추출 제곱합 적재량			회전 제곱합 적재량		
	전체	% 분산	누적 %	전체	% 분산	누적 %	전체	% 분산	누적 %
1	3.828	34.796	34.796	3.324	30.216	30.216	2.469	22.442	22.442
2	1.448	13.162	47.958	.875	7.955	38.171	1.716	15.596	38.038
3	1.120	10.182	58.140	.407	3.700	41.872	.422	3.834	41.872
4	.898	8.164	66.305						
5	.778	7.074	73.379						
6	.619	5.627	79.006						
7	.605	5.501	84.507						
8	.523	4.758	89.266						
9	.452	4.107	93.373						
10	.418	3.799	97.173						
11	.311	2.827	100.000						

추출 방법: 주축요인추출.

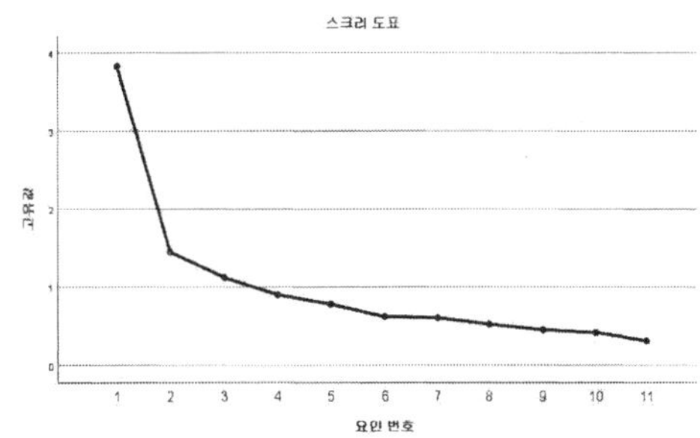

그림 6-19 요인분석의 분석 결과(3)

요인행렬[a]

	요인 1	2	3
상식(Information)	.716	-.339	-.066
이해(Comprehension)	.713	.033	-.057
산수(Arithmetic)	.548	-.236	.158
유사성(Similarities)	.711	-.057	-.209
어휘(Vocabulary)	.719	-.262	-.051
숫자(Digit Span)	.368	-.255	.174
빠진 그림찾기(Picture Completion)	.509	.409	-.214
문장배열(Paragraph Arrangement)	.371	.206	.136
토막짜기(Block Design)	.528	.414	.266
모양맞추기(Object Assembly)	.404	.427	.022
기호쓰기(Coding)	.079	-.060	.404

추출 방법: 주축 요인추출.

a. 추출된 3 요인 13의 반복계산이 요구됩니다.

회전된 요인행렬[a]

	요인 1	2	3
상식(Information)	.782	.142	.013
이해(Comprehension)	.564	.440	-.027
산수(Arithmetic)	.561	.144	.214
유사성(Similarities)	.631	.355	-.165
어휘(Vocabulary)	.738	.207	.019
숫자(Digit Span)	.425	.024	.223
빠진 그림찾기(Picture Completion)	.200	.612	-.240
문장배열(Paragraph Arrangement)	.165	.394	.125
토막짜기(Block Design)	.157	.664	.235
모양맞추기(Object Assembly)	.077	.583	-.014
기호쓰기(Coding)	.052	.029	.411

추출 방법: 주축 요인추출.
회전 방법: 카이저 정규화가 있는 베리멕스.

a. 5 반복계산에서 요인회전이 수렴되었습니다.

그림 6-20 요인분석의 분석 결과(3)

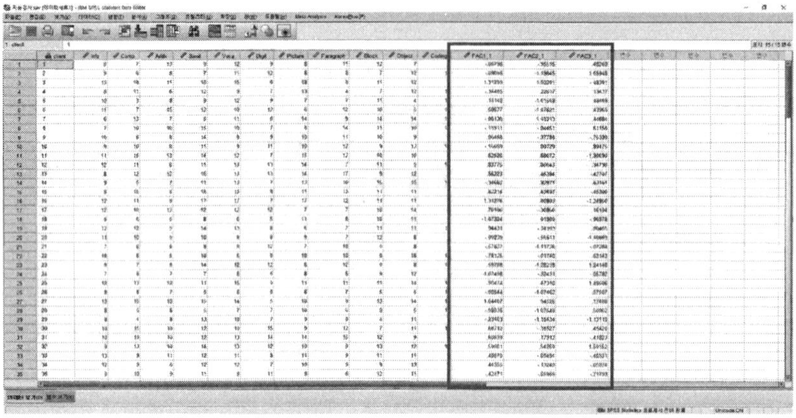

그림 6-21 요인분석의 분석 결과(4)

4. 일원배치 반복측정 분산분석(반복요인 1개)

총 10명의 여드름 환자를 5명씩 2군으로 나누어 두 개의 치료 방법(A, B)을 시행하였으며, 환자들은 모두 치료 전과 1개월, 3개월, 6개월에 병원을 방문하여 여드름 중증도를 측정하였다(여드름 자료.sav)[3]. 이 예제에서는 시간에 따라 여드름 중증도에 차이가 있는지를 분석하고자 한다.

시간에 따른 효과 차이를 보기 위해 반복측정 분산분석을 시행하고자 한다. 탑 메뉴에서 '분석' → '일반선형모형' → '반복측도'를 클릭하여 실행한다.

먼저 반복측도 요인을 정의하기 위하여 개체 내 요인 이름과 반복측정 횟수를 수준의 수에 넣는다. 본 예제에서는 병원에 방문하여 여드름 중등도를 time별로 측정하였기에, time을 개체 내 요인 이름으로 지정하고, 수준의 수에는 반복 횟수인 4를 입력한 뒤 추가를 클릭한다([그림 6-22]). 개체 내 변수를 정의하기 위하여 정의 버튼을 클릭한 뒤, 정의된 time에는 baseline과, month 1, 3, 6을 지정한다.

3) 자료 출처: 그림으로 이해하는 닥터 배의 술술 보건의학통계(배정민 지음, 한나래출판사, 2016)

표 6-7 반복측정분산분석 데이터 내용

ID	Group	sex	baseline	month 1	month 3	month 6
1	A	Female	52	38	23	12
2	A	Female	62	36	22	14
3	A	Female	58	34	21	13
4	A	Male	58	42	26	16
5	A	Male	53	38	25	21
6	B	Female	55	42	33	22
7	B	Male	55	54	46	26
8	B	Male	60	55	46	23
9	B	Male	52	41	35	22
10	B	Female	58	43	39	21

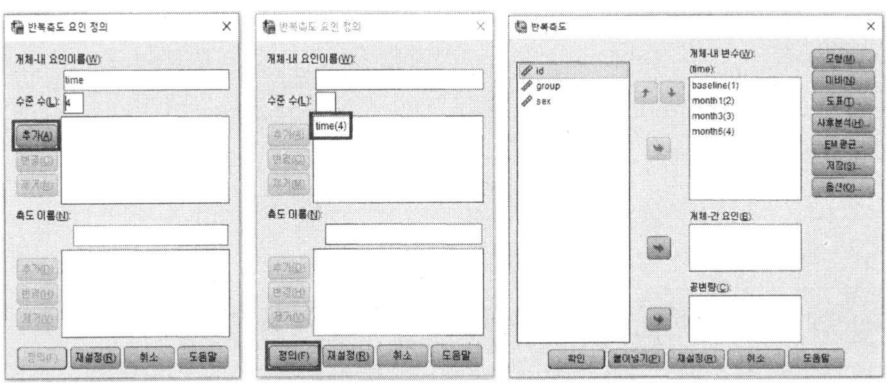

그림 6-22 일원배치 반복측정 분산분석의 반복측도 정의

시간에 대한 프로파일 '도표'를 얻기 위하여 개체-내 혹은 개체-간의 변수에 대한 추정 평균값을 통한 그래프를 그려준다. 수평축은 반복측정한 요인인 'time'을 지정하고 추가 버튼을 클릭하면 프로파일 도표를 그릴 수 있다. 이후 [그림 6-23]처럼 옵션의 'EM 평균(추정 주변 평균)'과 '옵션' 대화상자를 넣는다. SPSS 26 이전 버전에는 'EM 평균'과 '옵션'이 하나의 탭으로 있었으나, 26 버전부터는 두 개의 탭으로 나뉘었다. 'EM 평균'은 추정평균의 기준을 정해주는 옵션으로 어느 시점에서 구체적으로

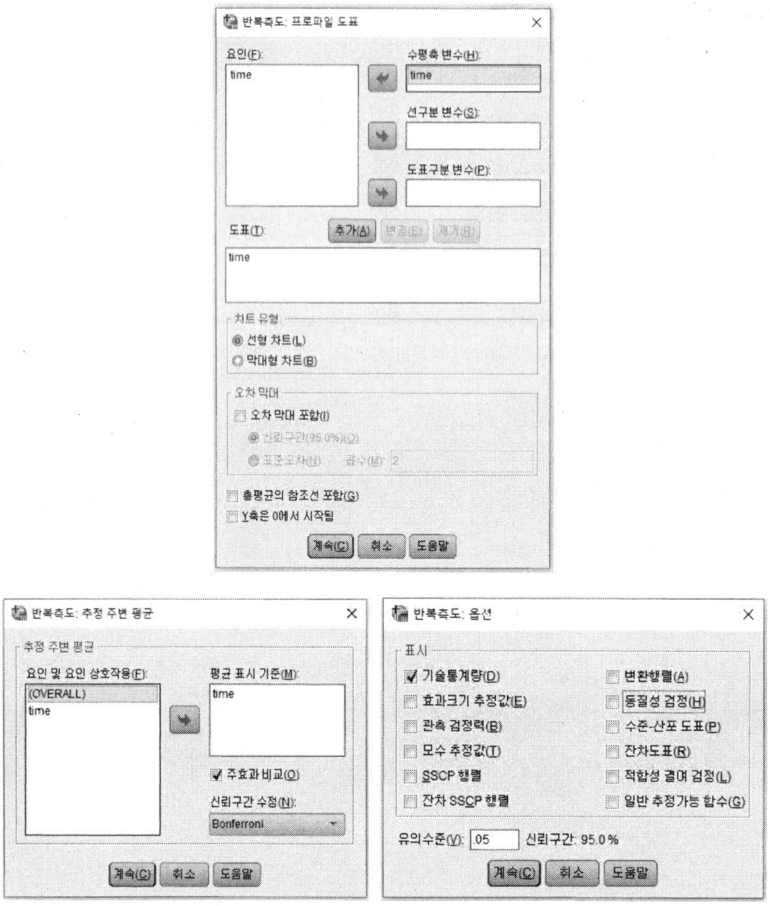

그림 6-23 일원배치 반복측정 분산분석의 도표 및 모형, 옵션

차이가 있는지 알아볼 수 있는 옵션이다. 본 예제에서는 평균 표시 기준에 반복측정 요인인 '시점(time)'을 지정하고, 주효과 비교를 체크한 뒤, 신뢰구간 수정은 Bonferroni를 지정한다. '옵션'에서는 기술통계를 클릭한 뒤 반복측정 분산분석을 실행한다.

반복측정 분산분석에서 필요한 가정은 정규성과 구형성 가정이다. 정규성 가정은 개체의 수가 적당하게 크다면, 분산분석을 수행하는 데는 큰 문제가 없다. 반복측정 분산분석은 개체 내 상관을 갖고 있어, 등분산 가정 대신에 구형성 가정이 필요하다.

구형성 가정은 측정된 모든 시점 사이의 관련성이 일정하다는 것을 의미한다. 구형성 가정을 위해 Mauchly의 구형성 검정을 실행한다. 구형성 검정의 귀무가설은 "자료가 구형성 가정을 만족한다."이다. 시간에 따라 여드름 중증도의 차이를 비교하기 위해 구형성을 검정한 결과, 유의확률이 0.025로 유의수준 0.05보다 작으므로 구형성을 만족하지 않는다([그림 6-24]). 구형성을 만족하지 않는 경우 개체-내 효과 검정에서 Greenhouse-Geisser나 Huynh-Feldt을 이용하여 검정한다. 이때, 두 경우 모두 유의확률이 0.000으로 유의수준 0.05보다 작으므로, 시점에 따라 여드름 중증도가 다르며, 도표에서 볼 수 있듯이 시간이 지남에 따라 여드름 중증도가 점차 감소함을 알 수 있다([그림 6-25]).

Mauchly의 구형성 검정[a]

측도: MEASURE_1

					엡실런[b]		
개체-내 효과	Mauchly의 W	근사 카이제곱	자유도	유의확률	Greenhouse-Geisser	Huynh-Feldt	하한
time	.186	12.992	5	.025	.507	.588	.333

정규화된 변형 종속변수의 오차 공분산 행렬이 항등 행렬에 비례하는 영가설을 검정합니다.

a. Design: 절편
개체-내 계획: time

b. 유의성 평균검정의 자유도를 조절할 때 사용할 수 있습니다. 수정된 검정은 개체내 효과검정 표에 나타납니다.

개체-내 효과 검정

측도: MEASURE_1

소스		제 III 유형 제곱합	자유도	평균제곱	F	유의확률
time	구형성 가정	7533.800	3	2511.267	109.858	.000
	Greenhouse-Geisser	7533.800	1.520	4955.070	109.858	.000
	Huynh-Feldt	7533.800	1.765	4267.546	109.858	.000
	하한	7533.800	1.000	7533.800	109.858	.000
오차(time)	구형성 가정	617.200	27	22.859		
	Greenhouse-Geisser	617.200	13.684	45.104		
	Huynh-Feldt	617.200	15.888	38.846		
	하한	617.200	9.000	68.578		

그림 6-24 일원배치 반복측정 분산분석의 실행 결과(1)

대응별 비교

측도: MEASURE_1

(I) time	(J) time	평균차이(I-J)	표준오차	유의확률[b]	차이에 대한 95% 신뢰구간[b]	
					하한	상한
1	2	14.000*	2.380	.001	5.992	22.008
	3	24.700*	3.211	.000	13.897	35.503
	4	37.300*	2.033	.000	30.459	44.141
2	1	-14.000*	2.380	.001	-22.008	-5.992
	3	10.700*	1.283	.000	6.384	15.016
	4	23.300*	1.453	.000	18.411	28.189
3	1	-24.700*	3.211	.000	-35.503	-13.897
	2	-10.700*	1.283	.000	-15.016	-6.384
	4	12.600*	1.887	.001	6.252	18.948
4	1	-37.300*	2.033	.000	-44.141	-30.459
	2	-23.300*	1.453	.000	-28.189	-18.411
	3	-12.600*	1.887	.001	-18.948	-6.252

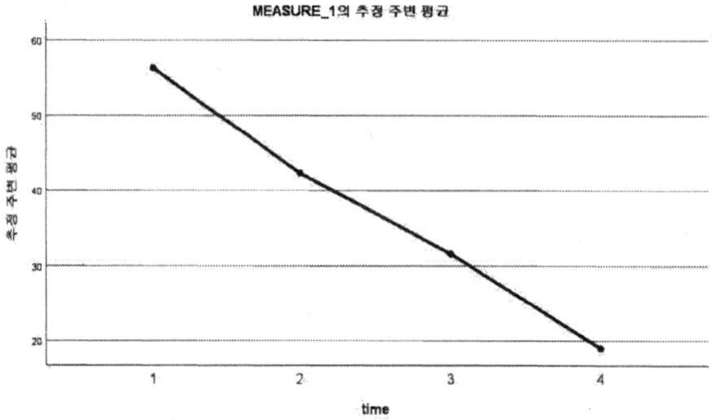

그림 6-25 일원배치 반복측정 분산분석의 실행 결과(2)

5. 이원배치 반복측정 분산분석(모집단 요인 1개와 반복요인 1개)

일원배치 반복측정 분산분석에서 사용한 여드름 자료를 이용하여 두 개의 치료 방법의 효과가 시간이 지남에 따라 차이가 있는지 분석하고자 한다([그림 6-26]). 앞서 일원배치 반복측정 분산분석과 마찬가지로 반복측도 요인을 먼저 정의해야 한다. 반복측도 요인을 정의하는 방법은 일원배치 반복측정 분산분석과 같다.

개체 내 변수를 정의하기 위하여 정의 버튼을 클릭한 뒤, 정의된 time에는 baseline과 month 1, 3, 6을 지정하고, 치료 방법에 따른 차이를 보기 위해 개체-간 요인에는 'group'을 지정한다. 치료 방법과 시간에 대한 프로파일 '도표'를 그려보려고 한다. 수평축은 반복측정한 요인인 time을, 선구분 변수는 집단 변수인 '치료 방법'으로 넣고

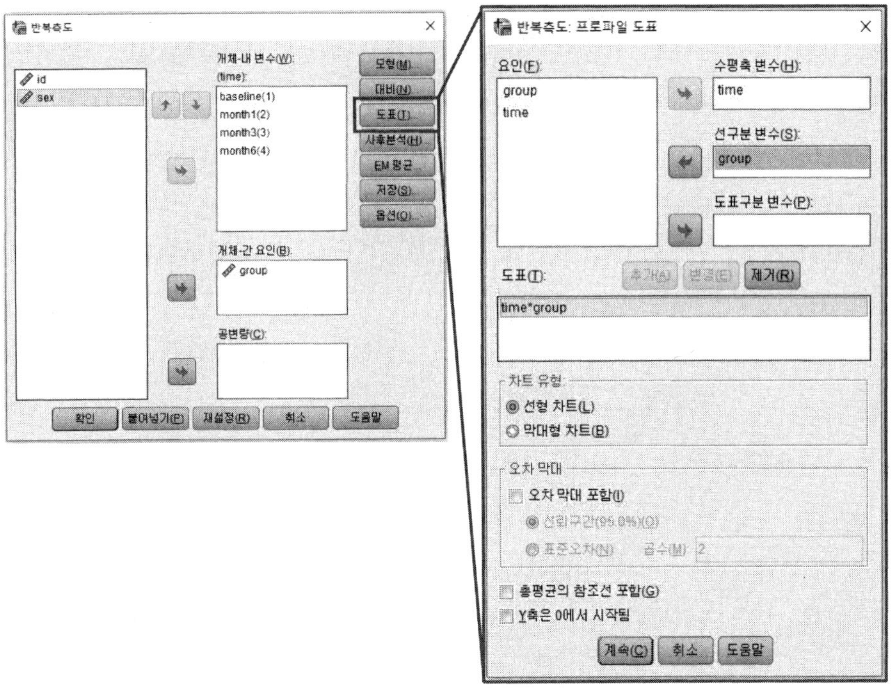

그림 6-26 이원배치 반복측정 분산분석의 대화상자(1)

추가 버튼을 클릭하면 프로파일 도표를 그릴 수 있다.

변수들에 대한 기술통계 및 사후분석을 위해 각 옵션의 내용을 클릭한다([그림 6-27]). 'EM 평균'은 어느 시점에서 구체적으로 차이가 있는지 알아볼 수 있는 옵션으로, 본 예제에서는 평균 표시 기준에 반복측정 요인인 '시점'을 지정하고, 주효과 비교를 체크한 뒤, 신뢰구간 수정에서는 Bonferroni를 지정한다. 그리고 개체-간 요인의 차이가 있다고 가정했을 때, 개체-간 요인 중 어느 집단에서 구체적으로 차이가 있는지 알아보기 위한 옵션이 '사후분석'이다. 본 예제에서는 개체-간 요인인 'group'이 2개의 집단을 가지므로 앞서 배운 사후분석은 시행하지 않아도 된다. 개체-간 요인이 3개 이상의 집단을 가질 때 사후분석을 시행하며, 사후분석 종류는 일원배치 분산분석에서 시행한 것과 동일한 방법으로 시행한다. 마지막으로 '옵션'에서는 기술통계와 분산의 동질성 검정을 체크한 뒤 분석을 실행한다.

이원배치 반복측정 분산분석 실행 결과 가장 먼저 치료 방법에 따른 시간별 평균과 표준편차가 나온다([그림 6-28]). 앞서 설명한 것처럼 반복측정 분산분석을 실행하기

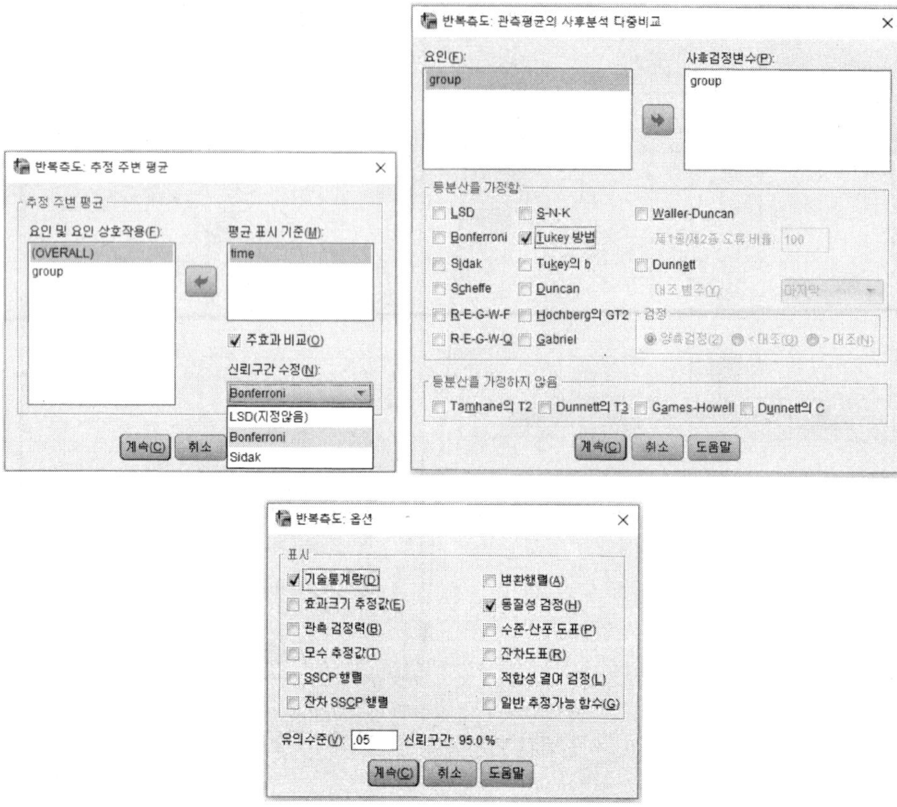

그림 6-27 이원배치 반복측정 분산분석의 대화상자(2)

기술통계량

	group	평균	표준편차	N
baseline	치료A	56.60	4.099	5
	치료B	56.00	3.082	5
	전체	56.30	3.433	10
month1	치료A	37.60	2.966	5
	치료B	47.00	6.892	5
	전체	42.30	7.040	10
month3	치료A	23.40	2.074	5
	치료B	39.80	6.058	5
	전체	31.60	9.640	10
month6	치료A	15.20	3.564	5
	치료B	22.80	1.924	5
	전체	19.00	4.830	10

공분산 행렬에 대한 Box의 동일성 검정[a]

Box의 M	34.018
F	1.462
자유도1	10
자유도2	305.976
유의확률	.153

여러 집단에서 종속변수의 관측 공분산 행렬이 동일한 영가설을 검정합니다.

a. Design: 절편 + group
개체-내 계획: time

그림 6-28 이원배치 반복측정 분산분석의 실행 결과(1)

위해서는 정규성과 구형성 검정이 필요하다. 이원배치 반복측정 분산분석에서는 그룹 간에 분산 구조가 같음을 의미하는 동일성 가정이 추가적으로 필요하다. 치료 방법에 따른 분산의 동일성을 검정하기 위해 Box의 동일성 검정을 진행한다. Box의 동일성 검정의 귀무가설은 "그룹 간 분산 구조는 동일하다."로 Box의 동일성 검정의 유의확률이 0.153으로 유의수준 0.05보다 크므로, 그룹 간의 분산의 구조가 동일함을 알 수 있다.

다변량 검정 결과([그림 6-29])에서 4가지 검정 방법과 Mauchly의 단위행렬(구형성) 검정 결과가 나온다. 다변량 검정 결과에서 주로 Pillai의 트레이스와 Wilks의 람다 방법을 많이 사용하는데, 'time' 항목과 'time*group'에서 4가지 방법 모두 유의수준이 0.05보다 작으므로, 시간에 따라 그룹 간의 결과들이 다르다는 것을 알 수 있다. Mauchly의 구형성 검정 결과 유의확률이 0.074로 구형성을 만족함을 뜻한다. 개체-내 효과 검정은 구형성 가정의 결과를 해석하면 된다. 'time'의 효과 검정에 따르면 유의확률이 0.000으로 유의수준 0.05보다 작으므로, 시간에 따른 전체적인 변화가 있다고 할 수 있으며, 'time*group'의 교호작용 검정 결과 유의확률이 0.000으로 유의수준 0.05보다 작으므로, 두 군의 시간에 따른 변화가 다름을 알 수 있다.

다변량 검정a

효과		값	F	가설 자유도	오차 자유도	유의확률
time	Pillai의 트레이스	.991	229.549b	3.000	6.000	.000
	Wilks의 람다	.009	229.549b	3.000	6.000	.000
	Hotelling의 트레이스	114.775	229.549b	3.000	6.000	.000
	Roy의 최대근	114.775	229.549b	3.000	6.000	.000
time * group	Pillai의 트레이스	.920	23.008b	3.000	6.000	.001
	Wilks의 람다	.080	23.008b	3.000	6.000	.001
	Hotelling의 트레이스	11.504	23.008b	3.000	6.000	.001
	Roy의 최대근	11.504	23.008b	3.000	6.000	.001

a. Design: 절편 + group
개체-내 계획: time

b. 정확한 통계량

그림 6-29 이원배치 반복측정 분산분석의 실행 결과(2)

Mauchly의 구형성 검정[a]

측도: MEASURE_1

개체-내 효과	Mauchly의 W	근사 카이제곱	자유도	유의확률	엡실런[b] Greenhouse-Geisser	Huynh-Feldt	하한
time	.221	10.145	5	.074	.669	1.000	.333

정규화된 변형 종속변수의 오차 공분산 행렬이 항등 행렬에 비례하는 영가설을 검정합니다.

a. Design: 절편 + group
개체-내 계획: time

b. 유의성 평균검정의 자유도를 조절할 때 사용할 수 있습니다. 수정된 검정은 개체내 효과검정 표에 나타납니다.

개체-내 효과 검정

측도: MEASURE_1

소스		제 III 유형 제곱합	자유도	평균제곱	F	유의확률
time	구형성 가정	7533.800	3	2511.267	240.121	.000
	Greenhouse-Geisser	7533.800	2.006	3755.571	240.121	.000
	Huynh-Feldt	7533.800	3.000	2511.267	240.121	.000
	하한	7533.800	1.000	7533.800	240.121	.000
time * group	구형성 가정	366.200	3	122.067	11.672	.000
	Greenhouse-Geisser	366.200	2.006	182.549	11.672	.001
	Huynh-Feldt	366.200	3.000	122.067	11.672	.000
	하한	366.200	1.000	366.200	11.672	.009
오차(time)	구형성 가정	251.000	24	10.458		
	Greenhouse-Geisser	251.000	16.048	15.640		
	Huynh-Feldt	251.000	24.000	10.458		
	하한	251.000	8.000	31.375		

그림 6-29(계속) 이원배치 반복측정 분산분석의 실행 결과(2)

개체-내 대비 검정은 반복측정한 데이터의 선형 관계인지를 검정하는 것으로 개체-내 대비 검정의 귀무가설은 "반복측정의 모형의 계수가 모두 0이다."로, 'time'의 유의확률이 0.000으로 유의수준 0.05보다 작으므로, 시간에 따른 변화가 선형 모형임을 알 수 있다([그림 6-28]). 이원배치 반복측정 분산분석에서 그룹 간의 차이가 있는지 개체-간 효과를 검정하는 것이 중요하다. 개체-간 효과 검정의 귀무가설은 "그룹 간의 차이가 없다."로, 유의확률이 0.003으로 유의수준 0.05보다 작으므로, 'group' 간의 차이가 있음을 보여준다. 다만 [그림 6-30]에서 'time*group'의 상호작용(교호작용)의 검정에서 유의한 결과가 나와, 시점을 무시한 개체-간 효과 검정은 의미가 없다.

개체-내 대비 검정

측도: MEASURE_1

소스	time	제 III 유형 제곱합	자유도	평균제곱	F	유의확률
time	선형	7515.380	1	7515.380	645.097	.000
	이차	4.900	1	4.900	.288	.606
	삼차	13.520	1	13.520	5.007	.056
time * group	선형	124.820	1	124.820	10.714	.011
	이차	220.900	1	220.900	12.975	.007
	삼차	20.480	1	20.480	7.585	.025
오차(time)	선형	93.200	8	11.650		
	이차	136.200	8	17.025		
	삼차	21.600	8	2.700		

개체-간 효과 검정

측도: MEASURE_1

변환된 변수: 평균

소스	제 III 유형 제곱합	자유도	평균제곱	F	유의확률
절편	55651.600	1	55651.600	1440.818	.000
group	672.400	1	672.400	17.408	.003
오차	309.000	8	38.625		

그림 6-30 이원배치 반복측정 분산분석의 실행 결과(3)

반복측정 분산분석의 실행 결과를 살펴보면, 프로파일 도표([그림 6-31])에서는 두 개의 치료법에서 여드름 중증도에 따른 평균 혈압을 한눈에 볼 수 있다. 도표에서 치료A에서는 동일성의 차이가 없어 보이지만, 집단 간의 효과 검정을 해야 하는데, 시간이 지남에 따라 여드름 중증도가 감소함을 알 수 있다.

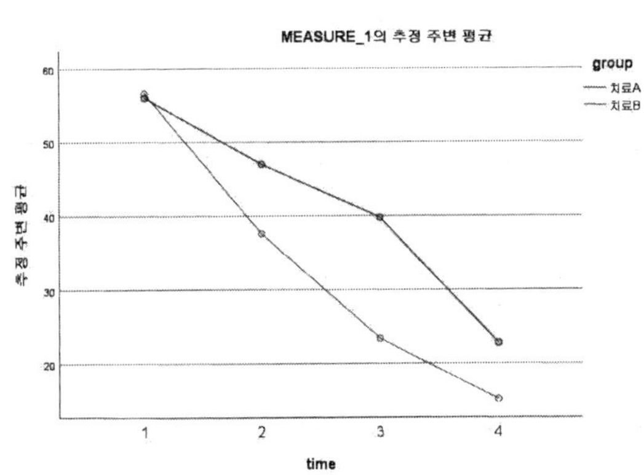

그림 6-31 이원배치 반복측정 분산분석의 실행 결과(4)

6. 일반화추정방정식

반응변수가 이분형인 경우는 로지스틱 회귀분석을 사용하나 반복측정된 자료의 경우에는 개체 내 상관관계를 가지고 있어, 일반적인 로지스틱 회귀분석을 사용할 수 없다. 관측값들 사이의 상관관계를 고려하여 분석하는 방법을 일반화추정방정식이라고 한다. 일반화추정방정식은 관측 횟수나 시점이 섞여 있을 때에도 분석이 가능하며, 회귀분석의 장점을 갖고 있어 성별이나 연령 등 다양한 변수들을 모형에 고려할 수 있다. 다음의 예제를 통하여 일반화추정방정식을 시행하고자 한다.

총 110명의 호흡기 환자들을 무작위로 배정하여 55명씩 2개의 군으로 나누어 A군은 새로운 치료 방법을, B군은 기존 치료 방법을 시행하였고, 각각의 환자들은 총 4차례 방문하여 상태를 확인하였다. 두 치료법이 시간에 따라 치료 효과를 비교하여 새로운 치료 방법이 더 우수한지 검정해 보자(GEE.sav)[4].

표 6-9 호흡기 환자 자료의 내용

번호	변수	변수 설명	범주 설명
1	id	환자 정보	1~110
2	center	진료소	1=진료소 1, 2=진료소 2
3	group	그룹	1=새로운 치료 방법, 0=기존 치료 방법
4	sex	성별	1=Male, 0=Female
5	age	나이	
6	base	초기 상태	1=좋음, 0=나쁨
7	visit	진료 차수	1~4
8	outcome	환자 상태	1=좋음, 0=나쁨

일반화추정방정식을 실행하기 위해 SPSS의 탑 메뉴에서 '분석' → '일반화 선형 모형' → '일반화추정방정식'를 클릭하여 실행한다. 일반화추정방정식을 실행하려면 탭별로 순서대로 입력하면 된다. 반응변수인 outcome은 이분형이고, 설명변수는 center, group, sex, age, base를 고려하고자 한다. 환자 1명당 4회 반복측정하였으며, 동일한 id에 대해 4개의 케이스 간의 상관성이 존재할 것으로 사료된다. 일반화추정방정식의 '반복'탭의 개체 변수에서는 개체 변수와 개체 내 변수를 지정한다. 개체 변수는 측정

4) 자료 출저 : SPSS Statistics 일반화선형모형과 생존분석(허명회 지음, 데이터솔루션, 2016)

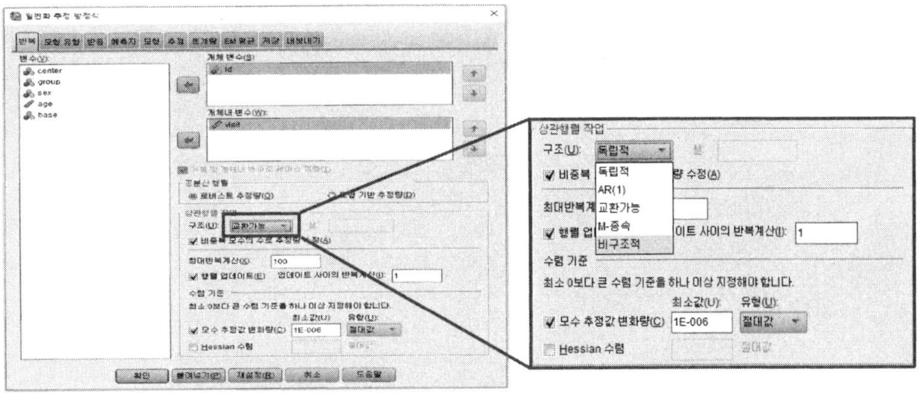

그림 6-31 일반화추정방정식의 반복 탭

한 환자를 뜻하므로 id를 개체 변수로 지정하고, 개체 내 변수는 측정한 환자들의 반복측정된 값을 뜻하므로 visit를 지정한다. 또한 개체 내 변수 간의 상관 구조를 지정하는데, [그림 6-31]과 같이 상관행렬 구조를 지정하면 된다.

개체 내 변수 간의 상관 구조로 많이 사용하는 것은 독립, AR(1), 교환가능, 비구조적이다. '독립'의 경우는 개체 내 모든 측정값들이 서로 독립임을 의미하며, 개체 수(id)가 개체당 관찰의 수(visit)보다 상대적으로 많을 때, 연관성이 적어 무시할 수 있을 때 서로 독립이 된다. 'AR(1)'은 자기회귀구조, 즉 Autoregression(1)이라고 하며, 개체 내에서 반복측정된 자료의 연관성이 관측 시점이 멀어질수록 지수함수적으로 감소함을 의미한다. 이는 반복측정 자료에서 가장 흔히 사용하는 방법이다. '교환가능' 구조는 개체 내 모든 측정값들이 서로 같은 상관관계를 가지고 있다는 것을 의미하며, '비구조적'은 개체 내 자료들의 연관성에 대한 정보가 없어 특정한 연관성 구조를 갖는다고 가정할 수 없을 때 사용하는 방법이다.

본 예제에서는 반복측정된 자료들의 상관행렬을 분석한 결과, 연관성이 시점별로 관련성이 없어 비구조적으로 실행하였다([그림 6-32]).

반복탭 다음으로 '모형유형' 탭은 일반화추정모형식의 분포와 연결 함수를 지정해준다([그림 6-33]). 본 예제에서는 outcome이 이분형이기 때문에 이분형 로지스틱을 선택하였다. '반응' 탭은 반응변수를 지정해주는 탭으로, 종속(반응)변수에 outcome으로

상관관계

		outcome1	outcome2	outcome3	outcome4
outcome1	Pearson 상관	1	.505**	.440**	.510**
	유의확률 (양측)		.000	.000	.000
	N	110	110	110	110
outcome2	Pearson 상관	.505**	1	.579**	.526**
	유의확률 (양측)	.000		.000	.000
	N	110	110	110	110
outcome3	Pearson 상관	.440**	.579**	1	.584**
	유의확률 (양측)	.000	.000		.000
	N	110	110	110	110
outcome4	Pearson 상관	.510**	.526**	.584**	1
	유의확률 (양측)	.000	.000	.000	
	N	110	110	110	110

**. 상관관계가 0.01 수준에서 유의합니다(양측).

그림 6-32 일반화추정방정식의 상관분석 결과

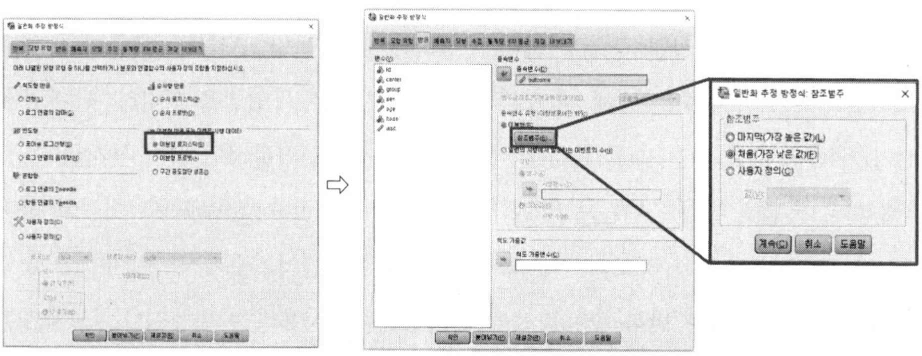

그림 6-33 일반화추정방정식의 모형유형 및 반응 탭

지정하고, 분석 결과를 해석하기 위해 참조 범주를 지정해준다. 이때, '마지막'은 범주가 가장 큰 값을, '처음'은 범주의 가장 작은 값을 지정해주는데, 본 예제에서는 환자 상태가 나쁨 대비 좋은 경우에 대한 결과를 해석하고자 하여 '처음'으로 지정하였다. 즉, $\log\frac{P(y=1)}{P(y=0)} = \beta_0 + \beta_1 x_1 + \beta_2 x_2 + \cdots + \beta_p x_p$($y$는 outcome, x_i는 설명변수)의 형태로 해석된다.

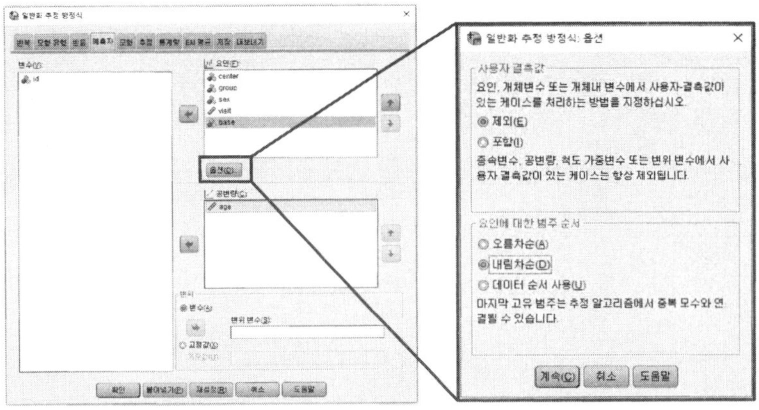

그림 6-34 일반화추정방정식의 예측자 탭

일반화추정방정식의 다음 단계로 '예측자' 탭에서는 요인과 공변량을 지정한다([그림 6-34]). SPSS에서는 대체적으로 요인은 범주형 자료를, 공변량은 연속형 자료를 지정한다. 본 예제에서 요인에는 center, group, sex, base, visit를 넣었고, 공변량에서는 age를 지정하였다. 요인은 범주형 자료이기 때문에 참조 범주를 지정해야 한다. 요인 아래에 있는 '옵션' 대화상자를 클릭하면, 요인에 대한 결측값 제외 여부와 범주 순서를 지정하게 되어 있다. 대체적으로 결측값은 제외하여 분석하고, 범주 순서는 '오름차순'과 '내림차순' 중에서 선택하면 된다. 오름차순은 범주 중 가장 큰 값을 기준으로, 내림차순은 범주의 가장 작은 값을 기준으로 참조하여 분석하겠다는 의미이다. 본 예제에서는 가장 작은 값을 참조하여 분석하기 때문에 '내림차순'을 선택하였다.

일반화추정방정식의 모형 탭은 추정하고자 하는 모형을 지정하는 탭으로, 본 예제에서는 center, group, sex, visit, age, base를 주효과로 넣고, group*visit를 넣어 group와 visit의 상호작용(교호작용)을 알고자 하였다. 즉, 서로 다른 처치를 한 두 군에서 시간에 따라 차이가 있는지 비교하기 위해서 group*visit를 모형에 넣었다. 마지막으로 '통계량'은 분석에서 나오는 결과를 지정하는 탭으로, 필요한 통계량을 클릭하여 지정한다([그림 6-35]).

[그림 6-36]은 일반화추정방정식의 출력 결과 중 가장 먼저 나오는 결과이다. 모형에 대한 정보는 반응변수와 반응변수에 대한 분포 및 연결 함수의 결과이며, 개체 내 상관 구조를 어떻게 지정하였는지도 알 수 있다. 본 결과에서는 이분형인 반응변수

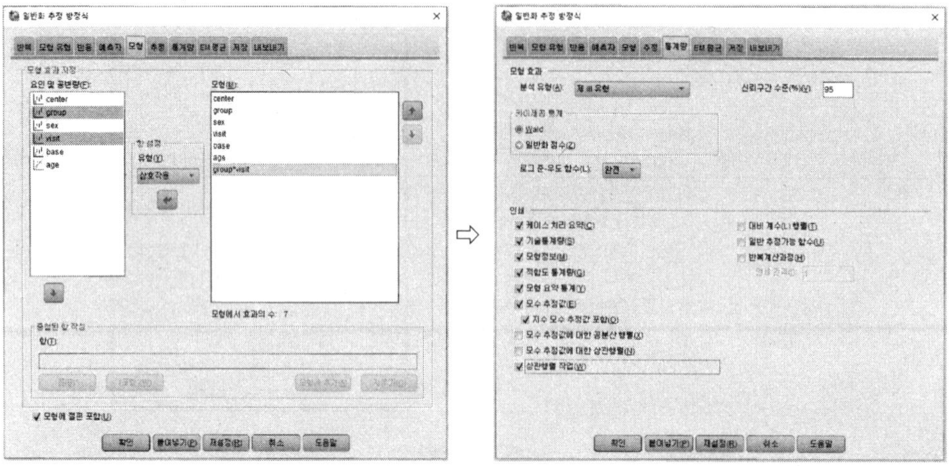

그림 6-35 일반화추정방정식의 모형 및 통계량 탭

모형정보

종속변수		outcome[a]
확률 분포		이항
연결함수		로짓
개체 효과	1	id
개체-내 효과	1	visit
상관행렬 작업 구조		비구조적

a. 프로시저 모형 Good은(는) 반응으로, Bad은(는) 참조 범주로 취급됩니다.

케이스 처리 요약(O)

	N	퍼센트
포함됨	440	100.0%
제외됨	0	0.0%
전체(T)	440	100.0%

상관 데이터 요약

수준 수	개체 효과	id	110
	개체-내 효과	visit	4
개체의 수			110
개체당 측정 수	최소값(U)		4
	최대값(X)		4
상관행렬 차원			4

범주형 변수 정보

			N	퍼센트
종속변수	outcome	Bad	196	44.5%
		Good	244	55.5%
		전체(T)	440	100.0%
요인	center	진료소 1	220	50.0%
		진료소 2	220	50.0%
		전체(T)	440	100.0%
	group	placebo	224	50.9%
		active	216	49.1%
		전체(T)	440	100.0%
	sex	Female	92	20.9%
		Male	348	79.1%
		전체(T)	440	100.0%
	visit	1	110	25.0%
		2	110	25.0%
		3	110	25.0%
		4	110	25.0%
		전체(T)	440	100.0%
	base	Bad	244	55.5%
		Good	196	44.5%
		전체(T)	440	100.0%

연속형 변수 정보

		N	최소값(U)	최대값(X)	평균(M)	표준화 편차
공변량	age	440	11	68	33.36	13.640

그림 6-36 일반화추정방정식의 모형 정보(좌) 및 변수 정보(우)

outcome이 이항분포이며, 로짓으로 연결하였고, 상관 구조는 비구조적으로 지정하였다. 전체 자료는 110명을 4번씩 관측하였으므로 총 440개이다. 설명변수로 지정된 변수들에 대한 분포 및 정보는 [그림 6-36]의 우측에 있다. 범주형의 분포와 연속형 변수의 평균 및 표준편차가 나온다.

[그림 6-37]은 추정된 모형의 적합도 결과, 변수의 유의성을 판단한 결과 및 추정된

적합도[a]

	변수값(A)
독립된 모형 기준(QIC)의 준 우도[b]	512.431
독립된 모형 기준(QIC)의 수정된 준 우도[b]	503.945

종속변수: outcome
모형: (절편), center, group, sex, base, age, group * visit

a. 정보 기준은 가능한 작은 형태입니다.

b. 전체 로그 준-우도 함수를 사용하여 계산됩니다.

모형 효과 검정

	제 III 유형		
소스	Wald 카이제곱	자유도	유의확률
(절편)	3.758	1	.053
center	4.299	1	.038
group	13.382	1	.000
sex	.048	1	.827
base	28.437	1	.000
age	1.580	1	.209
group * visit	6.586	6	.361

종속변수: outcome
모형: (절편), center, group, sex, base, age, group * visit

모수 추정값

			95% Wald 신뢰구간		가설검정				Exp(B)에 대한 95% Wald 신뢰구간	
모수2	B	표준화 오류	하한	상한	Wald 카이제곱	자유도	유의확률	Exp(B)	하한	상한
(절편)	-.659	.6974	-2.026	.708	.894	1	.345	.517	.132	2.029
[center=2]	.728	.3510	.040	1.416	4.299	1	.038	2.071	1.041	4.120
[center=1]	0[a]	.	.	.	.	.	.	1	.	.
[group=1]	1.067	.4358	.213	1.921	5.995	1	.014	2.907	1.237	6.828
[group=0]	0[a]	.	.	.	.	.	.	1	.	.
[sex=1]	-.095	.4355	-.949	.758	.048	1	.827	.909	.387	2.135
[sex=0]	0[a]	.	.	.	.	.	.	1	.	.
[base=1]	1.841	.3453	1.164	2.518	28.437	1	.000	6.304	3.204	12.401
[base=0]	0[a]	.	.	.	.	.	.	1	.	.
age	-.016	.0129	-.041	.009	1.580	1	.209	.984	.959	1.009
[group=1] * [visit=4]	-.417	.3698	-1.142	.308	1.273	1	.259	.659	.319	1.360
[group=1] * [visit=3]	.206	.3642	-.508	.920	.320	1	.572	1.229	.602	2.509
[group=1] * [visit=2]	.102	.3748	-.632	.837	.074	1	.785	1.108	.531	2.309
[group=1] * [visit=1]	0[a]	.	.	.	.	.	.	1	.	.
[group=0] * [visit=4]	-.279	.3414	-.948	.390	.667	1	.414	.757	.388	1.478
[group=0] * [visit=3]	-.189	.4033	-.980	.601	.221	1	.639	.827	.375	1.824
[group=0] * [visit=2]	-.561	.3520	-1.251	.129	2.541	1	.111	.571	.286	1.137
[group=0] * [visit=1]	0[a]	.	.	.	.	.	.	1	.	.
(척도)	1									

종속변수: outcome
모형: (절편), center, group, sex, base, age, group * visit

a. 중복된 모수이므로 0으로 설정됩니다.

그림 6-37 일반화추정방정식의 적합도 결과(좌) 및 모수 추정값(우)

적합도[a]

	변수값(A)
독립된 모형 기준(QIC)의 준 우도[b]	508.701
독립된 모형 기준(QIC)의 수정된 준 우도[b]	504.276

종속변수: outcome
모형: (절편), center, group, base, visit, group * visit

a. 정보 기준은 가능한 작은 형태입니다.

b. 전체 로그 준-우도 함수를 사용하여 계산됩니다.

모형 효과 검정

소스	제 III 유형		
	Wald 카이제곱	자유도	유의확률
(절편)	6.433	1	.011
center	3.560	1	.059
group	15.332	1	.000
base	30.960	1	.000
visit	3.521	3	.318
group * visit	3.112	3	.375

종속변수: outcome
모형: (절편), center, group, base, visit, group * visit

모수 추정값

			95% Wald 신뢰구간		가설검정				Exp(B)에 대한 95% Wald 신뢰구간	
모수2	B	표준화 오류	하한	상한	Wald 카이제곱	자유도	유의확률	Exp(B)	하한	상한
(절편)	-1.236	.3742	-1.970	-.503	10.917	1	.001	.290	.139	.605
[center=2]	.630	.3337	-.024	1.284	3.560	1	.059	1.877	.976	3.609
[center=1]	0[a]	.	.	.	.	.	.	1	.	.
[group=1]	1.067	.4204	.244	1.891	6.448	1	.011	2.908	1.276	6.628
[group=0]	0[a]	.	.	.	.	.	.	1	.	.
[base=1]	1.870	.3362	1.212	2.529	30.960	1	.000	6.491	3.359	12.544
[base=0]	0[a]	.	.	.	.	.	.	1	.	.
[visit=4]	-.275	.3347	-.931	.381	.674	1	.412	.760	.394	1.464
[visit=3]	-.187	.3959	-.963	.589	.224	1	.636	.829	.382	1.802
[visit=2]	-.553	.3455	-1.230	.125	2.558	1	.110	.575	.292	1.133
[visit=1]	0[a]	.	.	.	.	.	.	1	.	.
[group=1] * [visit=4]	-.143	.5005	-1.124	.838	.081	1	.775	.867	.325	2.312
[group=1] * [visit=3]	.391	.5383	-.664	1.446	.528	1	.467	1.479	.515	4.247
[group=1] * [visit=2]	.654	.5111	-.348	1.656	1.636	1	.201	1.923	.706	5.236
[group=1] * [visit=1]	0[a]	.	.	.	.	.	.	1	.	.
[group=0] * [visit=4]	0[a]	.	.	.	.	.	.	1	.	.
[group=0] * [visit=3]	0[a]	.	.	.	.	.	.	1	.	.
[group=0] * [visit=2]	0[a]	.	.	.	.	.	.	1	.	.
[group=0] * [visit=1]	0[a]	.	.	.	.	.	.	1	.	.
(척도)	1									

종속변수: outcome
모형: (절편), center, group, base, visit, group * visit

a. 중복된 모수이므로 0으로 설정됩니다.

그림 6-38 수정된 일반화추정방정식의 적합도 결과(좌) 및 모수 추정값(우)

모수값이 나타난 결과이다. 추정된 모형의 적합도는 수정된 Wald의 로그-가능도 함수로 추정되어 495.788값을 가지며, 설명변수 중에서는 center, group 및 base가 outcome에 영향을 미치는 것을 알 수 있다. 통계적으로 유의하지 않은 변수인 성별과 연령을 제외하고 다시 분석한 결과는 [그림 6-38]과 같다.

성별과 연령을 제외하여 일반화추정방정식을 실행한 결과, 환자 상태에 영향을 주는 것은 진료소, 치료 방법 및 처음 환자의 상태임을 알 수 있다. 또한 치료 방법과 시간에 대한 상호(교호)작용은 통계적으로 유의하지 않다(유의확률 = 0.375). 추정된 모형의 자세한 설명은 모수 추정값 테이블에서 확인할 수 있다. 본 예제에서 치료 방법에 따라 효과의 차이가 있는지 알아본 결과, 기존 치료 방법 대비 새로운 치료 방법의 오즈비가 2.908(95% CI 1.276-6.628)로, 기존 치료 방법보다 새로운 치료 방법이 환자의 상태를 더 좋게 한다는 결론을 내릴 수 있다.

07

생존분석

역학이나 의학, 보건 등의 분야에서 나타나는 임상 데이터인 경우, 일반적인 데이터와 다른 특징을 갖는 경우가 있다. 임상연구의 대상자 환자에게 어떠한 처치를 하고, 일정 시간이 지난 후 결과를 얻어 분석하게 된다. 이때 처치에 대한 결과를 생존 여부를 나타내는 범주형 변수와 생존 시간(survival time)으로 측정한다. 예를 들어 위암으로 수술한 환자가 향후 5년 동안 생존하였는지 또는 사망하였는지에 대하여 조사하는 경우, 관심이 되는 결과변수는 생존 또는 사망을 나타내는 이분형 변수와 생존 시간이 된다. 이때 생존 시간은 관심 사건(예를 들어 사망)이 발생할 때까지 걸리는 시간(time to occurrence)이 되고, 항상 양수의 값을 가지며, 정규분포를 따르지 않는다. 왜냐하면, 임상연구의 대상자가 다양한 원인(치료 포기, 다른 지역으로 이동, 관심 원인이 아닌 다른 원인으로 사망 등)으로 인하여 추적조사가 되지 않거나 탈락될 수 있기 때문이다. 그리고 대상자마다 임상연구에 참여하는 시기가 다른 경우, 대상자들의 추적조사 기간이 서로 다를 수도 있다. 이러한 임상 데이터의 특징들을 반영한 데이터를 중도절단 자료(censored data) 또는 생존 자료(survival data)라고 한다.

중도절단을 가지는 생존 자료의 결과로 나타나는 이분형 변수와 생존 시간을 정의할 때, 환자의 생존 또는 사망 여부가 항상 관심 대상이 될 필요는 없다. 특정 질병의 재발 여부에 관심이 있는 경우에는 재발이 관심 사건이 되고, 관찰 시작 시점부터 재발까지의 시간이 생존 시간이 된다. 공장에서 생산되는 제품의 수명에 관심이 있는 경우나 근로자가 직장에서 얼마나 오래 근무하는지에 관심이 있는 경우도 마찬가지로 생존 자료로 정의할 수 있다.

생존 자료는 중도절단이라는 특징 때문에 일반적인 통계분석법을 적용하기 어렵다. 생존 자료의 특징을 반영하는 생존분석법으로는 모수적 방법과 비모수적 방법이 있다. 모수적 방법은 생존 시간에 대한 확률분포를 가정하여 관심 함수나 회귀모형을 적합하는 방법이고, 비모수적 방법은 분포의 가정 없이 함수를 추정하는 방법이다. 대부분의 임상 데이터는 모수적 분포 가정을 만족시키지 못하는 경우가 많아 비모수적 방법을 사용한다. 대표적인 비모수적 방법으로는 카플란-마이어(Kaplan-Meier) 곡선추정법과 모수적 특징과 비모수적 특징을 모두 포함하는 준모수적 회귀모형인 콕스비례위험모형(Cox proportional hazards model)이 있다. 만약 중도절단이 없는 데이터라면 $t-$검정이나 카이제곱 검정 등 기존의 분석법을 그대로 사용할 수 있다.

생존분석의 목적은 모집단의 생존 시간의 분포를 파악하여 생존율을 추정하거나, 생존함수가 집단에 따라 차이가 나는지(예를 들어 치료 집단과 위약 집단 간 생존율에 차이가 있는지), 그리고 생존율에 영향을 주는 요인이 무엇인지를 파악하는 데 있다.

7.1 생존 자료(중도절단 자료)

임상연구의 대상자가 관찰 기간 동안 관심 사건이 발생하지 않을 수도 있고, 여러 다양한 이유로 끝까지 연구에 참여하지 않는 경우가 발생할 수 있다. 이런 대상자의 데이터를 처리하는 가장 쉬운 방법은 이 대상자의 모든 데이터를 제외하는 것이다. 그러나 이 대상자가 탈락하기 전까지 얻은 데이터도 모두 잃어버리게 되어 정보의 손실이 발생한다. 이러한 불완전한 자료를 버리지 않고, 탈락하기 전까지 얻은 데이터도 분석에 사용하기 위하여 중도절단(censoring) 개념을 사용한다. 중도절단이란 대상자에 대한 관찰이 종료되기 전까지 관심 사건의 발생 여부를 확인할 수 없는 경우를 말한다.

중도절단의 종류에는 여러 가지가 있다.

1) 제1종 중도절단(type I censoring): 연구 종료 시간이 미리 정해진 경우에 발생

하는 중도절단으로, 연구 종료 시간까지 관심 사건이 발생하지 않는 경우에 발생하는 중도절단이다.

2) 제2종 중도절단(type II censoring): 관심 사건의 발생 건수를 사전에 정해놓는 경우에 발생하는 중도절단으로, 전체 대상자 중 관심 사건이 사전에 정한 수만큼 발생한 시점에서 연구를 종료하는 경우에 발생하는 중도절단이다.

3) 제3종 중도절단(type III censoring, random censoring): 정해진 연구 기간이 종료되기 전에 여러 가지 이유로 중도탈락하거나, 연구가 종료될 때까지 관심 사건이 발생하지 않는 경우에 발생하는 중도절단이다. 일반적으로 사람을 대상으로 하는 임상연구에서 무작위로 발생하는 중도절단이다.

중도절단을 우측 중도절단(right censoring), 좌측 중도절단(left censoring), 그리고 구간 중도절단(interval censoring)으로 나누기도 한다. 이 중에서 우측 중도절단은 가장 많이 나타나는 중도절단 형태로, 사건 발생 시간이 중도절단 시간보다 긴 경우를 말한다([그림 7.1]). 예를 들어, 흡연자의 폐암 발생에 대한 연구에서 어떤 흡연자는 연구 기간 종료 전까지 폐암이 발병하지 않거나 중도에 다른 이유로 사망할 수 있다. 좌측 중도절단은 연구 시작 전에 사건이 발생한 경우로, 사건 발생 시간이 중도절단 시간보다 짧은 경우에 발생한다. 예를 들어, 성인들의 당뇨 발생 시기를 조사하는 경우, 어떤 대상자는 정확한 진단 시기를 알 수 없지만, 이미 당뇨를 갖고 있을 수 있다. 구간 중도절단은 관심 사건의 발생이 두 개의 서로 다른 시간 시점 사이에 있을

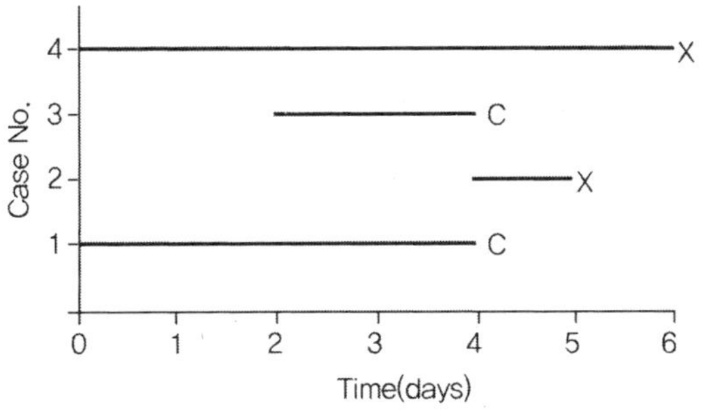

그림 7-1 중도절단의 예시: 1번 대상자는 연구 초기부터 참여하여 4일차에 다른 질병 발생으로 중도탈락됨. 2번 대상자는 4일차에 연구에 참여하여 5일차에 사건이 발생하면서 관찰이 종료됨. 3번 대상자는 2일차에 연구에 참여하여 4일차에 연락 두절로 중도탈락됨. 4번 대상자는 연구 초기부터 참여하여 6일차에 사건이 발생함으로써 관찰이 종료되고 완전한 자료를 제공함.

때 발생하는 중도절단으로, 연구 대상자가 꾸준히 관찰되지 않는 경우에 주로 발생한다. 예를 들어, 2년마다 건강검진을 하는 경우 지난번 검진에서 관심 질병이 진단되지 않았지만, 2년 후 검진에서 그 질병이 진단되었다면, 이 질병의 정확한 발생 시점은 알 수 없지만, 지난번 검진과 이번 검진 시점 사이가 발생 시점이라는 것을 알 수 있다.

중도절단의 종류에 따라 생존분석 방법이 달라진다. 대부분의 분석법은 우측 중도절단에 대하여 개발되었다.

중도절단 외에도 절단(truncation)을 고려할 수 있다. 절단은 중도절단과는 다른 기전으로 발생하며, 특정 시간 전후에 사건이 발생하는 경우를 말한다. 즉, 절단은 어떤 시간 간격에서만 생존할 것으로 기대되는 개인에게서만 발생한다. 절단에는 좌측절단(left truncation)과 우측절단(right truncation)이 있다. 예를 들어, 만 60세 이상만 들어올 수 있는 요양시설의 거주자들을 대상으로 연구할 때, 만 60세 이상이 되기 전에 사망한 사람들은 연구 대상에서 제외되어 좌측절단되었다고 할 수 있다.

생존분석을 위하여 만족되어야 하는 가정은 다음과 같다.

1) 연구 대상자의 생존 여부는 완전히 무작위로 발생하여야 하며, 생존의 가능성은 관찰 기간 동안 항상 일정하다
2) 추적 기간 동안 중도절단의 발생은 생존 여부와 상관없이 완전히 무작위로 발생하여야 하며, 생존 시간과도 독립적이다

중도절단 자료를 확률변수로 나타내면 다음과 같다. 생존 시간 T_i는 서로 독립이고 동일한 분포 F를 갖는 확률변수이며, 중도절단 시간 C_i는 서로 독립이며 동일한 분포 G를 갖는다고 하자. 이때 관측 자료 (X_i, δ_i), $i = 1, \cdots, n$,는

$$X_i = \min(T_i, C_i), \;\; \delta_i = \begin{cases} 1, & T_i \le C_i \\ 0, & else \end{cases}$$

으로 정의된다.

7.2 생존함수의 추정

생존분석에서 많이 사용되는 **생존함수**(survival function)의 정의를 소개하고, 생존함수를 추정하는 방법을 알아보자. 생존함수란 특정시점 t까지 관심 사건이 발생하지 않을 확률을 함수로 나타낸 것이며, $S(t)$로 나타낸다. 생존 시간을 확률변수 T로 두면, 생존함수는

$$S(t) = P(T > t) = 1 - F(t)$$

가 된다. 이때 $F(t)$는 생존 시간 T가 갖는 누적확률분포함수로, $F(t) = P(T < t)$이다. 생존함수는 환자가 t 시간 이상 생존할 확률로, 시간에 대한 함수이며, 0과 1 사이의 값을 갖는 단조감소함수이다([그림 7-2]). 생존함수를 관찰 시간 t에 대하여 그린 그래프를 생존곡선(survival curve)이라고 한다. 생존곡선은 50번째 백분위수(percentile) 또는 중앙 생존 시간(median survival time)을 구하거나, 두 개 이상의 집단들의 생존분포를 비교할 때 사용된다.

만약 중도절단된 자료가 없는 경우에 시간 t에서의 생존함수의 추정값은

$$\widehat{S(t)} = \frac{\text{생존 시간이 } t \text{ 이상인 관측치의 수}}{\text{총 관측치의 수}}$$

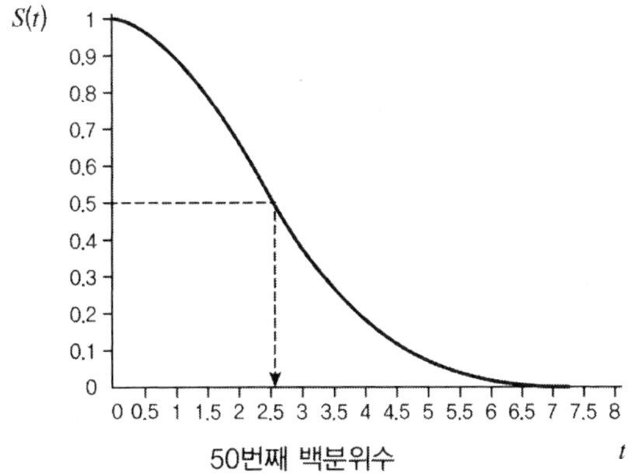

그림 7-2 생존곡선

로 구할 수 있다.

만약 중도절단된 자료가 있는 경우, 생존함수를 추정하는 비모수적 방법으로는 생명표법(life table method), 카플란-마이어 추정법, 넬슨–앨런(Nelson–Aalen) 추정법 등이 있다. 이 방법들은 관찰 기간과 사건 발생 여부만 사용하여 추정하기 때문에, 사건 발생에 영향을 주는 요인들에 대하여 분석할 수 없다. 사건 발생에 영향을 주는 요인들에 대한 분석을 수행하려면, 생존 시간에 대한 회귀모형인 콕스 회귀모형을 사용할 수 있다.

1. 생존곡선의 비모수적 추정

생명표법은 보험회사에서 작성하는 생명표를 근거로 하여 개발된 방법이다. 관찰 기간을 일정한 구간으로 나눈 후 각 구간에서의 생존확률을 계산하며, 만약 한 구간에서 중도절단이 발생하면, 중도절단된 수의 1/2배만큼 그 구간에 진입한 사람의 수에서 빼주어 위험노출 수가 감소하게 된다. 생명표법은 데이터의 크기가 충분히 큰 경우에 사용하며, 구간을 최소 10개 이상 만드는 것을 권장한다. 예를 들어, 자료의 생존 시간을 $(t_{i-1}, t_i]$, $i=1,\cdots,k+1$,의 $k+1$개 구간으로 나누었다고 하자. 이때, $t_0=0$, $t_{k+1}=\infty$이다. i번째 구간의 시작 시점에서의 생존자 수를 n_i, i번째 구간에서의 사망자 수를 d_i, i번째 구간에서 중도절단된 개체 수를 c_i라고 하자. 각 구간에서의 생존율 $p_i = P(T>t_i | T>t_{i-1})$이라 하고, 각 구간에서의 사망률을 $q_i = 1-p_i$라고 하자. i번째 구간의 시작 시점에서의 생존자 수는 $n_i = n_{i-1} - d_{i-1} - c_{i-1}$이며 유효 인원 수(effective sample size)를 $n_i^* = n_i - \frac{c_i}{2}$로 정의한다. 각 생존 시간에서의 생존함수는

$$
\begin{aligned}
S(t_i) = P(T>t_i) &= P(T>t_i | T>t_{i-1}) P(T>t_{i-1} | T>t_{i-2}) \cdots P(T>t_1) \\
&= p_1 p_2 \cdots p_i
\end{aligned}
$$

가 되므로 생존함수의 추정치는 유효 인원 수를 이용하여

$$
\hat{S}(t_i) = \prod_{k=1}^{i} \hat{p_k} = \prod_{k=1}^{i} (1 - \frac{d_k}{n_k^*})
$$

가 된다.

카플란-마이어 추정법(또는 product-limit method)은 비모수적 추정법으로, 관심 사건이 발생한 시점마다 생존확률을 계산한다. 중도절단이 발생하면, 그 시점에서는 생존확률을 계산하지 않고, 그 후에 관심 사건이 발생한 시점에서 구하는 생존확률의 분모가 중도절단된 수만큼 감소하게 되어 계산에 영향을 준다. 이 방법은 데이터의 수가 적은 경우에(즉, 관찰 기간 동안 관심 사건의 발생 수가 적은 경우) 유용하다. 관측된 생존 시간과 중도절단 시간을 순서대로 배열한 후, 각 생존 시간 t에서 생존함수의 추정치는

$$\hat{S}(t_i) = \prod_{k=1}^{i} \hat{p_k} = \prod_{k=1}^{i} (1 - \frac{d_k}{n_k})^{\delta_i}$$

가 된다. 즉, 캐플란-마이어 생존함수 추정치는 중도절단 시간에서는 변하지 않고, 사망이 관측된 시점에서 감소하는 단계함수(step function)가 된다([그림 7.3]).

넬슨-앨런 추정법은 누적위험함수의 추정값을 이용하여 생존함수의 값을 계산하는 방법이다. 그러나 SPSS에서는 지원되지 않는다.

예제 7.1 생명표

구간 시작점	구간에 진입하는 개체수	중도절단수	사건발생수	위험집단의 수(유효인원수)	사건발생확률	생존확률	누적생존확률(생존함수)
0	100	0	2	100	2/100=0.02	1−0.02=0.98	0.98
1	98	0	6	98	6/98=0.0612	1−0.0612=0.9388	0.98×0.9388=0.92
2	92	3	8	90.5	8/90.5=0.0884	1−0.0884=0.9116	0.92×0.9116=0.8387
3	81	3	11	79.5	11/79.5=0.1384	1−0.1384=0.8616	0.8387×0.8616=07226

예제 7.2 카플란-마이어 추정법

사건발생시간	상태	사건발생전	사건발생후	생존확률	누적생존확률(생존함수)
3	사건발생	15	14	14/15=0.933	0.933
4	중도절단	14	−	−	−
4.5	사건발생	13	11	11/13=0.846	0.933×0.846=0.789
5.5	사건발생	11	10	10/11=0.909	0.789×0.909=0.717

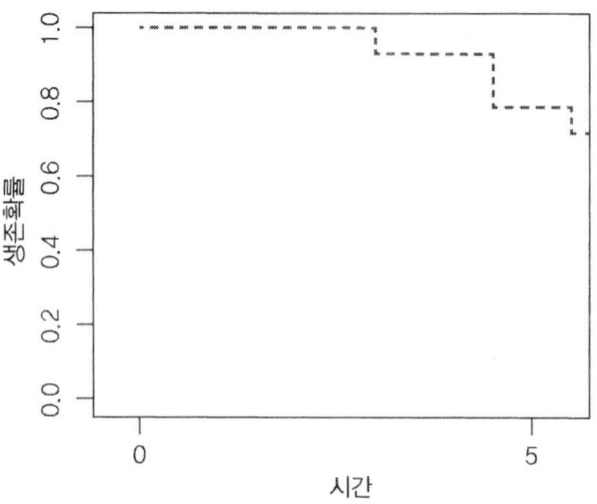

그림 7-3 카플란–마이어 추정곡선

2. 생존곡선의 비교

두 집단의 생존함수를 비교하는 비모수적 가설검정 방법으로 로그순위 검정(log-rank test), 일반화된 윌콕스 검정(Generalized Wilcoxon test, Breslow test), 맨텔-핸젤의 카이제곱 검정(Mantel-Haezel's Chi-squaresd test) 등이 있다. 이 중에서 로그순위검정이 가장 많이 쓰이는 방법으로, 비교하는 두 생존 곡선에 차이가 없다는 귀무가설하에 대상자들을 관찰 순서대로 배열한 후 두 집단에서 관심 사건이 발생한 시점에서 관심 사건의 관측 발생자 수와 기대 발생자 수를 조사하여 자유도가 1인 카이제곱 검정을 하는 방법이다. 예를 들어, 귀무가설하에 두 그룹을 합쳐서 관측된 사망 시간을 $t_1 < t_2 < \cdots < t_k$로 두고, 각 t_i에서 그룹과 생존 여부에 대한 2×2 분할표를 만든다.

만약 n_{1i}, n_{2i}, d_i가 고정되었다면, 영가설하에 d_{1i}의 조건부 분포는 기하분포를 따르기 때문에,

표 7-1 생존 자료에 대한 분할표

	사망	생존	합
그룹1	d_{1i}	$n_{1i} - d_{1i}$	n_{1i}
그룹2	d_{2i}	$n_{2i} - d_{2i}$	n_{2i}
합	d_i	$n_i - d_i$	n_i

$$E(d_{1i}) = \frac{n_{1i}d_i}{n_i}, \quad Var(d_{1i}) = \frac{n_{1i}n_{2i}}{n_{1i}-1}\frac{d_i(n_i-d_i)}{n_i^2}$$

이 되고, 검정통계량

$$F = \frac{\sum_{i=1}^{k}(d_{1i} - E(d_{1i}))^2}{\sum_{i=1}^{k} Var(d_{1i})}$$

은 귀무가설하에 자유도가 1인 카이제곱분포를 따른다.

로그순위 검정은 두 그룹의 위험비가 상수일 때 선호되며, 카플란-마이어 방법으로 추정한 생존곡선의 비교에 유용하다. 단, 두 생존곡선 그래프가 서로 교차하는 경우에는 적절치 않다. 그 외에 일반화된 윌콕스 검정은 기존의 윌콕스 검정을 중도절단된 자료로 확장한 검정법이다. 관찰 초기의 생존확률의 차이가 클수록 검정력이 높다. 맨텔-핸젤 검정법은 관찰 구간별로 중도절단 자료를 제외한 후 2×2 분할표를 만들어 카이제곱 검정을 하는 방법이다.

3. 위험함수

특정 시점에서의 사건 발생률을 구할 때 **위험함수**(hazard function)를 사용할 수 있다. 위험함수는 생존함수와 함께 많이 사용되는 함수로, 대상자가 어떤 시간 간격의 시작 시점 전까지 관심 사건이 발생하지 않다는 가정하에 매우 짧은 기간에 관심 사건이 발생할 확률로 정의되며, 특정 시점 t에서의 순간(instantaneous) 사건 발생률로 계산된다. 특정 시점 t에서의 사건 발생률을 구하기 위하여, 먼저 특정 시점 t에서 다음 시점 $t+h$ 사이에서의 사건 발생률은 특정 시점 t에서 h만큼의 시간이 경과하는 동안 발생한 사건 수를 t에서의 전체 관찰수로 나누면 된다. 이때 h를 0으로 수렴하면, 즉 두 시점 사이의 기간이 0에 무한히 가까워진다면, 특정 시점 t에서의 사건 순간 발생률인 위험(hazard)을 구할 수 있다. 임의의 시점 t에서의 사건 발생률을 구하는 함수를 위험함수라고 하며, $h(t)$로 쓴다.

$$h(t) = \lim_{h \to 0} \frac{P(t < T \le t+h \mid T \ge t)}{h} = \frac{f(t)}{S(t)}$$

이때 $f(t)$는 생존시간 T가 가지는 확률밀도함수이다. 위험함수는 어떤 환자가 t 시점까지는 생존했다가 t 시점 직후에 사망하게 되는 순간위험률로 이해할 수 있다.

특정 시간 t까지의 위험함수의 값을 모두 누적한 값을 누적위험함수(cumulative hazard function)라고 하고, $H(t)$로 쓴다. 생존함수와 위험함수는 다음의 관계식을 만족한다.

$$S(t) = \exp(-H(t))$$

참고로, 전체 연구 기간 동안 발생한 관심 사건의 수를 전체 관찰수로 나눈 비율을 사건 발생률(incidence rate)이라고 한다. 만약 관심 사건이 사망이면, 사건 발생률은 사망률(mortality)이 된다.

7.3 콕스 비례위험모형

생존함수를 추정하는 비모수적 방법인 생명표법이나 카플란-마이어 추정법은 결과에 영향을 주는 요인들을 고려하지 않고 생존 시간과 생존 여부의 데이터만을 사용한다. 그러나 생존 시간에 영향을 줄 수 있는 요인들을 고려하여 생존함수를 추정하거나, 생존함수에 영향을 주는 요인을 확인하기 위해서는 생존 자료에 대한 회귀모형이 필요하다. 생존분석에서 중도절단 자료에 대한 대표적인 준모수적 회귀모형이 **콕스 비례위험회귀모형**(Cox's proportional hazards regression model)이다.

비례위험모형을 이해하기 위하여 비례위험(proportional hazards)의 의미를 알아보자. 어떤 질병의 생존율을 조사하기 위하여 어떤 대상자의 생존에 영향을 미치는 요인들을 고려할 필요가 있다. 먼저 공변량이 없을 때, 즉 이 질병을 가진 대상자들이 기본적으로 가지는 위험함수(baseline hazard function)를 $h_0(t)$로 두자. 비례위험이란 공변량이 주어졌을 때의 위험함수 $h(t)$는 공변량이 없을 때의 위험함수 $h_0(t)$와 공변량의 함수 $f(x)$의 곱으로 표현된다는 것이다.

$$h(t|x) = h_0(t)f(x)$$

서로 다른 공변량의 값을 갖는 두 개체들의 위험비(hazard ratio)는

$$\frac{h(t|x=x_1)}{h(t|x=x_2)} = \frac{h_0(t)f(x_1)}{h_0(t)f(x_2)} = \frac{f(x_1)}{f(x_2)}$$

로 나타내고, 이 값은 시간 t에 대하여 변하지 않는 상수가 된다. 즉, 비례위험이란 특정 시간 t에서의 서로 다른 두 개체의 관심 사건이 발생할 위험비(위험의 비)는 시간에 관계없이 일정하다는 뜻이다. 이때, 공변량과 시간은 서로 독립이어야 한다. 예를 들어, 관찰 1년차에 남성이 여성보다 특정 질병에 대한 위험이 3배 높았다면, 관찰 2년차에도 동일해야 한다는 것이다.

콕스의 비례위험모형은 비례위험 가정을 만족하는 생존 자료에 대한 회귀모형으로, 공변량의 함수를 $f(x) = \exp(\beta^T x)$로 가정한다. 따라서 콕스 비례위험모형은

$$h(t|x) = h_0(t)\exp(\beta^T x)$$

가 된다. 이때 공변량의 회귀계수벡터 β를 추정하기 위하여 부분가능도함수(partial likelihood function)를 최대로 하는 값으로 구할 수 있다. 회귀계수벡터 β에 대한 가설검정은 왈드 검정(Wald test)이나 가능도비검정(likelihood ratio test)을 사용할 수 있다. 서로 다른 공변량의 값을 갖는 두 개체들의 위험비(hazard ratio)는

$$\frac{h(t|x=x_1)}{h(t|x=x_2)} = \frac{h_0(t)f(x_1)}{h_0(t)f(x_2)} = \frac{f(x_1)}{f(x_2)} = \exp[\beta(x_1 - x_2)]$$

가 된다. 이 수식을 이용하여 콕스 비례위험모형에서 추정한 회귀계수를 위험비에 근거하여 해석할 수 있다.

만약 생존 자료에 동점(tied value)이 있는 경우, 부분가능도함수에서 동점을 처리하는 방법을 사용할 수 있다. 동점 처리 방법으로는 정확(exact) 부분가능도함수방법, 브레이슬로의 근사(Breslow's approximation), 에프론의 근사(Efron's approximation) 등이 있으며, 이 중에서 가장 많이 쓰이는 방법은 브레이슬로의 근사와 에프론의 근사이다.

콕스 비례위험모형을 생존함수로 나타내면 다음과 같다.

$$S(t|x) = S_0(x)^{\exp(\beta^T x)}$$

이때 회귀계수 β는 부분가능도함수를 이용하여 추정할 수 있고, $S_0(t)$는 $\widehat{H}_0(t)$를 이용하여 추정할 수 있다.

콕스의 비례위험모형을 사용하려면 비례위험 가정과, 위험함수와 공변량 사이에 로그선형 관계가 있다는 두 가지 가정을 만족하여야 한다. 이러한 가정들을 만족하는지를 확인하는 방법은 다음과 같다. 먼저 자료가 비례위험 가정이 만족하는지를 확인하기 위하여 각 공변량에 대하여 카플란-마이어 곡선을 그려볼 수 있다. 두 개의 곡선 차이가 점점 증가하는 경향이 나타난다면, 비례위험 가정이 만족된다고 본다. 만약 두 개의 곡선이 서로 교차하면, 비례위험 가정이 만족되지 않는 것이다. 비례위험 가정을 확인하는 또 다른 방법으로 각 공변량에 대하여 $\log(-\log S(t))$ 그림을 그리는 것이 있다. 두 개의 곡선 차이가 일정하게 나타나는 경우, 비례위험 가정이 만족된다고 본다. 그 외에도 회귀모형이 시간에 의존하는 교호작용(interaction)을 추가하여 이 교호작용의 유의성을 판단하는 방법이 있다. 콕스 회귀모형의 로그선형 관계 성립 여부는 누적위험함수로 martingale 잔차(residual)를 구하여 알 수 있다. Martingale 잔차를 공변량 또는 $\beta^T x$에 대하여 그렸을 때, 0을 중심으로 직선 경향을 보이면 로그선형 관계가 성립된다고 본다.

만약, 비례위험 가정이 만족되지 않는 경우, 콕스 비례위험모형을 사용할 수 없다. 대신에 시간 종속(time-dependent, time-varying) 공변량을 사용하여 생존 자료에 대한 회귀모형을 만들거나, 가중치를 조정하여 사용하는 Gehan's generalized Wilcoxon test(Breslow test)을 사용할 수 있다.

참고로, 생존 시간 T의 확률분포를 알 수 있으면, 모수적 회귀모형을 이용할 수 있다. 지수(exponential) 회귀모형이나 와이블(Weibull) 회귀모형, 로그정규(log-normal) 회귀모형 등이 생존 자료에 활용되는 대표적인 모수적 회귀모형이다.

7.4 SPSS 예제 실습

1. 생존함수 추정(카플란-마이어 추정법)

본 교재에서 사용할 예제는 유방암 환자 660명을 11년 동안 추적 관찰한 자료로 유방암으로 인한 사망 여부와 사망에 영향을 주는 변수들을 측정한 자료들이다. 660명 중 유방암으로 사망한 사람은 40명으로 사망률이 6.1%이며, 중도절단율은 93.9%이다(유방암 자료)[5].

표 7-2 유방암 자료에 대한 내용

번호	변수 이름	변수 설명	입력 내용
1	번호	유방암 환자 번호	1~660 : 1~660번
2	연령	연령	ㅁㅁ세 (24~87세)
3	종양크기	병리학적 종양 크기(cm)	ㅁ.ㅁㅁ(cm)
4	전이림프수	전이된 림프 개수	ㅁㅁ
5	조직등급	조직학적 등급	1. 1단계, 2. 2단계, 3. 3단계 (단계가 높을수록 예후가 나쁨)
6	에스트로	에스트로겐 수용체 상태	0. 음성, 1. 양성
7	프로게스	프로게스테론 수용제 상태	0. 음성, 1. 양성
8	상태	상태	0. 중도절단, 1. 사망
9	종양범주	종양 크기 범주	0. 0 cm, 1. ≤2 cm, 2. 2~5 cm, 3. >5 cm
10	림프양성	림프 양성 여부	0. 없음, 1. 있음
11	시간	시간(개월)	ㅁㅁ.ㅁㅁ(개월)

생존곡선의 비모수적 추정을 위해 카플란-마이어 추정법을 사용한다. 본 예제 데이터에서는 유방암 환자의 생존곡선을 추정하고자 한다. 카플란-마이어 추정법을 위해서 SPSS의 탑 메뉴에서 '분석' → '생존분석' → 'Kaplan-Meier'를 실행한다.

5) 자료 출처: SPSS 15를 이용한 생존자료의 분석 (송경일, 최종수 공저, 한나래출판사, 2008)

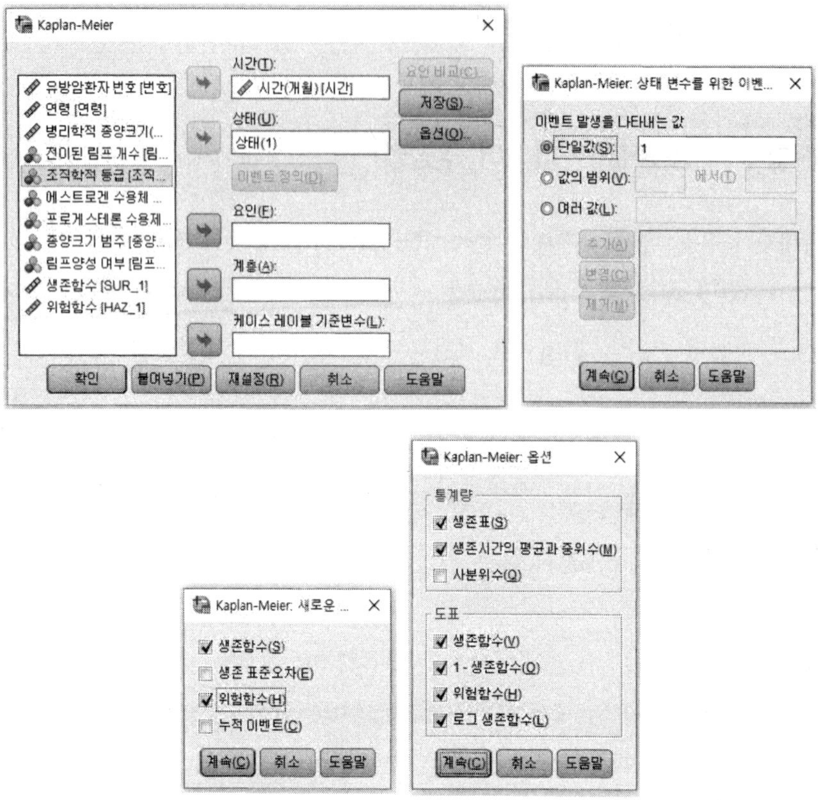

그림 7-4 카플란–마이어의 실행과 대화상자

카플란-마이어 추정을 위해서 관찰 기간인 시간을 반응변수에, 상태에 사망 여부인 상태를 지정한다([그림 7-4]). 상태에 대한 이벤트 정의에서 사망을 1로 코딩하였기에 단일값 '1'을 넣었다. '저장' 옵션에서는 SPSS의 데이터 파일 예측하고자 하는 값을 선택하고, '옵션'에서는 그리고자 하는 도표를 선택하면 결과가 나타난다.

본 예제 데이터에서는 660명의 유방암 환자 중에서 사망한 환자는 40명으로 6.1%이다. 그에 대한 생존함수와 예측된 생존함수와 위험함수를 결과 및 데이터 세트에 저장하였다([그림 7-5]).

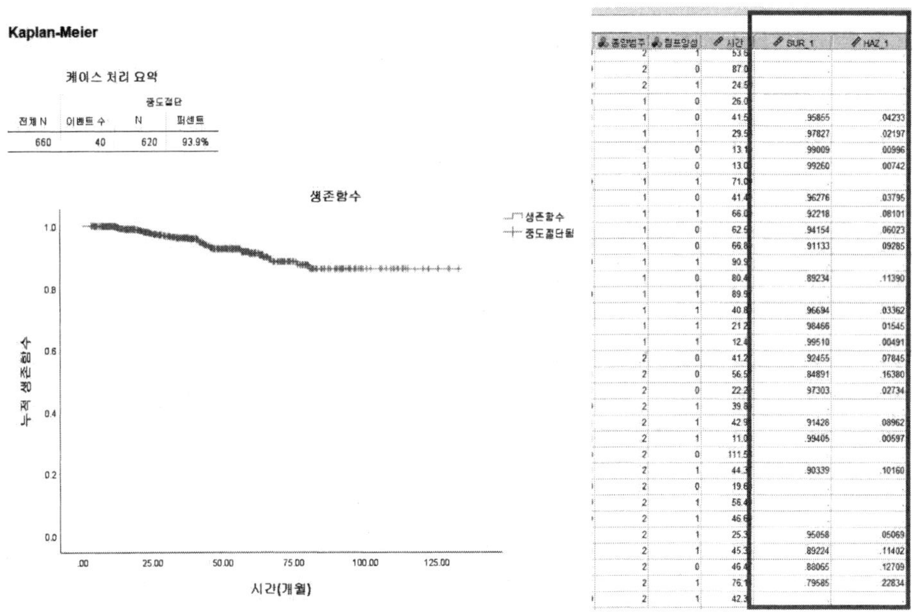

그림 7-5 카플란-마이어의 분석 결과

2. 두 생존함수의 비교(로그순위 검정)

두 개 이상 집단의 생존함수를 비교하기 위해 로그순위 검정을 사용한다. 앞서 진행했던 유방암 자료에서 종양 크기 범주에 따라 유방암 환자의 생존함수를 비교하고자 한다. 로그순위 검정을 위해서는 카플란-마이어 검정법과 마찬가지로 SPSS의 탑 메뉴에서 '분석'→'생존분석'→'Kaplan-Meier'를 실행한다.

앞서 진행한 카플란-마이어 추정법과 마찬가지로 진행되며, 다만 비교하고자 하는 범주인 종양크기 범주를 요인에 지정한다([그림 7-6]). 요인을 지정하면 카플란-마이어 추정법과 다르게, '요인비교' 탭이 활성화가 된다. '요인비교' 옵션에서 로그 순위를 지정한 뒤 분석을 실행하면 결과가 나타난다.

로그순위 검정 결과([그림 7-7])에서 유의확률이 0.000으로 유의수준 0.05보다 작으므로, 종양 크기에 따라 유방암 환자의 생존함수에 차이가 나며, 특히 생존함수 그래프에서 볼 수 있듯이 종양 크기가 큰 범주일수록 생존함수가 작아짐을 알 수 있다.

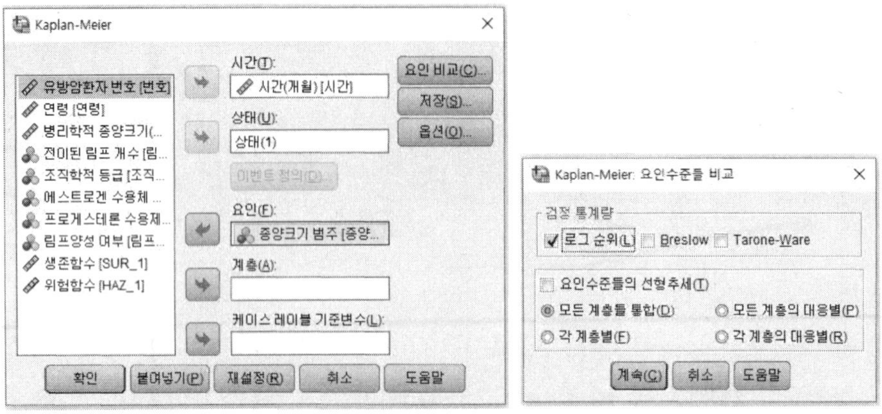

그림 7-6 로그순위 검정의 실행과 대화상자

전체 비교

	카이제곱	자유도	유의확률
Log Rank (Mantel-Cox)	15.405	2	.000

다른 수준 종양크기 범주에 대한 생존 분포의 동일성에 대한 검정입니다.

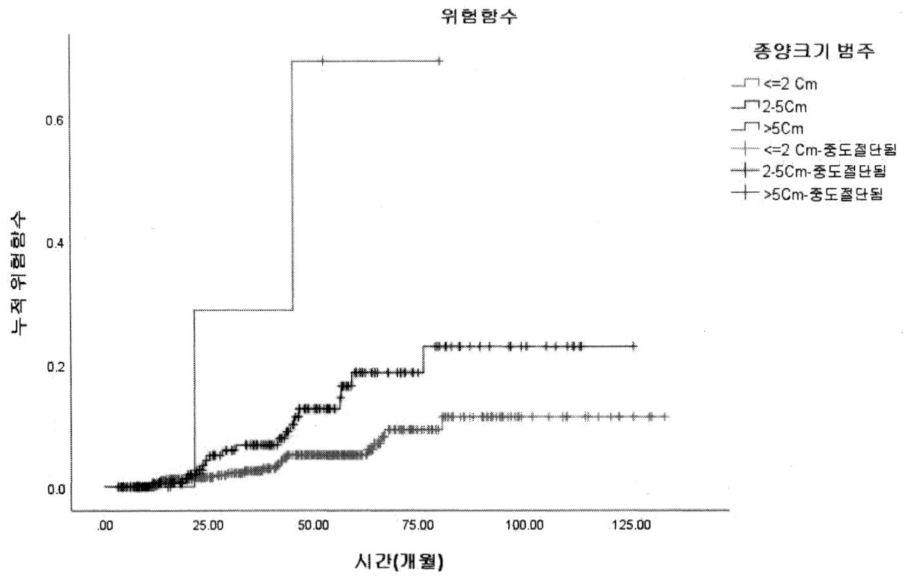

그림 7-7 로그순위 검정의 분석 결과

3. 콕스 비례위험모형

로지스틱 회귀분석이나 다중회귀분석과 비슷한 성격을 가지지만 중도절단된 자료를 분석하는 방법이 콕스 비례위험모형이다. 콕스 비례위험모형은 시간-관심 사건 데이터의 예측 모형으로, 예측 변수의 주어진 값에 대해 특정 시간 t에 중요한 이벤트가 발생했을 때 확률을 예측하는 생존함수를 생성한다. 유방암 자료에서 유방암으로 인한 사망에 연령과 종양 크기가 미치는 영향을 콕스 비례위험모형으로 분석하고자 한다. 콕스 비례위험모형을 위해서는 SPSS의 탑 메뉴에서 '분석' → '생존분석' → 'Cox 회귀'를 실행한다.

콕스 비례위험모형을 실행하기 위해서는 카플란-마이어 추정법과 마찬가지로 관찰기간인 시간을 반응변수에, 상태에 사망 여부인 상태를 지정한다([그림 7-8]). 상태에 대한 이벤트 정의에서 사망을 1로 코딩하였으므로 단일값 '1'을 넣는다. 사망 여부에 영향을 주는 변수들을 블록에 지정한다.

블록에 넣은 변수들 중 범주형이 있는 경우, '범주형' 옵션에서 기준범주를 정한다. '도표' 옵션에서 그리고자 하는 도표를 체크하고, 선을 구분하고자 하는 변수를 '선구분 집단변수'로 선택하면 된다. 마지막으로 '옵션' 대화상자에서 hazard ratio의 신뢰

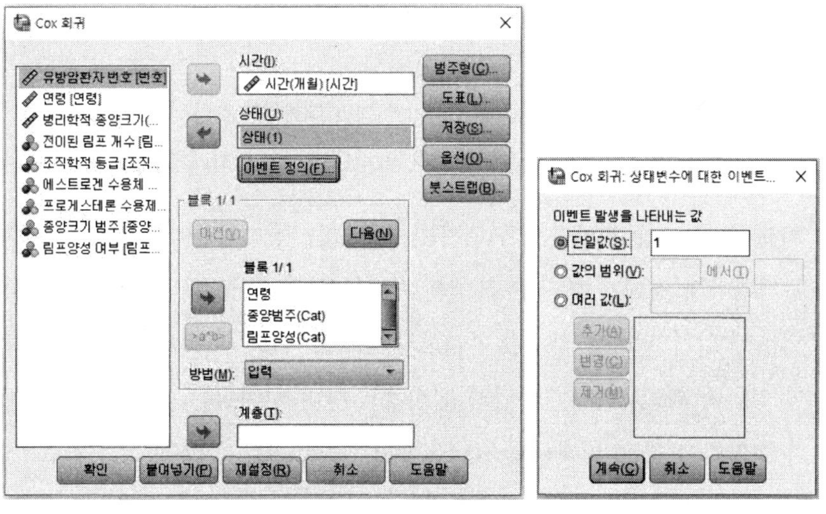

그림 7-8 Cox 모형의 실행과 대화상자(1)

구간을 구하기 위해 exp(B)의 CI를 선택한다. 반응변수에 영향을 주는 변수들이 많은 경우, 변수들을 선택하는 기준은 블록의 '방법' 옵션에서 정하면 된다. 보통 '입력'이 기본으로 저장되어 있으며, Wald나 LR(Likelihood Ratio, 가능도비) 기준으로 변수들의 선택기준을 정하면 된다([그림 7-9]).

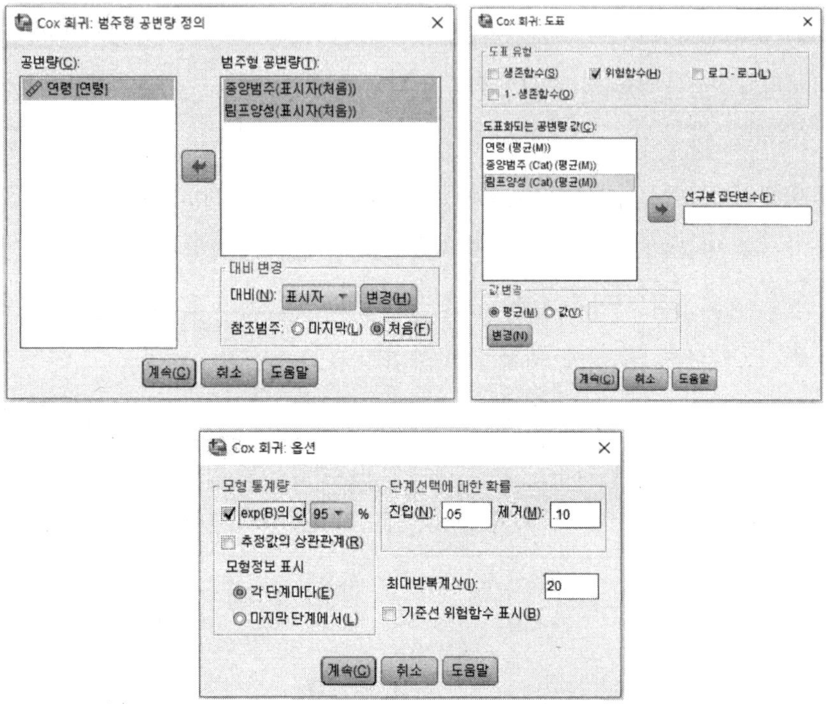

그림 7-9 Cox 모형의 실행과 대화상자(2)

콕스 비례위험모형을 적합하기 위해서는 관측값은 독립적이어야 하며, 위험비율은 시간에 관계없이 일정해야 한다는 가정인 비례위험 가정이 필요하다. 비례위험 가정이 만족되는지 알기 위하여 카플란-마이어 추정법을 이용한 위험함수 그래프를 그려서 접점이 있는지 확인해야 한다. 만약 접점이 있다면 비례위험 가정을 만족하지 못한다. 좀 더 정확하게 하기 위해서는 Scheonfeld residual을 구해야 하는데, SPSS에서는 옵션이 제공되고 있지 않다. 본 예제 데이터에서는 림프양성 여부와 종양 크기 범주에 대한 카플란-마이어 추정법을 통해 비례위험 가정을 실시하였다([그림 7-10]).

전체 비교

	카이제곱	자유도	유의확률
Log Rank (Mantel-Cox)	15.405	2	.000

다른 수준 종양크기 범주에 대한 생존 분포의 동일성에 대한 검정입니다.

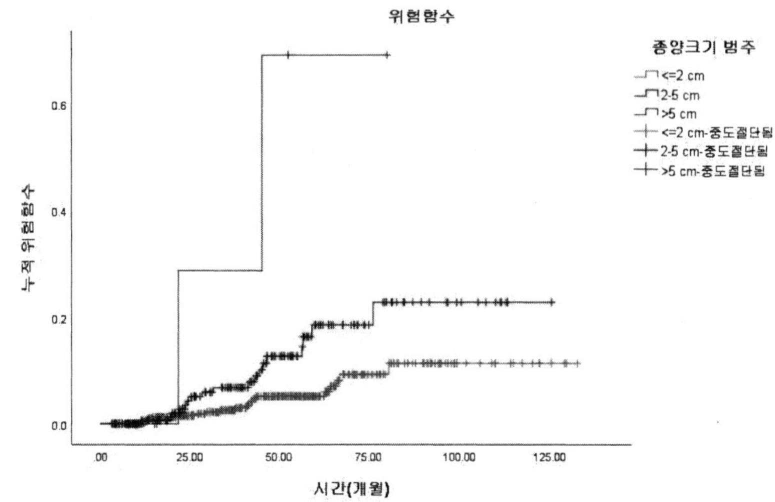

전체 비교

	카이제곱	자유도	유의확률
Log Rank (Mantel-Cox)	9.113	1	.003

다른 수준 림프양성 여부에 대한 생존 분포의 동일성에 대한 검정입니다.

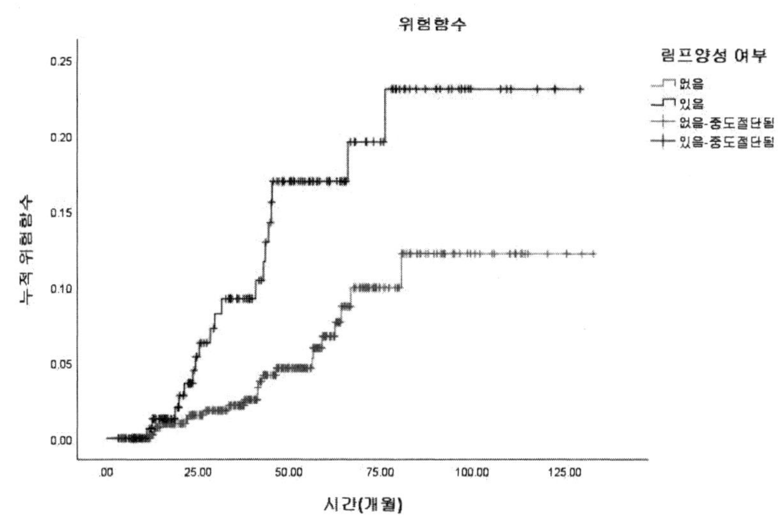

그림 7-10 비례위험 가정을 위한 카플란-마이어 추정법의 위험함수 그래프 (위 종양크기, 아래 림프양성)

모형 계수의 총괄 검정a

-2 로그 우도	전체 통계량(점수) 카이제곱	자유도	TPL 유의확률	이전 단계와의 상대적 변화 카이제곱	자유도	TPL 유의확률	이전 블록과의 상대적 변화 카이제곱	자유도	TPL 유의확률
440.097	27.152	4	.000	21.429	4	.000	21.429	4	.000

a. 시작 블록 번호 1. 방법 = 입력

방정식의 변수

	B	표준오차	Wald	자유도	TPL 유의확률	Exp(B)	95.0% Exp(B)의 CI 하한	상한
연령	-.028	.013	4.326	1	.038	.973	.948	.998
종양크기 범주			7.727	2	.021			
종양크기 범주(1)	.689	.331	4.337	1	.037	1.991	1.041	3.808
종양크기 범주(2)	1.695	.756	5.027	1	.025	5.449	1.238	23.986
림프양성 여부	.713	.328	4.710	1	.030	2.039	1.071	3.881

그림 7-11 Cox 모형의 분석 결과

두 변수 모두 시간에 관계없이 위험비율이 동일함으로 비례위험 가정에 만족한다.

콕스 비례위험모형을 실행한 결과, 모델의 적정성 [그림 7-11]을 보면 -2로그가능도에 대해 유의확률이 0.000으로, 통계적으로 콕스 비례위험모형이 적절함을 알 수 있다. 적절한 모형에 대해 연령이 증가할수록 유방암으로 사망할 위험은 줄어들며, 종양크기가 0 cm일 때에 비해 크기가 클수록 유방암으로 사망할 위험이 크다. 마지막으로 림프가 음성일 때에 비해, 양성일 때 유방암으로 사망할 위험이 큼을 알 수 있다.

참고문헌

김영주, 김희갑, 임명남. SPSS를 활용한 응용통계학. 동화기술, 2017.

김용대, 박진경. SPSS 통계분석. 자유아카데미, 2019.

김준하, 이승원, 차성민. 환경통계 및 데이터 분석. 2015

남기성, 천영민. SPSS를 이용한 통계분석은 어떻게? 자유아카데미, 2019.

노경섭, 제대로 알고 쓰는 논문 통계분석(SPSS&AMOS), 한빛아카데미. 2019

노형진, SPSS를 활용한 주성분분석과 요인분석. 한올

박홍선, 다변량 자료분석. 자유아카데미. 2017

배정민. 그림으로 이해하는 닥터 배의 술술 보건의학통계. 한나래출판사, 2012.

서의훈. SPSS를 이용한 통계분석. 자유아카데미, 2018.

송경일, 최종수. SPSS15를 이용한 생존자료의 분석, 한나래, 2008.

윤병준, 장재선, 신숙희, 심규범, 허나래, 홍동헌. SPSS 25 통계프로그램을 활용한 보건의료통계분석. 교문사, 2019.

이재원, 박미라, 유한나. 생명과학연구를 위한 통계적방법. 자유아카데미, 2008.

이학식, 임지훈. SPSS 24 매뉴얼. 집현채, 2017.

조완현, 손영숙, 박정수, 백장선, 나명환, 박은식, 김민수, 김희정. SPSS를 이용한 통계학. 경문사, 2010.

질병관리청, 국민건강영양조사 제8기 1~2차년도 원시자료 이용지침서, 2020.

카와하시 잇코, 이와마 노리카즈, 스즈키 마사유키. R로 하는 다변량 데이터 분석. 한빛아카데미, 2020.

허명회, SPSS Statistics 일반화선형모형과 생존분석, 데이터솔루션, 2016.

Dawson-Saunders, B., Trapp, R.G. Basic And Clinical Biostatistics. Second Edition. Prentice-Hall International Inc., 1994.

Agresti, Alan. An Introduction To Categorical Data Analysis. Second Edition, Wiley, 2007.

부록

부록 1 혼합모형

혼합모형(mixed model)은 데이터의 설명변수들에 의해 설명되지 않는 자료의 변동이 있다고 판단되는 경우에 임의효과(random effect)를 이용하여 개체(집단) 간 상관성을 반영하는 모형이다. 반복측정 자료에서 반복측정 대상인 개체(또는 개인)나 군집은 같은 임의효과를 공유하기 때문에 한 개인으로부터 얻은 측정치들이나 군집 내의 측정치들은 서로 상관성을 가지게 된다. 이러한 경우 한 대상에 대한 반복측정 자료나 같은 군집 내 자료들의 상관성을 반영하기 위하여 임의효과를 가지는 혼합모형을 적용한다. 이때 임의효과는 분산을 가지는 확률변수가 된다. 반복측정자료에 혼합모형을 적용하는 경우 임의효과는 자료의 분산구조에 영향을 미친다. 만약 임의효과의 분산이 작다는 것은 개체 간 차이가 크지 않고 개체 내 데이터의 변동이 크다는 것을 의미하며, 임의효과의 분산이 크다는 것은 개체 간 변동이 크고 개체 내 데이터가 유사하다는 것을 의미하여 결국 기존의 설명변수들의 유의성을 보이기 어려워진다.

혼합모형은 반복측정 분산분석이나 일반화추정방정식에 비해 집단 내 표본의 크기에 제약을 받지 않는다는 장점이 있다. 또한 모집단의 평균을 예측하기보다 개인에 대한 추정값을 얻고자 할 때 혼합모형을 사용하는 것이 좋다. 혼합모형은 교육학, 의학이나 약학, 경제학, 사회학 등 많은 분야에서 널리 적용되고 있고, 다수준모형(multilevel model) 또는 위계적 모형(hierarchical model)이라고도 한다.

대표적인 혼합모형으로 선형혼합모형(linear mixed model)이 있다. 정규분포를 따르는 연속형 반응변수들에 대하여 기존의 선형모형에 임의효과항을 추가하여 다음과 같은 선형혼합모형을 얻을 수 있다.

$$y = X\beta + Z\gamma + \epsilon,$$

이때 β는 고정효과(기존의 설명변수)에 대한 계수벡터이고, γ는 임의효과에 대한 확률변수 벡터이며 공분산 행렬 G를 가지는 정규벡터로 둔다. 오차항 벡터 ϵ는 공분산 행렬 R을 가지는 확률변수 벡터이다. 임의효과 벡터 γ와 오차항 벡터 ϵ이 서로 독립이라는 가정하에 측정값의 공분산 구조는

$$Var(y) = V = ZGZ^T + R$$

가 된다.

개체 내 공분산 구조를 적절하게 가정하고 AIC나 BIC 등의 적합도 지수를 이용하여 최적의 모형을 선택한다. 혼합모형에서 모수 추정은 최대가능도추정방법이나 제한적 최대가능도추정(REML, Restricted Maximum Likelihood) 방법을 사용한다. 전통적인 추정 방법은 다음과 같다. 공분산 행렬 R과 G가 주어지면 Henderson의 혼합모형 방정식을 이용하여 다음과 같이 모수 추정 결과를 얻을 수 있다.

$$\hat{\beta} = (X^T \hat{V}^{-1} X)^{-1} X^T \hat{V} y$$

$$\hat{\gamma} = G Z^T \hat{V}^{-1} (y - X\hat{\beta})$$

실제 분석에서는 자료의 형태에 따라 고정효과와 임의효과를 적절하게 지정해주어야 한다. 만약 반응변수가 이분형이거나 범주형인 경우 일반화 선형혼합모형(generalized linear mixed model)으로 적합할 수 있다.

부록 2 표준정규분포표

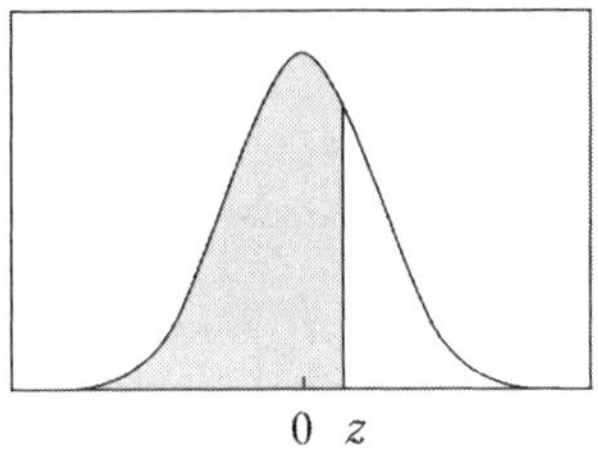

표의 숫자는 z와 같거나 작은 확률을 나타낸다.

z	.00	.01	.02	.03	.04	.05	.06	.07	.08	.09
0.0	.5000	.5040	.5080	.5120	.5160	.5199	.5239	.5279	.5319	.5359
0.1	.5398	.5438	.5478	.5517	.5557	.5596	.5636	.5675	.5714	.5753
0.2	.5793	.5832	.5871	.5910	.5948	.5987	.6026	.6064	.6103	.6141
0.3	.6179	.6217	.6255	.6293	.6331	.6368	.6406	.6443	.6480	.6517
0.4	.6554	.6591	.6628	.6664	.6700	.6736	.6772	.6808	.6844	.6879
0.5	.6915	.6950	.6985	.7019	.7054	.7088	.7123	.7157	.7190	.7224
0.6	.7257	.7291	.7324	.7357	.7389	.7422	.7454	.7486	.7517	.7549
0.7	.7580	.7611	.7642	.7673	.7704	.7734	.7764	.7794	.7823	.7852
0.8	.7881	.7910	.7939	.7967	.7995	.8023	.8051	.8078	.8106	.8133
0.9	.8159	.8186	.8212	.8238	.8264	.8289	.8315	.8340	.8365	.8389
1.0	.8413	.8438	.8461	.8485	.8508	.8531	.8554	.8577	.8599	.8621
1.1	.8643	.8665	.8686	.8708	.8729	.8749	.8770	.8790	.8810	.8830
1.2	.8849	.8869	.8888	.8907	.8925	.8944	.8962	.8980	.8997	.9015
1.3	.9032	.9049	.9066	.9082	.9099	.9115	.9131	.9147	.9162	.9177
1.4	.9192	.9207	.9222	.9236	.9251	.9265	.9279	.9292	.9306	.9319
1.5	.9332	.9345	.9357	.9370	.9382	.9394	.9406	.9418	.9429	.9441
1.6	.9452	.9463	.9474	.9484	.9495	.9505	.9515	.9525	.9535	.9545
1.7	.9554	.9564	.9573	.9582	.9591	.9599	.9608	.9616	.9625	.9633
1.8	.9641	.9649	.9656	.9664	.9671	.9678	.9686	.9693	.9699	.9706
1.9	.9713	.9719	.9726	.9732	.9738	.9744	.9750	.9756	.9761	.9767
2.0	.9772	.9778	.9783	.9788	.9793	.9798	.9803	.9808	.9812	.9817
2.1	.9821	.9826	.9830	.9834	.9838	.9842	.9846	.9850	.9854	.9857
2.2	.9861	.9864	.9868	.9871	.9875	.9878	.9881	.9884	.9887	.9890
2.3	.9893	.9896	.9898	.9901	.9904	.9906	.9909	.9911	.9913	.9916
2.4	.9918	.9920	.9922	.9925	.9927	.9929	.9931	.9932	.9934	.9936
2.5	.9938	.9940	.9941	.9943	.9945	.9946	.9948	.9949	.9951	.9952
2.6	.9953	.9955	.9956	.9957	.9959	.9960	.9961	.9962	.9963	.9964
2.7	.9965	.9966	.9967	.9968	.9969	.9970	.9971	.9972	.9973	.9974
2.8	.9974	.9975	.9976	.9977	.9977	.9978	.9979	.9979	.9980	.9981
2.9	.9981	.9982	.9982	.9983	.9984	.9984	.9985	.9985	.9986	.9986
3.0	.9987	.9987	.9987	.9988	.9988	.9989	.9989	.9989	.9990	.9990
3.1	.9990	.9991	.9991	.9991	.9992	.9992	.9992	.9992	.9993	.9993
3.2	.9993	.9993	.9994	.9994	.9994	.9994	.9994	.9995	.9995	.9995
3.3	.9995	.9995	.9995	.9996	.9996	.9996	.9996	.9996	.9996	.9997
3.4	.9997	.9997	.9997	.9997	.9997	.9997	.9997	.9997	.9997	.9998

부록 3 t-분포표

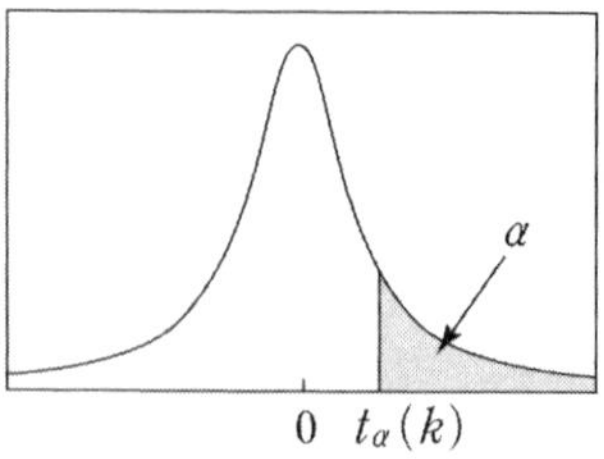

표의 숫자는 주어진 α값에 대한 $t_\alpha(k)$의 값을 나타낸다.

k \ α	.4	.25	.1	.05	.025	.01	.005	.0025	.001	.0005
1	.325	1.000	3.078	6.314	12.706	31.821	63.657	127.32	318.31	636.62
2	.289	.816	1.886	2.920	4.303	6.965	9.925	14.089	22.327	31.598
3	.277	.765	1.638	2.353	3.182	4.541	5.841	7.453	10.214	12.924
4	.271	.741	1.533	2.132	2.776	3.747	4.604	5.598	7.173	8.610
5	.267	.727	1.476	2.015	2.571	3.365	4.032	4.773	5.893	6.869
6	.265	.718	1.440	1.943	2.447	3.143	3.707	4.317	5.208	5.959
7	.263	.711	1.415	1.895	2.365	2.998	3.499	4.029	4.785	5.408
8	.262	.706	1.397	1.860	2.306	2.896	3.355	3.833	4.501	5.041
9	.261	.703	1.383	1.833	2.262	2.821	3.250	3.690	4.297	4.781
10	.260	.700	1.372	1.812	2.228	2.764	3.169	3.581	4.144	4.587
11	.260	.697	1.363	1.796	2.201	2.718	3.106	3.497	4.025	4.437
12	.259	.695	1.356	1.782	2.179	2.681	3.055	3.428	3.930	4.318
13	.259	.694	1.350	1.771	2.160	2.650	3.012	3.372	3.852	4.221
14	.258	.692	1.345	1.761	2.145	2.624	2.977	3.326	3.787	4.140
15	.258	.691	1.341	1.753	2.131	2.602	2.947	3.286	3.733	4.073
16	.258	.690	1.337	1.746	2.120	2.583	2.921	3.252	3.686	4.015
17	.257	.689	1.333	1.740	2.110	2.567	2.898	3.222	3.646	3.965
18	.257	.688	1.330	1.734	2.101	2.552	2.878	3.197	3.610	3.922
19	.257	.688	1.328	1.729	2.093	2.539	2.861	3.174	3.579	3.883
20	.257	.687	1.325	1.725	2.086	2.528	2.845	3.153	3.552	3.850
21	.257	.686	1.323	1.721	2.080	2.518	2.831	3.135	3.527	3.819
22	.256	.686	1.321	1.717	2.074	2.508	2.819	3.119	3.505	3.792
23	.256	.685	1.319	1.714	2.069	2.500	2.807	3.104	3.485	3.767
24	.256	.685	1.318	1.711	2.064	2.491	2.797	3.091	3.467	3.745
25	.256	.684	1.316	1.708	2.060	2.485	2.787	3.078	3.450	3.725
26	.256	.684	1.315	1.706	2.056	2.479	2.779	3.067	3.435	4.707
27	.256	.684	1.314	1.703	2.052	2.473	2.771	3.057	3.421	3.690
28	.256	.683	1.313	1.701	2.048	2.467	2.763	3.047	3.408	3.674
29	.256	.683	1.311	1.699	2.045	2.462	2.756	3.038	3.396	3.659
30	.256	.683	1.310	1.697	2.042	2.457	2.750	3.030	3.385	3.646
40	.255	.681	1.303	1.684	2.021	2.423	2.704	2.971	3.307	3.551
60	.254	.679	1.296	1.671	2.000	2.390	2.660	2.915	3.232	3.460
120	.254	.677	1.289	1.658	1.980	2.358	2.617	2.860	3.160	3.373
∞	.253	.674	1.282	1.645	1.960	2.326	2.576	2.807	3.090	3.291

부록 4 카이제곱-분포표

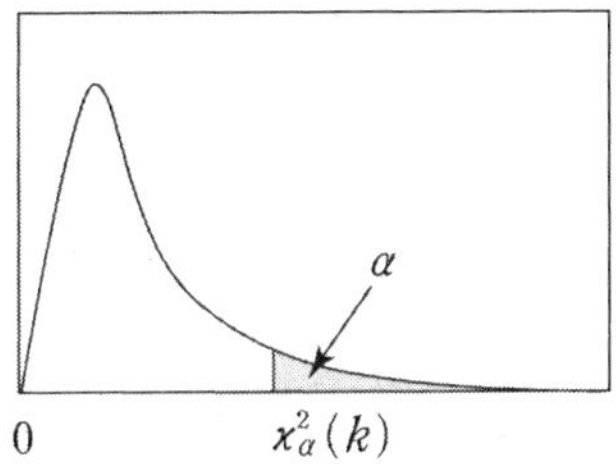

표의 숫자는 주어진 α값에 대한 $\chi^2{}_\alpha(k)$의 값을 나타낸다.

k	α							
	.995	.99	.975	.95	.05	.025	.01	.005
1	.000039	.000157	.000982	.003932	3.84146	5.02390	6.63489	7.87944
2	.010025	.020100	.050636	.102586	5.99148	7.37778	9.21035	10.59653
3	.071724	.114832	.215795	.351846	7.81473	9.34840	11.34488	12.83807
4	.206990	.297110	.484419	.710721	9.48773	11.14326	13.27670	14.86017
5	.411740	.554300	.831211	1.14548	11.07048	12.83249	15.08632	16.74965
6	.675727	.872085	1.23734	1.63538	12.59158	14.44935	16.81187	18.54751
7	.989265	1.23903	1.68986	2.16735	14.06713	16.01277	18.47532	20.27774
8	1.34440	1.64651	2.17972	2.73263	15.50731	17.53454	20.09016	21.95486
9	1.73491	2.08789	2.70039	3.32512	16.91896	19.02278	21.66605	23.58927
10	2.15585	2.55820	3.24696	3.94030	18.30703	20.48320	23.20929	25.18805
11	2.60320	3.05350	3.81574	4.57481	19.67515	21.92002	24.72502	26.75686
12	3.07379	3.57055	4.40378	5.22603	21.02606	23.33666	26.21696	28.29966
13	3.56504	4.10690	5.00874	5.89186	22.36203	24.73558	27.68818	29.81932
14	4.07466	4.66042	5.62872	6.57063	23.68478	26.11893	29.14116	31.31943
15	4.60087	5.22936	6.26212	7.26093	24.99580	27.48836	30.57795	32.80149
16	5.14216	5.81220	6.90766	7.96164	26.29622	28.84532	31.99986	34.26705
17	5.69727	6.40774	7.56418	8.67175	27.58710	30.19098	33.40872	35.71838
18	6.26477	7.01490	8.23074	9.39045	28.86932	31.52641	34.80524	37.15639
19	6.84392	7.63270	8.90651	10.11701	30.14351	32.85234	36.19077	38.58212
20	7.43381	8.26037	9.59077	10.85080	31.41042	34.16958	37.56627	39.99686
21	8.03360	8.89717	10.28291	11.59132	32.67056	35.47886	38.93223	41.40094
22	8.64268	9.54249	10.98233	12.33801	33.92446	36.78068	40.28945	42.79566
23	9.26038	10.19569	11.68853	13.09051	35.17246	38.07561	41.63833	44.18139
24	9.88620	10.85635	12.40115	13.84842	36.41503	39.36406	42.97978	45.55836
25	10.51965	11.52395	13.11971	14.61140	37.65249	40.64650	44.31401	46.92797
26	11.16022	12.19818	13.84388	15.37916	38.88513	41.92314	45.64164	48.28978
27	11.80765	12.87847	14.57337	16.15139	40.11327	43.19452	46.96284	49.64504
28	12.46128	13.56467	15.30785	16.92788	41.33715	44.46079	48.27817	50.99356
29	13.12107	14.25641	16.04705	17.70838	42.55695	45.72228	49.58783	52.33550
30	13.78668	14.95346	16.79076	18.49267	43.77295	46.97922	50.89218	53.67187
40	20.70658	22.16420	24.43306	26.50930	55.75849	59.34168	63.69077	66.76605
50	27.99082	29.70673	32.35738	34.76424	67.50481	71.42019	76.15380	79.48984
60	35.53440	37.48480	40.48171	43.18797	79.08195	83.29771	88.37943	91.95181
70	43.27531	45.44170	48.75754	51.73926	90.53126	95.02315	100.42505	104.21477
80	51.17193	53.53998	57.15315	60.39146	101.87947	106.62854	112.32879	116.32093
90	59.19633	61.75402	65.64659	69.12602	113.14523	118.13591	124.11620	128.29868
100	67.32753	70.06500	74.22188	77.92944	124.34210	129.56125	135.80689	140.16971

부록 5 F-분포표

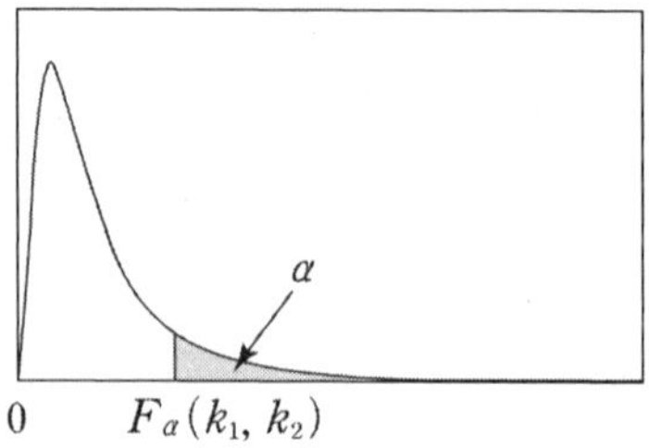

표의 숫자는 주어진 α값에 대한 $F_\alpha(k_1, k_2)$의 값을 나타낸다.

k_2	α	k_1								
		1	2	3	4	5	6	7	8	9
1	0.100	39.86	49.50	53.59	55.83	57.24	58.20	58.91	59.44	59.86
	0.050	161.45	199.50	215.71	224.58	230.16	233.99	236.77	238.88	240.54
	0.025	647.79	799.48	864.15	899.60	921.83	937.11	948.20	956.64	963.28
	0.010	4052	4999	5404	5624	5764	5859	5928	5981	6022
2	0.100	8.53	9.00	9.16	9.24	9.29	9.33	9.35	9.37	9.38
	0.050	18.51	19.00	19.16	19.25	19.30	19.33	19.35	19.37	19.38
	0.025	38.51	39.00	39.17	39.25	39.30	39.33	39.36	39.37	39.39
	0.010	98.50	99.00	99.16	99.25	99.30	99.33	99.36	99.38	99.39
3	0.100	5.54	5.46	5.39	5.34	5.31	5.28	5.27	5.25	5.24
	0.050	10.13	9.55	9.28	9.12	9.01	8.94	8.89	8.85	8.81
	0.025	17.44	16.04	15.44	15.10	14.88	14.73	14.62	14.54	14.47
	0.010	34.12	30.82	29.46	28.71	28.24	27.91	27.67	27.49	27.34
4	0.100	4.54	4.32	4.19	4.11	4.05	4.01	3.98	3.95	3.94
	0.050	7.71	6.94	6.59	6.39	6.26	6.16	6.09	6.04	6.00
	0.025	12.22	10.65	9.98	9.60	9.36	9.20	9.07	8.98	8.90
	0.010	21.20	18.00	16.69	15.98	15.52	15.21	14.98	14.80	14.66
5	0.100	4.06	3.78	3.62	3.52	3.45	3.40	3.37	3.34	3.32
	0.050	6.61	5.79	5.41	5.19	5.05	4.95	4.88	4.82	4.77
	0.025	10.01	8.43	7.76	7.39	7.15	6.98	6.85	6.76	6.68
	0.010	16.26	13.27	12.06	11.39	10.97	10.67	10.46	10.29	10.16

k_2	α	k_1								
		1	2	3	4	5	6	7	8	9
6	0.100	3.78	3.46	3.29	3.18	3.11	3.05	3.01	2.98	2.96
	0.050	5.99	5.14	4.76	4.53	4.39	4.28	4.21	4.15	4.10
	0.025	8.81	7.26	6.60	6.23	5.99	5.82	5.70	5.60	5.52
	0.010	13.75	10.92	9.78	9.15	8.75	8.47	8.26	8.10	7.98
7	0.100	3.59	3.26	3.07	2.96	2.88	2.83	2.78	2.75	2.72
	0.050	5.59	4.74	4.35	4.12	3.97	3.87	3.79	3.73	3.68
	0.025	8.07	6.54	5.89	5.52	5.29	5.12	4.99	4.90	4.82
	0.010	12.25	9.55	8.45	7.85	7.46	7.19	6.99	6.84	6.72
8	0.100	3.46	3.11	2.92	2.81	2.73	2.67	2.62	2.59	2.56
	0.050	5.32	4.46	4.07	3.84	3.69	3.58	3.50	3.44	3.39
	0.025	7.57	6.06	5.42	5.05	4.82	4.65	4.53	4.43	4.36
	0.010	11.26	8.65	7.59	7.01	6.63	6.37	6.18	6.03	5.91
9	0.100	3.36	3.01	2.81	2.69	2.61	2.55	2.51	2.47	2.44
	0.050	5.12	4.26	3.86	3.63	3.48	3.37	3.29	3.23	3.18
	0.025	7.21	5.71	5.08	4.72	4.48	4.32	4.20	4.10	4.03
	0.010	10.56	8.02	6.99	6.42	6.06	5.80	5.61	5.47	5.35
10	0.100	3.29	2.92	2.73	2.61	2.52	2.46	2.41	2.38	2.35
	0.050	4.96	4.10	3.71	3.48	3.33	3.22	3.14	3.07	3.02
	0.025	6.94	5.46	4.83	4.47	4.24	4.07	3.95	3.85	3.78
	0.010	10.04	7.56	6.55	5.99	5.64	5.39	5.20	5.06	4.94
11	0.100	3.23	2.86	2.66	2.54	2.45	2.39	2.34	2.30	2.27
	0.050	4.84	3.98	3.59	3.36	3.20	3.09	3.01	2.95	2.90
	0.025	6.72	5.26	4.63	4.28	4.04	3.88	3.76	3.66	3.59
	0.010	9.65	7.21	6.22	5.67	5.32	5.07	4.89	4.74	4.63
12	0.100	3.18	2.81	2.61	2.48	2.39	2.33	2.28	2.24	2.21
	0.050	4.75	3.89	3.49	3.26	3.11	3.00	2.91	2.85	2.80
	0.025	6.55	5.10	4.47	4.12	3.89	3.73	3.61	3.51	3.44
	0.010	9.33	6.93	5.95	5.41	5.06	4.82	4.64	4.50	4.39

k_2	α	k_1										
		10	12	15	20	25	30	40	50	60	120	1000
1	0.100	60.19	60.71	61.22	61.74	62.05	62.26	62.53	62.69	62.79	63.06	63.30
	0.050	241.88	243.90	245.95	248.02	249.26	250.10	251.14	251.77	252.20	253.25	254.19
	0.025	968.63	976.72	984.87	993.08	998.09	1001.4	1005.6	1008.1	1009.8	1014.0	1017.8
	0.010	6055.9	6106.7	6157.0	6208.7	6239.9	6260.4	6286.4	6302.3	6313.0	6339.5	6362.8
2	0.100	9.39	9.41	9.42	9.44	9.45	9.46	9.47	9.47	9.47	9.48	9.49
	0.050	19.40	19.41	19.43	19.45	19.46	19.46	19.47	19.48	19.48	19.49	19.49
	0.025	39.40	39.41	39.43	39.45	39.46	39.46	39.47	39.48	39.48	39.49	39.50
	0.010	99.40	99.42	99.43	99.45	99.46	99.47	99.48	99.48	99.48	99.49	99.50
3	0.100	5.23	5.22	5.20	5.18	5.17	5.17	5.16	5.15	5.15	5.14	5.13
	0.050	8.79	8.74	8.70	8.66	8.63	8.62	8.59	8.58	8.57	8.55	8.53
	0.025	14.42	14.34	14.25	14.17	14.12	14.08	14.04	14.01	13.99	13.95	13.91
	0.010	27.23	27.05	26.87	26.69	26.58	26.50	26.41	26.35	26.32	26.22	26.14
4	0.100	3.92	3.90	3.87	3.84	3.83	3.82	3.80	3.80	3.79	3.78	3.76
	0.050	5.96	5.91	5.86	5.80	5.77	5.75	5.72	5.70	5.69	5.66	5.63
	0.025	8.84	8.75	8.66	8.56	8.50	8.46	8.41	8.38	8.36	8.31	8.26
	0.010	14.55	14.37	14.20	14.02	13.91	13.84	13.75	13.69	13.65	13.56	13.47
5	0.100	3.30	3.27	3.24	3.21	3.19	3.17	3.16	3.15	3.14	3.12	3.11
	0.050	4.74	4.68	4.62	4.56	4.52	4.50	4.46	4.44	4.43	4.40	4.37
	0.025	6.62	6.52	6.43	6.33	6.27	6.23	6.18	6.14	6.12	6.07	6.02
	0.010	10.05	9.89	9.72	9.55	9.45	9.38	9.29	9.24	9.20	9.11	9.03
6	0.100	2.94	2.90	2.87	2.84	2.81	2.80	2.78	2.77	2.76	2.74	2.72
	0.050	4.06	4.00	3.94	3.87	3.83	3.81	3.77	3.75	3.74	3.70	3.67
	0.025	5.46	5.37	5.27	5.17	5.11	5.07	5.01	4.98	4.96	4.90	4.86
	0.010	7.87	7.72	7.56	7.40	7.30	7.23	7.14	7.09	7.06	6.97	6.89
7	0.100	2.70	2.67	2.63	2.59	2.57	2.56	2.54	2.52	2.51	2.49	2.47
	0.050	3.64	3.57	3.51	3.44	3.40	3.38	3.34	3.32	3.30	3.27	3.23
	0.025	4.76	4.67	4.57	4.47	4.40	4.36	4.31	4.28	4.25	4.20	4.15
	0.010	6.62	6.47	6.31	6.16	6.06	5.99	5.91	5.86	5.82	5.74	5.66
8	0.100	2.54	2.50	2.46	2.42	2.40	2.38	2.36	2.35	2.34	2.32	2.30
	0.050	3.35	3.28	3.22	3.15	3.11	3.08	3.04	3.02	3.01	2.97	2.93
	0.025	4.30	4.20	4.10	4.00	3.94	3.89	3.84	3.81	3.78	3.73	3.68
	0.010	5.81	5.67	5.52	5.36	5.26	5.20	5.12	5.07	5.03	4.95	4.87

k_2	α	k_1										
		10	12	15	20	25	30	40	50	60	120	1000
9	0.100	2.42	2.38	2.34	2.30	2.27	2.25	2.23	2.22	2.21	2.18	2.16
	0.050	3.14	3.07	3.01	2.94	2.89	2.86	2.83	2.80	2.79	2.75	2.71
	0.025	3.96	3.87	3.77	3.67	3.60	3.56	3.51	3.47	3.45	3.39	3.34
	0.010	5.26	5.11	4.96	4.81	4.71	4.65	4.57	4.52	4.48	4.40	4.32
10	0.100	2.32	2.28	2.24	2.20	2.17	2.16	2.13	2.12	2.11	2.08	2.06
	0.050	2.98	2.91	2.85	2.77	2.73	2.70	2.66	2.64	2.62	2.58	2.54
	0.025	3.72	3.62	3.52	3.42	3.35	3.31	3.26	3.22	3.20	3.14	3.09
	0.010	4.85	4.71	4.56	4.41	4.31	4.25	4.17	4.12	4.08	4.00	3.92
11	0.100	2.25	2.21	2.17	2.12	2.10	2.08	2.05	2.04	2.03	2.00	1.98
	0.050	2.85	2.79	2.72	2.65	2.60	2.57	2.53	2.51	2.49	2.45	2.41
	0.025	3.53	3.43	3.33	3.23	3.16	3.12	3.06	3.03	3.00	2.94	2.89
	0.010	4.54	4.40	4.25	4.10	4.01	3.94	3.86	3.81	3.78	3.69	3.61
12	0.100	2.19	2.15	2.10	2.06	2.03	2.01	1.99	1.97	1.96	1.93	1.91
	0.050	2.75	2.69	2.62	2.54	2.50	2.47	2.43	2.40	2.38	2.34	2.30
	0.025	3.37	3.28	3.18	3.07	3.01	2.96	2.91	2.87	2.85	2.79	2.73
	0.010	4.30	4.16	4.01	3.86	3.76	3.70	3.62	3.57	3.54	3.45	3.37

k_2	α	k_1								
		1	2	3	4	5	6	7	8	9
13	0.100	3.14	2.76	2.56	2.43	2.35	2.28	2.23	2.20	2.16
	0.050	4.67	3.81	3.41	3.18	3.03	2.92	2.83	2.77	2.71
	0.025	6.41	4.97	4.35	4.00	3.77	3.60	3.48	3.39	3.31
	0.010	9.07	6.70	5.74	5.21	4.86	4.62	4.44	4.30	4.19
14	0.100	3.10	2.73	2.52	2.39	2.31	2.24	2.19	2.15	2.12
	0.050	4.60	3.74	3.34	3.11	2.96	2.85	2.76	2.70	2.65
	0.025	6.30	4.86	4.24	3.89	3.66	3.50	3.38	3.29	3.21
	0.010	8.86	6.51	5.56	5.04	4.69	4.46	4.28	4.14	4.03
15	0.100	3.07	2.70	2.49	2.36	2.27	2.21	2.16	2.12	2.09
	0.050	4.54	3.68	3.29	3.06	2.90	2.79	2.71	2.64	2.59
	0.025	6.20	4.77	4.15	3.80	3.58	3.41	3.29	3.20	3.12
	0.010	8.68	6.36	5.42	4.89	4.56	4.32	4.14	4.00	3.89
16	0.100	3.05	2.67	2.46	2.33	2.24	2.18	2.13	2.09	2.06
	0.050	4.49	3.63	3.24	3.01	2.85	2.74	2.66	2.59	2.54
	0.025	6.12	4.69	4.08	3.73	3.50	3.34	3.22	3.12	3.05
	0.010	8.53	6.23	5.29	4.77	4.44	4.20	4.03	3.89	3.78
17	0.100	3.03	2.64	2.44	2.31	2.22	2.15	2.10	2.06	2.03
	0.050	4.45	3.59	3.20	2.96	2.81	2.70	2.61	2.55	2.49
	0.025	6.04	4.62	4.01	3.66	3.44	3.28	3.16	3.06	2.98
	0.010	8.40	6.11	5.19	4.67	4.34	4.10	3.93	3.79	3.68
18	0.100	3.01	2.62	2.42	2.29	2.20	2.13	2.08	2.04	2.00
	0.050	4.41	3.55	3.16	2.93	2.77	2.66	2.58	2.51	2.46
	0.025	5.98	4.56	3.95	3.61	3.38	3.22	3.10	3.01	2.93
	0.010	8.29	6.01	5.09	4.58	4.25	4.01	3.84	3.71	3.60
19	0.100	2.99	2.61	2.40	2.27	2.18	2.11	2.06	2.02	1.98
	0.050	4.38	3.52	3.13	2.90	2.74	2.63	2.54	2.48	2.42
	0.025	5.92	4.51	3.90	3.56	3.33	3.17	3.05	2.96	2.88
	0.010	8.18	5.93	5.01	4.50	4.17	3.94	3.77	3.63	3.52
20	0.100	2.97	2.59	2.38	2.25	2.16	2.09	2.04	2.00	1.96
	0.050	4.35	3.49	3.10	2.87	2.71	2.60	2.51	2.45	2.39
	0.025	5.87	4.46	3.86	3.51	3.29	3.13	3.01	2.91	2.84
	0.010	8.10	5.85	4.94	4.43	4.10	3.87	3.70	3.56	3.46

k_2	α	k_1								
		1	2	3	4	5	6	7	8	9
21	0.100	2.96	2.57	2.36	2.23	2.14	2.08	2.02	1.98	1.95
	0.050	4.32	3.47	3.07	2.84	2.68	2.57	2.49	2.42	2.37
	0.025	5.83	4.42	3.82	3.48	3.25	3.09	2.97	2.87	2.80
	0.010	8.02	5.78	4.87	4.37	4.04	3.81	3.64	3.51	3.40
22	0.100	2.95	2.56	2.35	2.22	2.13	2.06	2.01	1.97	1.93
	0.050	4.30	3.44	3.05	2.82	2.66	2.55	2.46	2.40	2.34
	0.025	5.79	4.38	3.78	3.44	3.22	3.05	2.93	2.84	2.76
	0.010	7.95	5.72	4.82	4.31	3.99	3.76	3.59	3.45	3.35
23	0.100	2.94	2.55	2.34	2.21	2.11	2.05	1.99	1.95	1.92
	0.050	4.28	3.42	3.03	2.80	2.64	2.53	2.44	2.37	2.32
	0.025	5.75	4.35	3.75	3.41	3.18	3.02	2.90	2.81	2.73
	0.010	7.88	5.66	4.76	4.26	3.94	3.71	3.54	3.41	3.30
24	0.100	2.93	2.54	2.33	2.19	2.10	2.04	1.98	1.94	1.91
	0.050	4.26	3.40	3.01	2.78	2.62	2.51	2.42	2.36	2.30
	0.025	5.72	4.32	3.72	3.38	3.15	2.99	2.87	2.78	2.70
	0.010	7.82	5.61	4.72	4.22	3.90	3.67	3.50	3.36	3.26

k_2	α	k_1										
		10	12	15	20	25	30	40	50	60	120	1000
13	0.100	2.14	2.10	2.05	2.01	1.98	1.96	1.93	1.92	1.90	1.88	1.85
	0.050	2.67	2.60	2.53	2.46	2.41	2.38	2.34	2.31	2.30	2.25	2.21
	0.025	3.25	3.15	3.05	2.95	2.88	2.84	2.78	2.74	2.72	2.66	2.60
	0.010	4.10	3.96	3.82	3.66	3.57	3.51	3.43	3.38	3.34	3.25	3.18
14	0.100	2.10	2.05	2.01	1.96	1.93	1.91	1.89	1.87	1.86	1.83	1.80
	0.050	2.60	2.53	2.46	2.39	2.34	2.31	2.27	2.24	2.22	2.18	2.14
	0.025	3.15	3.05	2.95	2.84	2.78	2.73	2.67	2.64	2.61	2.55	2.50
	0.010	3.94	3.80	3.66	3.51	3.41	3.35	3.27	3.22	3.18	3.09	3.02
15	0.100	2.06	2.02	1.97	1.92	1.89	1.87	1.85	1.83	1.82	1.79	1.76
	0.050	2.54	2.48	2.40	2.33	2.28	2.25	2.20	2.18	2.16	2.11	2.07
	0.025	3.06	2.96	2.86	2.76	2.69	2.64	2.59	2.55	2.52	2.46	2.40
	0.010	3.80	3.67	3.52	3.37	3.28	3.21	3.13	3.08	3.05	2.96	2.88
16	0.100	2.03	1.99	1.94	1.89	1.86	1.84	1.81	1.79	1.78	1.75	1.72
	0.050	2.49	2.42	2.35	2.28	2.23	2.19	2.15	2.12	2.11	2.06	2.02
	0.025	2.99	2.89	2.79	2.68	2.61	2.57	2.51	2.47	2.45	2.38	2.32
	0.010	3.69	3.55	3.41	3.26	3.16	3.10	3.02	2.97	2.93	2.84	2.76
17	0.100	2.00	1.96	1.91	1.86	1.83	1.81	1.78	1.76	1.75	1.72	1.69
	0.050	2.45	2.38	2.31	2.23	2.18	2.15	2.10	2.08	2.06	2.01	1.97
	0.025	2.92	2.82	2.72	2.62	2.55	2.50	2.44	2.41	2.38	2.32	2.26
	0.010	3.59	3.46	3.31	3.16	3.07	3.00	2.92	2.87	2.83	2.75	2.66
18	0.100	1.98	1.93	1.89	1.84	1.80	1.78	1.75	1.74	1.72	1.69	1.66
	0.050	2.41	2.34	2.27	2.19	2.14	2.11	2.06	2.04	2.02	1.97	1.92
	0.025	2.87	2.77	2.67	2.56	2.49	2.44	2.38	2.35	2.32	2.26	2.20
	0.010	3.51	3.37	3.23	3.08	2.98	2.92	2.84	2.78	2.75	2.66	2.58
19	0.100	1.96	1.91	1.86	1.81	1.78	1.76	1.73	1.71	1.70	1.67	1.64
	0.050	2.38	2.31	2.23	2.16	2.11	2.07	2.03	2.00	1.98	1.93	1.88
	0.025	2.82	2.72	2.62	2.51	2.44	2.39	2.33	2.30	2.27	2.20	2.14
	0.010	3.43	3.30	3.15	3.00	2.91	2.84	2.76	2.71	2.67	2.58	2.50
20	0.100	1.94	1.89	1.84	1.79	1.76	1.74	1.71	1.69	1.68	1.64	1.61
	0.050	2.35	2.28	2.20	2.12	2.07	2.04	1.99	1.97	1.95	1.90	1.85
	0.025	2.77	2.68	2.57	2.46	2.40	2.35	2.29	2.25	2.22	2.16	2.09
	0.010	3.37	3.23	3.09	2.94	2.84	2.78	2.69	2.64	2.61	2.52	2.43

k_2	α	k_1										
		10	12	15	20	25	30	40	50	60	120	1000
21	0.100	1.92	1.87	1.83	1.78	1.74	1.72	1.69	1.67	1.66	1.62	1.59
	0.050	2.32	2.25	2.18	2.10	2.05	2.01	1.96	1.94	1.92	1.87	1.82
	0.025	2.73	2.64	2.53	2.42	2.36	2.31	2.25	2.21	2.18	2.11	2.05
	0.010	3.31	3.17	3.03	2.88	2.79	2.72	2.64	2.58	2.55	2.46	2.37
22	0.100	1.90	1.86	1.81	1.76	1.73	1.70	1.67	1.65	1.64	1.60	1.57
	0.050	2.30	2.23	2.15	2.07	2.02	1.98	1.94	1.91	1.89	1.84	1.79
	0.025	2.70	2.60	2.50	2.39	2.32	2.27	2.21	2.17	2.14	2.08	2.01
	0.010	3.26	3.12	2.98	2.83	2.73	2.67	2.58	2.53	2.50	2.40	2.32
23	0.100	1.89	1.84	1.80	1.74	1.71	1.69	1.66	1.64	1.62	1.59	1.55
	0.050	2.27	2.20	2.13	2.05	2.00	1.96	1.91	1.88	1.86	1.81	1.76
	0.025	2.67	2.57	2.47	2.36	2.29	2.24	2.18	2.14	2.11	2.04	1.98
	0.010	3.21	3.07	2.93	2.78	2.69	2.62	2.54	2.48	2.45	2.35	2.27
24	0.100	1.88	1.83	1.78	1.73	1.70	1.67	1.64	1.62	1.61	1.57	1.54
	0.050	2.25	2.18	2.11	2.03	1.97	1.94	1.89	1.86	1.84	1.79	1.74
	0.025	2.64	2.54	2.44	2.33	2.26	2.21	2.15	2.11	2.08	2.01	1.94
	0.010	3.17	3.03	2.89	2.74	2.64	2.58	2.49	2.44	2.40	2.31	2.22

k_2	α	k_1								
		1	2	3	4	5	6	7	8	9
25	0.100	2.92	2.53	2.32	2.18	2.09	2.02	1.97	1.93	1.89
	0.050	4.24	3.39	2.99	2.76	2.60	2.49	2.40	2.34	2.28
	0.025	5.69	4.29	3.69	3.35	3.13	2.97	2.85	2.75	2.68
	0.010	7.77	5.57	4.68	4.18	3.85	3.63	3.46	3.32	3.22
26	0.100	2.91	2.52	2.31	2.17	2.08	2.01	1.96	1.92	1.88
	0.050	4.23	3.37	2.98	2.74	2.59	2.47	2.39	2.32	2.27
	0.025	5.66	4.27	3.67	3.33	3.10	2.94	2.82	2.73	2.65
	0.010	7.72	5.53	4.64	4.14	3.82	3.59	3.42	3.29	3.18
27	0.100	2.90	2.51	2.30	2.17	2.07	2.00	1.95	1.91	1.87
	0.050	4.21	3.35	2.96	2.73	2.57	2.46	2.37	2.31	2.25
	0.025	5.63	4.24	3.65	3.31	3.08	2.92	2.80	2.71	2.63
	0.010	7.68	5.49	4.60	4.11	3.78	3.56	3.39	3.26	3.15
28	0.100	2.89	2.50	2.29	2.16	2.06	2.00	1.94	1.90	1.87
	0.050	4.20	3.34	2.95	2.71	2.56	2.45	2.36	2.29	2.24
	0.025	5.61	4.22	3.63	3.29	3.06	2.90	2.78	2.69	2.61
	0.010	7.64	5.45	4.57	4.07	3.75	3.53	3.36	3.23	3.12
29	0.100	2.89	2.50	2.28	2.15	2.06	1.99	1.93	1.89	1.86
	0.050	4.18	3.33	2.93	2.70	2.55	2.43	2.35	2.28	2.22
	0.025	5.59	4.20	3.61	3.27	3.04	2.88	2.76	2.67	2.59
	0.010	7.60	5.42	4.54	4.04	3.73	3.50	3.33	3.20	3.09
30	0.100	2.88	2.49	2.28	2.14	2.05	1.98	1.93	1.88	1.85
	0.050	4.17	3.32	2.92	2.69	2.53	2.42	2.33	2.27	2.21
	0.025	5.57	4.18	3.59	3.25	3.03	2.87	2.75	2.65	2.57
	0.010	7.56	5.39	4.51	4.02	3.70	3.47	3.30	3.17	3.07
40	0.100	2.84	2.44	2.23	2.09	2.00	1.93	1.87	1.83	1.79
	0.050	4.08	3.23	2.84	2.61	2.45	2.34	2.25	2.18	2.12
	0.025	5.42	4.05	3.46	3.13	2.90	2.74	2.62	2.53	2.45
	0.010	7.31	5.18	4.31	3.83	3.51	3.29	3.12	2.99	2.89
50	0.100	2.81	2.41	2.20	2.06	1.97	1.90	1.84	1.80	1.76
	0.050	4.03	3.18	2.79	2.56	2.40	2.29	2.20	2.13	2.07
	0.025	5.34	3.97	3.39	3.05	2.83	2.67	2.55	2.46	2.38
	0.010	7.17	5.06	4.20	3.72	3.41	3.19	3.02	2.89	2.78

k_2	α	k_1								
		1	2	3	4	5	6	7	8	9
60	0.100	2.79	2.39	2.18	2.04	1.95	1.87	1.82	1.77	1.74
	0.050	4.00	3.15	2.76	2.53	2.37	2.25	2.17	2.10	2.04
	0.025	5.29	3.93	3.34	3.01	2.79	2.63	2.51	2.41	2.33
	0.010	7.08	4.98	4.13	3.65	3.34	3.12	2.95	2.82	2.72
100	0.100	2.76	2.36	2.14	2.00	1.91	1.83	1.78	1.73	1.69
	0.050	3.94	3.09	2.70	2.46	2.31	2.19	2.10	2.03	1.97
	0.025	5.18	3.83	3.25	2.92	2.70	2.54	2.42	2.32	2.24
	0.010	6.90	4.82	3.98	3.51	3.21	2.99	2.82	2.69	2.59
200	0.100	2.73	2.33	2.11	1.97	1.88	1.80	1.75	1.70	1.66
	0.050	3.89	3.04	2.65	2.42	2.26	2.14	2.06	1.98	1.93
	0.025	5.10	3.76	3.18	2.85	2.63	2.47	2.35	2.26	2.18
	0.010	6.76	4.71	3.88	3.41	3.11	2.89	2.73	2.60	2.50
1000	0.100	2.71	2.31	2.09	1.95	1.85	1.78	1.72	1.68	1.64
	0.050	3.85	3.00	2.61	2.38	2.22	2.11	2.02	1.95	1.89
	0.025	5.04	3.70	3.13	2.80	2.58	2.42	2.30	2.20	2.13
	0.010	6.66	4.63	3.80	3.34	3.04	2.82	2.66	2.53	2.43

k_2	α	k_1										
		10	12	15	20	25	30	40	50	60	120	1000
25	0.100	1.87	1.82	1.77	1.72	1.68	1.66	1.63	1.61	1.59	1.56	1.52
	0.050	2.24	2.16	2.09	2.01	1.96	1.92	1.87	1.84	1.82	1.77	1.72
	0.025	2.61	2.51	2.41	2.30	2.23	2.18	2.12	2.08	2.05	1.98	1.91
	0.010	3.13	2.99	2.85	2.70	2.60	2.54	2.45	2.40	2.36	2.27	2.18
26	0.100	1.86	1.81	1.76	1.71	1.67	1.65	1.61	1.59	1.58	1.54	1.51
	0.050	2.22	2.15	2.07	1.99	1.94	1.90	1.85	1.82	1.80	1.75	1.70
	0.025	2.59	2.49	2.39	2.28	2.21	2.16	2.09	2.05	2.03	1.95	1.89
	0.010	3.09	2.96	2.81	2.66	2.57	2.50	2.42	2.36	2.33	2.23	2.14
27	0.100	1.85	1.80	1.75	1.70	1.66	1.64	1.60	1.58	1.57	1.53	1.50
	0.050	2.20	2.13	2.06	1.97	1.92	1.88	1.84	1.81	1.79	1.73	1.68
	0.025	2.57	2.47	2.36	2.25	2.18	2.13	2.07	2.03	2.00	1.93	1.86
	0.010	3.06	2.93	2.78	2.63	2.54	2.47	2.38	2.33	2.29	2.20	2.11
28	0.100	1.84	1.79	1.74	1.69	1.65	1.63	1.59	1.57	1.56	1.52	1.48
	0.050	2.19	2.12	2.04	1.96	1.91	1.87	1.82	1.79	1.77	1.71	1.66
	0.025	2.55	2.45	2.34	2.23	2.16	2.11	2.05	2.01	1.98	1.91	1.84
	0.010	3.03	2.90	2.75	2.60	2.51	2.44	2.35	2.30	2.26	2.17	2.08
29	0.100	1.83	1.78	1.73	1.68	1.64	1.62	1.58	1.56	1.55	1.51	1.47
	0.050	2.18	2.10	2.03	1.94	1.89	1.85	1.81	1.77	1.75	1.70	1.65
	0.025	2.53	2.43	2.32	2.21	2.14	2.09	2.03	1.99	1.96	1.89	1.82
	0.010	3.00	2.87	2.73	2.57	2.48	2.41	2.33	2.27	2.23	2.14	2.05
30	0.100	1.82	1.77	1.72	1.67	1.63	1.61	1.57	1.55	1.54	1.50	1.46
	0.050	2.16	2.09	2.01	1.93	1.88	1.84	1.79	1.76	1.74	1.68	1.63
	0.025	2.51	2.41	2.31	2.20	2.12	2.07	2.01	1.97	1.94	1.87	1.80
	0.010	2.98	2.84	2.70	2.55	2.45	2.39	2.30	2.25	2.21	2.11	2.02
40	0.100	1.76	1.71	1.66	1.61	1.57	1.54	1.51	1.48	1.47	1.42	1.38
	0.050	2.08	2.00	1.92	1.84	1.78	1.74	1.69	1.66	1.64	1.58	1.52
	0.025	2.39	2.29	2.18	2.07	1.99	1.94	1.88	1.83	1.80	1.72	1.65
	0.010	2.80	2.66	2.52	2.37	2.27	2.20	2.11	2.06	2.02	1.92	1.82
50	0.100	1.73	1.68	1.63	1.57	1.53	1.50	1.46	1.44	1.42	1.38	1.33
	0.050	2.03	1.95	1.87	1.78	1.73	1.69	1.63	1.60	1.58	1.51	1.45
	0.025	2.32	2.22	2.11	1.99	1.92	1.87	1.80	1.75	1.72	1.64	1.56
	0.010	2.70	2.56	2.42	2.27	2.17	2.10	2.01	1.95	1.91	1.80	1.70

k_2	α	k_1										
		10	12	15	20	25	30	40	50	60	120	1000
60	0.100	1.71	1.66	1.60	1.54	1.50	1.48	1.44	1.41	1.40	1.35	1.30
	0.050	1.99	1.92	1.84	1.75	1.69	1.65	1.59	1.56	1.53	1.47	1.40
	0.025	2.27	2.17	2.06	1.94	1.87	1.82	1.74	1.70	1.67	1.58	1.49
	0.010	2.63	2.50	2.35	2.20	2.10	2.03	1.94	1.88	1.84	1.73	1.62
100	0.100	1.66	1.61	1.56	1.49	1.45	1.42	1.38	1.35	1.34	1.28	1.22
	0.050	1.93	1.85	1.77	1.68	1.62	1.57	1.52	1.48	1.45	1.38	1.30
	0.025	2.18	2.08	1.97	1.85	1.77	1.71	1.64	1.59	1.56	1.46	1.36
	0.010	2.50	2.37	2.22	2.07	1.97	1.89	1.80	1.74	1.69	1.57	1.45
200	0.100	1.63	1.58	1.52	1.46	1.41	1.38	1.34	1.31	1.29	1.23	1.16
	0.050	1.88	1.80	1.72	1.62	1.56	1.52	1.46	1.41	1.39	1.30	1.21
	0.025	2.11	2.01	1.90	1.78	1.70	1.64	1.56	1.51	1.47	1.37	1.25
	0.010	2.41	2.27	2.13	1.97	1.87	1.79	1.69	1.63	1.58	1.45	1.30
1000	0.100	1.61	1.55	1.49	1.43	1.38	1.35	1.30	1.27	1.25	1.18	1.08
	0.050	1.84	1.76	1.68	1.58	1.52	1.47	1.41	1.36	1.33	1.24	1.11
	0.025	2.06	1.96	1.85	1.72	1.64	1.58	1.50	1.45	1.41	1.29	1.13
	0.010	2.34	2.20	2.06	1.90	1.79	1.72	1.61	1.54	1.50	1.35	1.16

찾아보기

기타

저자 소개

김영주
Ph.D.(퍼듀대학교, 통계학)
강원대학교 경영대학 경제 · 정보통계학부 교수

김희갑
Ph.D.(럿거스대학교, 환경과학)
강원대학교 농업생명과학대학 환경융합학부 교수

임명남
Ph.D.(강원대학교, 통계학)
강원대학교병원 의생명연구원 연구교수
강원대학교병원 환경보건센터 사무국장

본 교재는 환경부의 '미세먼지관리 전문인력 양성사업'의 지원을 받아 수행되었습니다.

SPSS를 이용한 환경보건통계학

저　　자 김영주 · 김희갑 · 임명남
발 행 인 김지영
발 행 처 자유아카데미
주　　소 경기도 파주시 회동길 37-42
파주출판도시
전　　화 031-955-1321
팩　　스 031-955-1322
홈페이지 www.freeaca.com
전자우편 main@freeaca.com (대표)
editor@freeaca.com (편집)
crm@freeaca.com (영업)
등　　록 제406-2003-017호, 1980. 7. 12
제1판1쇄 2022년 8월 31일 발행

저자와의 협의하에 인지생략

무단 복제를 금하며, 잘못된 책은 바꾸어 드립니다.
ISBN 979-11-5808-360-1 93310